中國近代中醫藥期刊彙編

第一輯

29

中西醫學報

上海辭書出版社

目録

中華民國三年二月出版

中西醫學報

第四年　第七期

本期之目錄

本報全年十二冊本埠八角四分外埠九角六分上海
英大馬路泥城橋西首龍飛馬車行西間壁三十九號
丁福保醫寓發行

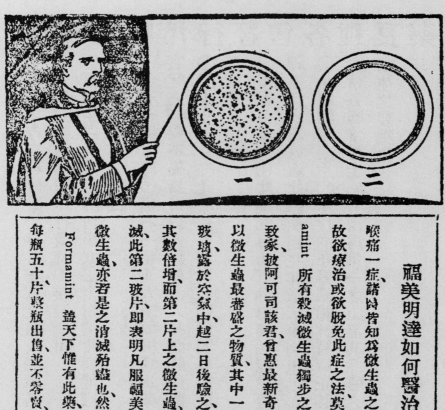

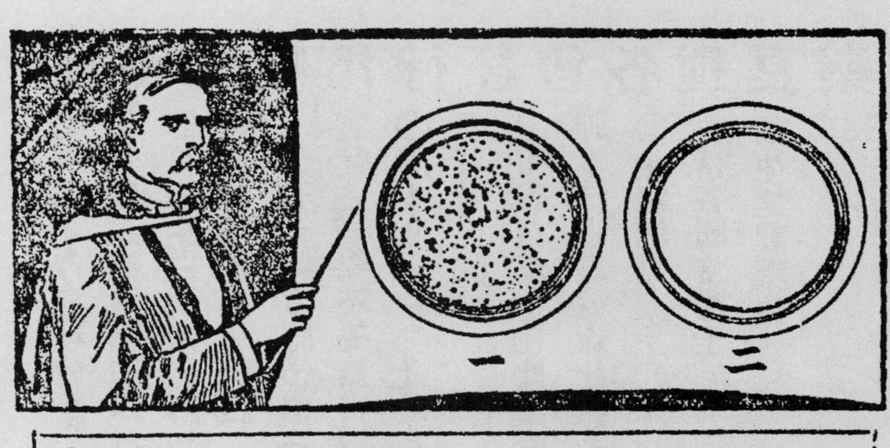

福美明達如何醫治喉痛

喉痛一症、諸君皆知爲微生蟲之故也此種微生蟲浮沉於空氣中最易吸入喉際、故欲療治或欲脫免此症之法、莫要於先殺滅此種微生蟲也、福美明達 Formamint 所有殺滅微生蟲獨步之功能、已常有人爲之作證、即如柏靈最著名之格致家、披阿可司該君、曾惠最新奇之證據用圖說以表明之、其法以玻璃二片、均塗以微生蟲最蕃盛之物質、其中一片、再塗以福美明達所融化之口津、然後將兩片玻璃、露於空氣中越二日後驗之見第一片上所有使喉痛及傳染等病之微生蟲、其數倍增、而第二片上之微生蟲毫無滋生、且所有之微生蟲、被福美明達所殺滅、此第二玻片、即表明凡服福美明達者、其口與喉所有之喉痛及他種傳染症之微生蟲、亦若是之消滅殆盡也、然購者務須購買眞正華發大藥行之福美明達 Formamint 蓋天下惟有此藥、有如是之功效、此藥爲倫敦華發大藥行所獨製、每瓶五十片、整瓶出售、並不零賣、

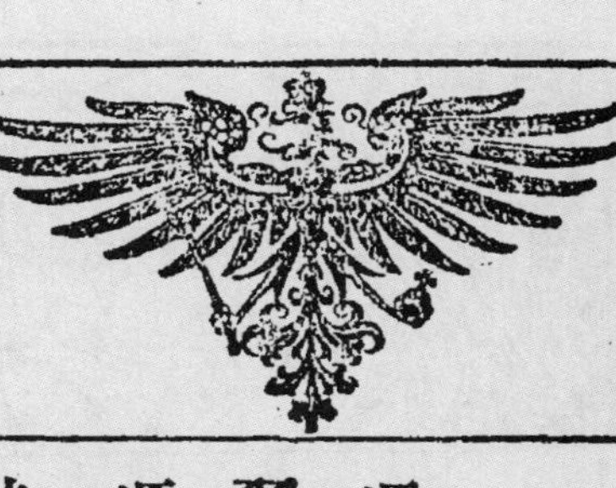

最著之證書

最著之證書

馮雷騰醫學博士、爲栢靈醫學大學堂內、第一醫學講習所之掌教也、

馮雷騰醫學博士、於內科用藥一道、研究最爲專精、故其所致與製造散拿吐瑾延年益壽粉主人之保證書、於閱報諸君覽之、最有裨益焉、其言曰、余在醫院診疾、或出外行醫、常最喜用散拿吐瑾 Sanatogen 延年益壽粉、與身體軟弱之病人服之、所奏功效、非常滿意、

馮雷騰頓首

散拿吐瑾 Sanatogen 延年益壽粉各藥房均有出售

散拿吐瑾延年益壽粉

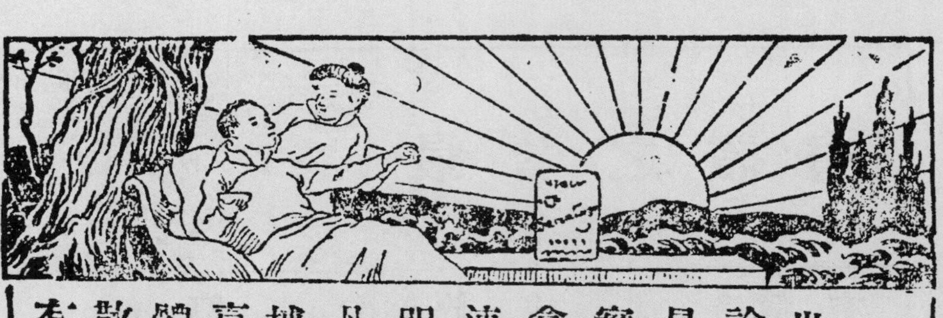

飼養病人

世界名醫皆核定散拿吐瑾Sanatogen延年益壽粉、爲無論病勢輕重、及患病初愈者、無上之食品也、其藥係用最純潔滋補之食物、與最有力滋補之藥料所修合、而實成爲補益腦部、及全體腦筋所必需之質料、所以散拿吐瑾延年益壽粉、有滋補調養之功、而能扶助病人速得復原也、　藍色脫新聞紙云、曾有許多證據、以證明散拿吐瑾延年益壽粉、爲使病人身體復原之食品、凡患諸虛百損等症者、服之更有裨益、　馮雷騰醫學博士云、余在醫院診疾、或出外行醫、常最喜用散拿吐瑾Sanatogen延年益壽粉、與身體軟弱之病人服之、所奏功效、非常滿意、散拿吐瑾Sanatogen延年益壽粉、各藥房均有出售

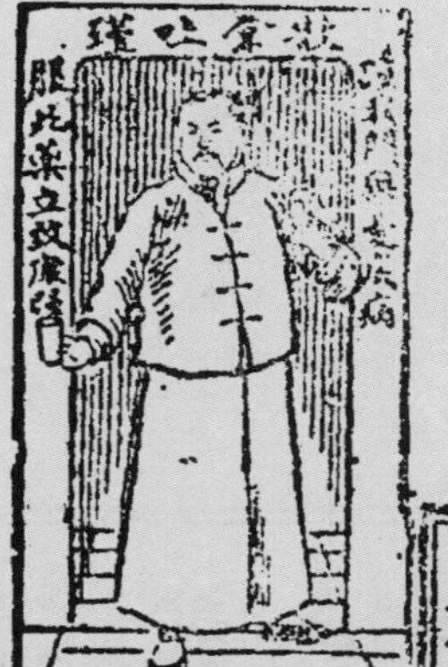

散拿吐瑾延年益壽粉

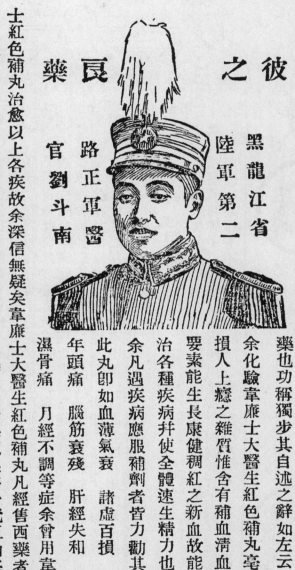

黑龍江省陸軍二路正軍醫官劉斗南君近來中國著名之西醫也潛心中西醫學曾充萬國紅十字會戰地醫員於日俄交戰之時閱歷甚深停戰後充法庫門官立衛生醫院醫士於宣統元年充吉林雙城府防疫局總醫官據云韋廉士大醫生紅色補丸爲彼常用之良藥也功稱獨步其自述之辭如左云

彼之良藥

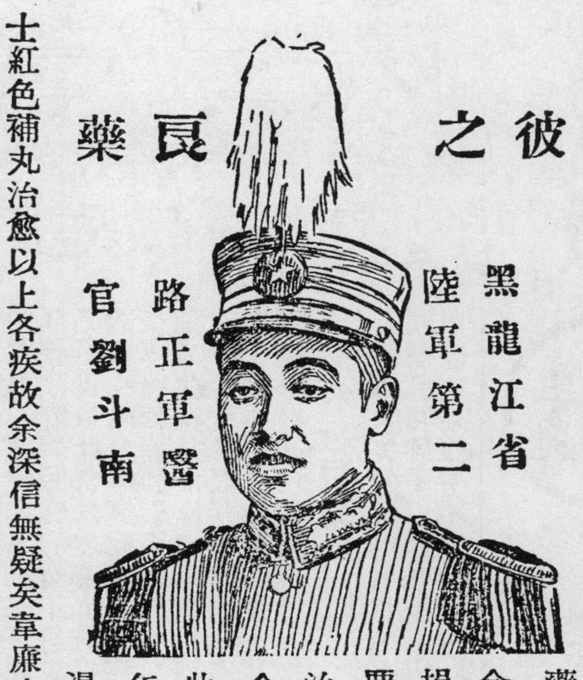

黑龍江省陸軍第二路正軍醫官劉斗南

余化驗韋廉士大醫生紅色補丸毫無損人上癮之雜質惟含有補血清血之要素能生長康健稠紅之新血故能療治各種疾病并使全體速生精力也故余凡遇疾病應服補劑者皆力勸其服此丸即如血薄氣衰　諸虛百損　常年頭痛　腦筋衰殘　肝經失和　風濕骨痛　月經不調等症余曾用韋廉士紅色補丸治愈以上各疾故余深信無疑矣韋廉士大醫生紅色補丸凡經售西藥者均有出售或直向上海四川路八十四號韋廉士醫生總藥局函購每瓶英洋一元五角每六瓶英洋八元郵費一概在內

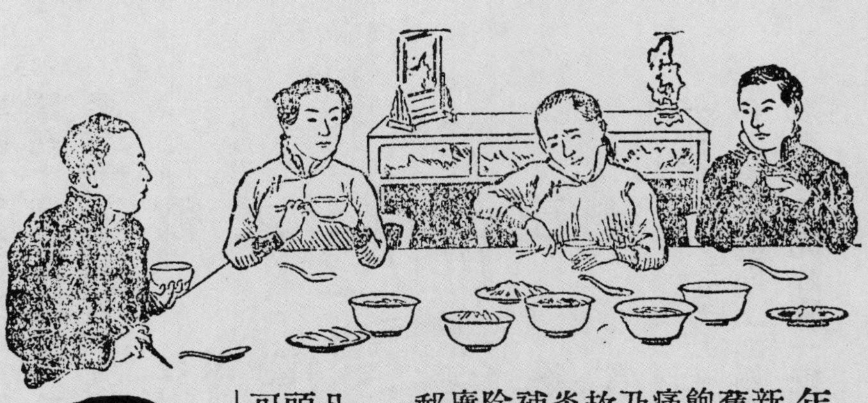

年宴後之餘聞

新年宴會較多飲食均皆濃厚腸胃力薄者難於消化每致肝胃氣痛舊症復發因而惹起各種疾病乘機叢生矣胃不消化之症自覺食後飽悶惡心嘔吐容易動怒日間困倦夜難安睡眼目暈眩膽汁不生頭痛腰酸肝背脹痛肩背不舒等狀是也可服韋廉士大醫生紅色補丸乃是正道此奇妙之藥丸能推陳出新專治腸胃各症能使濁血化清故可去除瘋濕瘰癧皮膚各症血毒諸患能健肺部故可療治氣管發炎哮喘肺萎肺弱等症能壯精力故凡男子房事無能精力衰頹服之補力生精并治婦科各症月經不調一切婦女自知之症無不藥到病除○此丸凡經售西藥者均有出售或直向上海四川路八十四號韋廉士醫生總藥局函購每一瓶大洋一元五角每六瓶大洋八元遠近郵費一概在內

奉送贈品

凡欲得精美月份牌者只須在此證券上貼有紅色補丸包皮上之兩頭藍色圓牌子二個送至上海四川路八十四號韋廉士醫生總藥局可也如果證券不貼此藍色圓牌子者只送小書一本不送月份牌矣

藍色牌子貼於此處

住址

姓名

此券從何報剪下亦請註明於後

藍色牌子貼於此處

最效驗之戒煙丸

煙禁期限。轉瞬將屆。有煙癖者。欲吸食則恐違禁令。欲戒絕則苦無良藥。爰特悉心研究。創製戒煙丸。服是丸後。毫無苦痛。并不起何種疾患。於戒煙丸中實最有效驗者。每煙癮一錢。服丸五粒。如一日吸食鴉片三錢者。須服丸十五粒。逐漸減少。二月卽能斷癮。　丁福保製　每瓶六十粒大洋一元　發行所上海英大馬路泥城橋西首龍飛馬車行西間壁三十九號醫學書局　分售處上海棋盤街文明書局

新醫學報社廣告

本報現已出至第八期。此後自第九期至十二期。雖稍有延誤。決不中止。俟出至第十二期後。或仍繼續。或暫停止。臨時酌定。茲將本報宗旨體例及價目列左。

一宗旨　本報以提倡最新醫學爲宗旨。凡各國醫家最新發明者。無不搜羅畢備。於研究新醫學家。最爲便利。

二體例　分社說、新學說、臨牀講義、新藥物學纂要、新療法纂要、新處方雜錄、醫話雜錄、醫學雜著。共計八門。

三價目　每兩月出報一册。每册七八十頁。大洋五角。六册二元五角。十二册四元。郵費在內。空函訂閱無效。　天津南馬路縣署西新醫學報社主人盧謙謹啟

中國醫學教育

北京格蘭醫士著

教育部所頒布之教育章程。願於全國各省會建設學校。如法律、農務、礦務、醫學等各專門。入學者。必具高等學校畢業資格。醫學一門。爲大學校中分設之一科。有各校畢業文憑者。卽可升入醫學學校。較法政等學校最居少數。卽有之。亦不過僅具虛設。於天津者。其一校中教員儀器。頗有可觀。至臨症實地練習。則殊少進步。該校教習七八員。經費由國家支給。不取學費。其一用法國教習數員。以英語教授。其一以中文爲主。但須先習日本語。而美德語亦各參半。中有製藥藝、軍醫二科。

粵東亦設有二校。其一爲廣東公醫學校。醫院係中國人管理。其學費皆作該校及醫院經費。教習約二十二員。外國醫士三。中國醫女士四。餘俱爲中國醫士。由美國畢業歸者二。英一。亦有由香港廣東日本畢業者。男學生一百八十七名。住校外寄宿舍者數十名。另有女醫校院。女生五十二名。先定四年課程。後改爲五年。授以博士學位。已經政府認可。用廣東語教授。但須學習英文。以便處方。以中學畢業程度爲合格。入學考試漢文論一篇。而物理、化學、植物、算術、地理、歷史。均有命題。諸課於學醫時兼授。用博醫會出版書籍。學費每年百元。教員費每點鐘二三元。病院男牀六十。女牀二十五。

有講堂三。實驗室二。有官捐地二十畝。足以建造大廈。剖屍手術。亦將實行。塔德醫士欲聯合此學校。以造就教中學者。並有長老會牧師。在院襄助。其一名光華醫學校。學生一百零七。女生三十八。男生以有中學程度者爲合格。女生得作字清楚者。即可以中文教授。教習皆廣東、香港、日本、美國畢業者。共十五人。內有女醫士一。校長係香港畢業。且係教友。男女生同堂講授。惟產科、婦科及體學藥一部分。分堂講解。住宿男居校外。女居校內。不住校者。每歲八十元。廣東行政部允予以博士學位。醫院中備牀五十五架。男女看護四名。現仍擬別購基地。以便擴充。

譯書一事。刻已將羅卡兩氏外科譯畢。藥科學及半稚學已出版。吾儕似宜相與聯合。以譯外科諸書。

此外並有外國人所設之醫校。然不屬教會。瀋陽醫學校一處。爲日本政府所設。南滿鐵路公司承任經費。該校樓房頗巨。建築費約二萬金磅。有大講堂一。可容百人。兩側有房間。一藏標本。一藏防疫時所需諸物。教員住室俱備。現有病牀五十。約可住二百人。安設各種電器。所費亦須二萬磅。講堂、實驗室、寄宿室等。仍欲以二萬磅成立之。計該校所費。統須六萬磅。醫院設有手術室、製藥室、牙科室、產科室等。皆甚完備。預科教員七人。正科敎員十四人。公事房有書手六人。現有女看護十七人。人役共三十名。青島有德政府所設德華高等學校。其初等科六年。考試足分。則升入中學。其高等共分七科。法律政治各三年。博物機器學各四年。農務林木學各三年。醫學四年。並設有譯書處。以繙譯德文書籍。考課員由北京委派。該校文憑。中政府許可。能逕入北京大學校。醫科有敎員四人。以德文敎授。

香港醫學校入學以牛津中學校程度爲合格。否則必須用英文考試算學、代數、臘丁、中華歷史、形學。或能通西利尼法德文之一亦可。五年卒業。授以醫學士外科學士之學位。凡他學校畢業者。均可來學。畢業後五年。倘再應特科考試。則授以醫學博士文憑。敎習現有十五員。學員三十。

醫學會所立之醫學校。在中國之東西南北中。計有五處。

北省

北省醫學校。設於北京。爲敎會中所設大學校之一。有公理會、長老會、倫敦會組成一中國聯合之敎育會。每會皆有擔負建設學校之責。公理會管理文學校。長老會管理道學院。倫敦會管理醫學校。每會除管理本學校外。更分派敎習一員於他會之兩學校。文學道學兩校經費。由各教會分任。醫學校因用款最巨。與別校不同。由倫敦會獨任之。學生學費外。有政府及官商捐款。以補不足。文學校設於通州。由京乘火車。半句鐘可至。

北京滙文大學校。由美以美會管理。其醫科現與協和醫學校聯合。安立甘會。亦與協和醫學校聯合。派教習一員。至校講授。該會刻以經濟困難。因而中止。倫敦會派來教習三員。協和醫學校聯合者計六處。每處派一人至校襄理。前曾議及通州作為高等學校。滙文作為大學校。道學校作為學道院。醫學校以居於中央地點。且醫院局勢宏大。未可輕言改變也。

北京大學校中。亦有附屬醫科一門。因款無可籌。故尚未開辦。曾經協和醫學校相與訂商。欲代為籌辦。然尚無成說。協和醫學校。講堂足容納三百人。試驗室業已十分完備。寄宿舍可住百五十人。醫院能容一百五十病人。建築及一切用品。計費英金三萬磅。現仍擬購買基地。修建專門醫院、試驗室等項。以便學生練習。

去歲所用經費。計英金四千七百磅。此後學務日益廓充。所費當更增多也。

現有外國教員十四員。臨時教習六員。刻因功課甚多。教習尚不敷用。

美以美會。有協和女醫學校。係協和醫學校五敎習及五女醫士。公同組織。協和醫學校。較他處醫學校敎授規模。至爲詳備。臨症實驗諸法。均極完善。

中央省

前數年漢口已設有醫學校一。第五年時。改爲協和之學校。此校與他學校。向無聯屬。除師範科之外。並無有協和之大學校。既與北京之醫學校不同。亦不與武漢地面之敎會聯屬。先欲將武昌醫學校與漢口醫學校聯和。但武昌醫學校。用英文敎授。漢口醫學校。用漢文敎授。且武昌醫學校。欲將二三年學生。送入上海約翰書院。故終未能謀僉同也。漢口醫學校。現租定樓房一所。欲以英金二千六百磅。建築新校。各敎會皆捐貲五十磅或二十五磅之譜。現有敎員五人。日後或有增加。有學生二十五名。博醫會以漢口爲中央地點。應有最完美之醫學校。

東省

東省有醫學校二。其一爲上海聖約翰書院。設特科。用英文敎授。醫會仍欲再設醫校一處。用官話敎授。南京醫學校。現有學生十名。爲該校起點。皆係各地西醫士助理課程並不完備。新班有十八人。下季不招新生。此校屬於金陵大學。按美國牛約教育章程辦理。若在南京畢業。得文學士學位者。再經考試。可得博士學位。而於醫學一門。若授以博士。恐不能副其實也。該醫校現借用大學房舍。日後擬將建造專校。各教會須派教員一名。預備教員之住房。捐款二千美金。以作建築之需。並認定常年經費三百美金。教員由八處教會各派一名。協理教務。亦可另聘他人。

杭州於一千八百八十四年。設有醫校。有多人於該處肄業。一年畢業者有二十二人之多。革命時停辦。現又招新生一班。教員有西醫四人。化學士一人。畢業生五人。畢業時授以醫學畢業生文憑。

現杭州醫學校與金陵大學醫科將合辦。以南京爲授課之所。杭州爲實驗之地。倘能商定。則教員及儀器房舍。均須增加。博醫會將派教習一員赴江南大學醫科。杭州爲臨症最佳之地點。病院極大。有牀二百七十架。

近日該學校畢業生。組織一醫學會。會員七十六名。專學藥科學生九名。女醫學生十四名。兼習兒科。

上海聖約翰本院醫科。甲班十人。乙班三人。並不每年招生。惟視學生之多少。以成新班。前二年每星期習普通學九句鐘。習醫學十一句鐘。畢業時準程度之高下。或予以醫學士或予以醫學博士學位。哈味德醫學校。曾擬與該院聯合。未果。後乃與上海紅十字會醫院聯合。該院僅有外國教習七員。中國教習三人。若不增添教員。恐難完善。聖路加醫院。作爲臨症實驗之地。該院病牀一百五十架。無女病房。上海有德人所設之醫學校一。現尚無可觀。

西省

此方面亦屬博醫會建設學校之一。僕未嘗身歷其地。有克伯仁醫士之報告。謂吾儕若能再得兩人之襄助。卽可設一學校。現僅有六七人。專理教會醫院事宜。頗有餘力助理醫學校各事。且有最大之醫院二處。女醫院一處。此三院合力同辦。將來必大有可觀。

南省

廣東爲博醫會欲建設醫校之區。欲將廣東博醫會之學校及教會醫學館。合併爲一。更欲他教會協力助之。若能與廣東公醫學校或香港大學聯和。則較新設學校實有裨益也。

廣東有夏葛女醫學校一。女生四十八人。課程五年。已有畢業生五十名。有二十五人作教會中事。每月薪金百元。西醫士四人。每人日教一二句鐘。中華教員七人。用廣東語教授。每年招生一次。化學格致。作爲正課。每年學費百元。有八名看護。其看護學校。曰端拿看護學校。有牀七十二。中有產科兒科等病院。

近日瀋陽濟南府州。各有新設之醫學校。

瀋陽醫學校。有學員四十八人。課程五年。若每年招生。寄宿舍則不敷用。有西教員八人。附近醫院。有牀一百一十。作爲臨症之所。

濟南府醫學校。有學員二十五名。其寄宿舍足敷四十八人之需。醫院中有牀四十。有西教員四人。中國教員二人。日後將加增西教員二人。皆用中文教授。

福州醫學校。有正教員三人。臨時教員二人。

開封府教會建多數醫院。苦無暇縷數也。

合以上所有各醫學校。逐一調查。究無一十分完全者。欲中國發達西醫學術。不能不另行設法改良。以期進步。

若擬建設醫學校。將化學格物等類之功課。作爲預科。不與正課同時教授。其規模應如下所論。

一　建築　在國北方。因天氣甚寒。須用絕大之爐火。其費甚鉅。當有六七講堂。四五所實驗室。一解剖室。一藏書室、博物室、寄宿舍、學生交際舍、男女病房。以備學生練習臨症並臨症室等藥房。專門病病院。如癆症、瘋症、傳染症、腦系部病、耳喉鼻病、肢病等專門醫院。衞生室及教員住所。

二　器具　欲製備上所開各堂室物品。所費鉅款。已屬不貲。欲計其數。須以歐美所立之大醫院爲比例。

三　經費　學費一端。絕不敷全校之使費。有許多教會學生。須得校中資助。醫院之用款最繁。日後仍當加增。中國人士亦建有醫院。其所備衣服藥品。均不取費。現各教會醫院。皆收飯費。後應免收。

四　教員　因科學甚繁。故多多益善。茲將協和醫學校五年之課程。詳述於下。

第一年　體功學　體學　胴學　生物學　動物學　化學

第二年　體學　體功學　體功化學　胴學　藥科學　製藥藝　療學　查體

診斷

第三年　外科　內科　療學　胚學　稽學　病理　輕外科

布捲學　內外科臨症　藥房發藥

第四年　外科　內科　病理盟療學　產科　眼科　兒科　痲蒙藥學　內外科臨症

第五年　曲光學　耳喉鼻科　皮膚科　血症　熱道症　公共衞生　個人衞生　腦系症　靈心症　外科體學　婦科　法醫毒學　牙科　內外科臨症

若體功、體學、製藥藝、藥科學、療學、內外科、稽學、病理、產科各門功。課重要。須用教習二十員。每科二員。且各教習須各精於一種專門。日後再行加功用中國教員。其事應就地籌畫。頗非易易。博醫會教員薪金。均捐自本國。每員每歲需英金三百磅。若十五或二十教員。每歲應需四千磅至六千磅。現中國學術多師日本。吾儕亦應調査。以日本東京大學論之。教習極多。卽工科一門。教習已至七十九員。醫科至四十六員。凡吾人在中國。所以推行醫學教育者。其目的重在基督教之工作。中國各醫院能實行此意者甚少。以其事體過繁。每難兼顧也。據以上所述。在中國醫學校所占之地位。已覺可觀。惟德育之一方面。仍須竭力爲之。不可少懈。日本之基督敎。高等敎育。亦不甚盛。吾人當引以爲鑑。以中國現在時局尤應於道德敎育。特爲扶助。

以醫學敎育論之。應於何處特別注意。而以全力經營之。並設法俾與各醫學校相聯絡。彼此互相輔助。以成偉業。現中國所有之醫學校。以二十餘省之大。實有不敷分布之勢。卽以北京協和醫學校論。醫生之來者。各省皆有。所備之寄宿舍。以現在計之。尙可敷加增兩倍之用。統觀各處醫學校。各班學生。均苦太少。而各校之建設。尤必得中國政府承認。始易發生效力。現協和醫學校。業經敎育部認可。略小之醫學校及較大之醫院。亦於各處敎授生徒。此節亦應詳細參酌。以臻美善。其難處在作爲臨症之用則可。以爲講授之地則殊不足。且中國究無一各部分均底於完全之病院。故一城內若有二三醫院。莫妙於聯絡合辦。斯爲益較多。各處醫院所敎之助醫頗多。但此類醫生。普通敎育未盡完善。招生考試時。亦係最難之事。假如報名者有八十名。及臨考則僅有四十。此四十名中所堪錄取者。僅四分之一。其學問優美而入於醫途者亦少。當中國過渡時代。吾人辦理醫學敎育事。應格外加意宣講道德一事。與敎育並重。雖吾人才力有限。若能相機辦理。亦可收效果於將來。茲先指出數事。請與諸公相研究焉。

一　目的爲何　耶穌教會醫學教育。當至於何等程度。
教會造就中國醫生。其款項、教員、臨症所在。有何籌畫之良法。或專成就教會之
醫生。抑或造就人才爲國家之用。
是否偏立多數之學校。或擇一二處專設完美絕大之醫學校。

二　若擬爲協和辦法。應取何等良法。能至何等程處。
擴張醫學教育。應依何等次序進行。

三　教中之醫學教育。其效果如何。當永以教育作爲首圖。

四　醫學之工作。如願協和辦理。可否將課程分開。如於此校講習。而於彼校臨症。

五　完全之醫學條件。凡建築屋宇。延聘教員。購置器具。臨症工作。每生應管病牀若
干。每教習應管學生若干名。

六　醫學教育普通教育聯屬之章程。

七　造就助醫是否合宜。當決定之。
余意尚有數事。如分設醫院之薪金、婦嬰科之臨症、畢業生於教會作事章程等。世
界中傳教一事。責任綦大。凡受高等教育之男女。均當竭力爲之。以副救主之期望。

浙江陸軍軍醫養成所開學都督訓詞

中國醫學日漸凌夷近雖由歐美輸入新理而鮮有研究增進者軍醫則尤甚夫軍醫之於軍隊猶布帛菽粟之不可一日無考之中外戰時之實驗及平時衛生之成績軍醫與軍隊均有莫大之關係由平時言以千數百人之聚處如不設備衛生機關抑或設而不良無論遇有傳染病症不能防之於先治之於後勢必由一人而傳至十人或千百人其殺人較槍彈炸藥爲尤烈卽尋常疾病痛苦亦將無已時蓋軍人在隊患病與在家不同一切看護調治胥軍醫是賴是軍人生命實軍醫操之由戰時言衛生勤務較平時尤爲重要徵諸實驗軍隊在行軍間之減員較實行戰鬬間爲尤多就減員之多寡可徵行軍用意之疏密及該軍之價値夫欲行軍間減員之數少舍疾病豫防及治療完善外無由欲豫防法治療法之完善舍衛生勤務設備完善外亦無由卽以戰鬬間言在衛生勤務設備完善之軍隊雖有多數負傷人員然以療治之完美亦得於短少時間治愈回隊不致減少戰鬬力軍醫關係於軍隊不綦重且大哉諸生今時之學業卽異日所藉以致用其胡可忽我國自前清創辦陸軍以來軍醫學校間有設立祇以萌芽之初成效未能卓著今日本所開辦縱不能謂組織盡善然可以謀本所

之發達及增益諸生者本都督無不竭力推行願諸生其毋自負抑又有爲諸生告者蔣所長留日有年於軍醫學術心得甚多日教員山田君係日本軍醫專家且經日俄戰役富有經驗諸生何幸得此良師正可研究各種學術爲將來軍醫改良之基礎願諸生其益努力至於服從命令恪遵紀律諸生原係軍人或係專門畢業薰陶有素當能身體力行益自砥礪本都督不再諄諄教囑也

第六師師長訓詞

昔黃帝以征伐開拓中原史稱其以師兵爲營衛終其身靡所寧居然與岐伯等考論醫道蔚然著有靈樞素問蓋闢猺狉冒霧露與夫戰爭劇烈其需醫也恒逾常民故內經之書上承神農本草下開仲景經方針灸砭摩合內外科卓乎其不可及資之深則研之精也秦漢以下扁鵲倉公皆有奇術華陀常用剖割尤長金瘡死後書焚而後世之醫官物者罕矣方今歐西醫士學有本源其籀全體之內容有似黃帝之內經而外治之方則於華陀爲近有識之士蒿目瀛寰緬懷古道思整軍經武既知擷人之長還我國魂而所以彌綸輔相於行間者獨付闕如甚非計也於是議設立軍醫學校而今既開學矣諸君宜思習此軍醫也者必當含有軍人之品性與軍隊間之痛癢息息相

關以平時衛生而論檢查黴菌豫防時疫固無時無地可以疎懈以戰時衛生而論救拔殘廢療治瘡痍尤不容憚勞不容畏險夫所以養成以品性者何由乎則第一須知藐此刀圭全軍司命輕心以調助敵爲攻則責任之心生而不敢溺職矣第二須知危急之間存亡呼吸棄而不顧苟活奚爲則堅忍之心生而不肯卸責矣第三須知好生之德是爲大仁矢志救軍何等榮譽則樂觀之情發而不致灰心矣夫而後志定而所向專氣足而厥職舉然爲術不精猶無當也是又在師之善教與諸君之善學司馬君實有言不能爲良相亦當爲良醫醫之見重於世由來夙已況軍人所以保護生命財產而軍醫又所以保護軍人其重要更當何如耶我浙向無軍醫學校今茲所設正在萌芽得諸君悉心研究異時發榮滋長各出所學以濟世俾一般軍人受無量裨益享無量幸福皆將於此焉基之諸君勉乎哉

浙江陸軍軍醫養成所第一期畢業都督訓辭

今日爲浙江陸軍軍醫養成所舉行第一期畢業之日不特諸學員之畢業可喜從此浙江陸軍醫務得諸學員爲改良整頓之先本都督亦良深欣慰第有爲諸學員告者夫陸軍之有軍醫小之爲軍人生命所繫大之與戰爭勝敗有關蓋治療疾病講求衛

生平時之間於軍隊既重且大逮夫戰時負傷者使之速愈頻死者使之復生戰鬪人員不致頓減戰時之於軍隊又重要若是然尙不僅此也餐風飲雨易罹疾病涉水跋山易染瘴疫苟無軍醫爲之豫防爲之治療一旦惡疫流行雖有强壯之軍隊於戰鬪之前先受莫大之影響昔拿破崙戰俄將士之斃於赤痢等傳染病者幾十餘萬當時醫學既未發達軍醫自難完備苟有完美之軍醫豫防於先治療於後諒必不致蔓延若此由是觀之軍醫之於軍隊關係既大而其責任自重故軍醫雖非戰鬪人員而實與戰鬪人員同處重要之地位然而軍醫於專門之中又須專門平戰兩時各有勤務防疫衞生又有專科浙江從來未有軍醫專門教育之處而軍醫養成所實爲我浙江軍醫界發達之嚆矢諸學員於入所之前普通醫學既具有根柢並在軍隊審知情形復經入學後之研究於軍醫一道自足以應實用但學問之事進步無窮譬諸泰華高無巔際譬諸河海浩無津涯諸學員於畢業後仍宜隨時隨事實地精求將使浙省陸軍醫務獨煥異彩本都督期望殊深至應服從軍紀勤守職務諸學員在軍隊有年當無庸本都督諄諄誥誡也諸學員其勉旃

學員答辭

不龜手之藥小以之洴澼絖大以之克敵其用未若軍醫也其效猶若是況乎戰壁對壘之餘林槍雨彈之下血肉相薄存亡呼吸驚心駭目瞬息萬變句踐無嘗糞之功吳起乏吮癰之譽凶器危事孰有甚於此者故戰時徂病而南燕以亡於劉宋豈其所部遂無醫哉誠以普通醫士猝當其任短於軍事設施用非所習安保其不僨事耶是以東西各國軍醫設有專科以從戎事裕如也乃者以來我
都督有鑒於此先各省而有興養成所之倡舉　所長及諸　教官又復循循善誘時期甚促敢曰學成鄙夷是懼乃承進而教之學員等飫聞訓辭恭承嘉惠要當益自策勵精研不已時復演習期收異日維持戰鬬力之大效而毋苟同於洴澼絖之小用也可

論疾病之本性

盧謙

古代之醫學注重於病者之外部之生活現象之異常故其結果以疾病之本性爲官能障礙蓋嘔吐下痢呼吸困難發熱等之症狀最易惹人注目且使病者感甚大之苦惱此往古之醫家所以觀察症狀行對症的療法者固非偶然也醫聖歇僕氏以降至十八世紀之末葉關於疾病有種種之學說而以疾病爲官能障礙之思想終始一貫

而不變故往昔之醫家就各病者數多之症狀以定疾病之種類例如呈呼吸困難發熱咳嗽等症者則名之曰肺炎身體瘦削喀出多量血性或膿性之痰且發盜汗者則名之曰癆瘵關節之腫脹疼痛特著明者則名之曰關節炎其後臨牀的觀察更爲精緻遂於各種疾病分爲部類例如在歇僕氏時代以下痢病爲一般痢病之稱至葛雷氏則以漏血液性之下痢便而兼裏急後重者特加赤痢之病名又至十八世紀則分關節炎爲二類即外傷性及僂麻質斯性者或於熱病之中併發消化障礙者名之曰胃熱伴神經症狀者名之曰神經熱如此專由臨牀上之所見而設疾病之類別故古代之病名頗失於廣汎即往昔之醫家稱肺癆者自今日觀之則包括肺結核肺膿瘍肺壞疽化膿性肋膜炎等之諸病又僂麻質斯性關節炎之病名包括今日所謂之結核性痛風性及膿毒性關節炎等

然自十八世紀之末葉至十九世紀之初葉病理解剖學勃興於世畢西氏首倡官能障礙基因於組織臟器之解剖的變化而注重於臨牀的觀察等之諸家遂一轉而注目於病體之解剖的變化由臨牀上之所見與解剖上之所見比較參照而區別疾病之種類故肋膜炎之與肺炎肺結核之與肺膿瘍肺壞疽纖維素性肺炎之與加答兒

性肺炎皆得而區別之主由病理解剖上之方面探究其疾病之性質及烏依氏之細胞病理公於世得醫界之信任始謂疾病者直接或間接由組織臟器之解剖的變化而惹起者也故視疾病之本態爲局所臟器之變化

病理解剖上之觀察比之臨牀上之觀察於明疾病之本性較爲精緻固不待論然尚有不可視爲的確完全者蓋諸般之疾病中只有官能的障礙而缺解剖的變化者不尠如心臟胃腸之神經性疾患癲癇舞蹈病及新陳代謝病等即屬於此種之疾患又如諸種之急性熱性傳染病其臨牀上之症狀雖尚明白至特殊之解剖的變化則不得見之其症狀及經過之間各自有特徵之理亦不能解釋之又於他之一面解剖上之變化雖異而臨牀上及原因上有全然同一者例如格魯布之與實布的里結核性肺炎之與粟粒結核節是也由此事實觀之則疾病之本性眞相不能求之於解剖的變化也

十九世紀之中葉以來細菌學之進步甚爲迅速諸種傳染病之病原逐歲發見注重於病理解剖的變化之學者更一轉而向於病原菌之上有於喚起組織臟器之變化與官能障礙之病原求疾病之本性者蓋臨牀的症狀經過及解剖的變化之特殊者

論疾病之本性

第一由於病原之性質故疾病之種別由病原可得以決定之如腸窒扶斯對於他之疾患有特殊之位置者何也非以其臨牀的症狀經過之固有也非以其腸之解剖的變化之特異也以其由一種之特別之病原傳染而起者也腸窒扶斯之症狀或非定型的（不全窒扶斯）或缺腸之解剖的變化然認其特殊之病原則不失爲腸窒扶斯結核之本性不在結核節之形成亦不在臨牀的症狀而在其特殊之結核菌然以如斯疾病之眞相歸之於病原菌之學說只可用之於傳染性疾患而對於非因細菌之諸種慢性病則不可襲用之又由病原學的檢索之結果而知惹起臟器之解剖的變化及官能障礙者非細菌自己而在其體內或體外分泌毒素之作用由此可推知傳染病以外其他之諸病乃自外界輸入於體內或形成於臟器內之有毒性化學的物質之作用而生者也故純粹之官能病如神經性疾患可視爲自家中毒之結果然以病原爲疾病之眞相果可律全般而爲正當之學說乎以吾人之所見則疾病之眞相不能求之於臟器之解剖的變化亦不能求之於其病原何則所謂病原者由各人之素質而異或生疾病或不生疾病如一次罹痲疹痘瘡者爾後接於同一之病原殆不再感之平素好用酒類者能堪大量之酒精又酒精中毒或爲肝臟硬變之原因或爲

萎縮腎之原因或惹起末梢神經炎又由肺炎球菌惹起咽頭炎或肋膜炎或肺炎菌性敗血症此吾人之所知也蓋視爲病原者未必發起疾病又同一之原因而解剖的變化及臨牀的症候有全異者如肝臟硬變與多發性神經炎同由酒精中毒而來而非同一之疾病故以病原爲疾病之本性者不能自完其說也

由此觀之疾病之本性非官能障礙非解剖的變化亦非原因而此等三要素之總和也今進究此事實先就生活官能說述之

夫疾病爲變化之生活而生活爲官能之發現官能者生活之組織臟器對於刺戟起反應之謂也無刺戟則官能不發現此於多數之事實徵之如筋肉待器械的電氣的化學的及神經之刺戟而收縮胃黏膜待食物直接之刺戟或神經中樞之刺戟而分泌胃液此人之所熟知也而生活官能可區別爲性質與分量之二者官能之性質基於臟器之構造如筋肉之收縮腺之出分泌液赤血球之抱合酸素等從各器官之構造之不同而其官能之性質亦異然作用於臟器之刺戟雖有種種之不同而臟器之反應則全爲同一例如筋肉對於器械的或電氣的刺戟以同一之收縮反應之又眼對於電氣的或器械的刺戟常發同一之光覺蓋刺戟之性質雖異而發現之官能則

論疾病之本性　十

毫無所異官能之特殊性之事實最初於五官器確定之次於組織臟器證明之而各臟器特適應於一定特異之刺戟作用如眼之網膜適應於以太之波動耳之適應於空氣之震動嗅神經之末端適應於揮發性物質之化學的作用而生感覺是也

各臟器之官能逢種種之刺戟其性質常同至官能之分量(即强度)則從刺戟之强弱大小而異即不達於一定度之刺戟則不至發現官能而漸次增加其度則所起之反應生强弱之差若刺戟之度甚强時却侵害臟器而不起反應然刺戟之大小與反應之强弱之間非有一定不變之關係者如筋肉之薄弱者逢輕度之刺戟則易疲勞而不能反應在筋肉之發育甚强壯者雖普通人不能堪之强刺戟亦能堪之又大人雖稍攝取不消化之食物亦不來何等之障礙在哺乳兒則易發消化障礙有屢因之而死亡者可知刺戟與反應之間無一定之分量的關係蓋一刺戟對於甲起强度之反應對於乙則發弱度之反應故也

夫吾人平素對於外界種種之刺戟善能適應而調節之若逢異常之刺戟則有害健康然通常之刺戟與病理的刺戟非必有判然之限界者也肉類澱粉乾酪等大人取之則爲通常易消化之食物哺乳兒食之則惹起重症之消化障礙不馴於寒氣之嬰

兒雖逢僅微之寒氣亦罹呼吸器病在平素强壯之人馴於氣溫之變換者則無何等之障礙故發病之刺戟爲一種特別之刺戟元來非實在者如化學的物質有劇烈之毒性者（如斯篤里規尼涅、亞篤羅並）用適當之分量則爲生理的刺戟故可用之爲醫藥於細菌毒亦然用其最少量則不及影響於身體或不過使一定之官能爲一時的興奮而已由此等之刺戟而發疾病者無之若外界刺戟之强度超一定之限界時始喚起疾病然喚起疾病之限界决非一定不變者隨個人之身體對於刺戟之調節機能之如何而有種種例如平素內服少量砒石者雖用較多量之砒石亦不發病其刺戟之度强者惟來官能之亢進而已從其刺戟作用時間之長短而發起一時性或持續性之官能亢進其一時性者尙未入於病理的機轉之範圍屬於生理的現象者也例如勞動後之血行及呼吸之增加或多量之飲料水內用後之利尿亢奮是也其持續性者則可視爲病理的現象如發作性心悸亢進拔設篤氏病之心動迅速四肢震顫等是也而此等之官能亢進往往惹起臟器之解剖的變化卽對於刺戟增强適應調節之結果至來該臟器之肥大如心瓣膜病拔設篤氏病之心肥大一腎臟之萎縮消耗他側腎臟之肥大實基因於此關係者也然持續性官能亢進非必喚起此種

之代償性肥大者卻來臟器之萎縮如胃液酸性過多症之起胃黏膜加答兒使腺實質萎縮是也

刺戟之度甚大時能使組織臟器陷於壞死全廢絕其生活機能此種之變化由强度之器械的作用高熱腐蝕中毒等之作用而生者也若刺戟之度雖不若此之强大而已超生理的限界時則不侵害細胞元形質之全部而只侵害其一部或發起溷濁腫脹脂肪變性玻璃樣變性等

雖然疾病者不只由於刺戟之直接作用而起局所臟器之官能及其構造之變化也蓋吾人身體內之組織臟器有相互密邇之關係故若一部之臟器生變化時則其影響直接間接波及於他之臟器而惹起官能障礙例如腎臟炎因細菌毒或化學的物質之刺戟致腎臟之絲球體及細尿管變性壞死而障礙尿之排泄由尿成分鬱滯於血液中之結果而著影響於全身諸臟器以變化其官能即先由全身動脈管壁之收縮而血壓亢進心臟之運動强盛之結果而起肥大以增加全身之血壓促腎臟之尿排泄若腎臟之解剖的變化强以心臟之代償機能不能促尿之排泄時則鬱滯於血中之尿素自腸黏膜排泄其際分解而爲炭酸安母尼亞刺戟腸黏膜發生加答兒性

乃至實布的里性大腸炎又鬱滯於血中之尿成分刺戟延髓之血管運動神經中樞攣縮腦動脈起腦血行障害發尿毒症症狀如此一臟器之解剖的變化官能障礙更連及於他之諸臟器者可知疾病爲複雜之機轉之集成也

吾人概括以上之論述而下疾病之定義曰疾病者個人對於刺戟不能適應調節之致由身體構造之變化而起異常生活機轉之總和也

論中國解剖生理學之缺點

盧謙

我國醫學自有歷史以來已四千年於茲矣讀其書推想其理實驗其法大約病理學可從者十之一二診斷學可從者十之二三藥物學可用者十之三四至處方學可從者十之四五其他單方草藥與西法之處方相同其收效亦甚顯著所少者化分化合之法耳惟軀殼之形層臟腑之位置神經之分布血管之原委全體之各種功用承訛襲謬無一可取此實舊醫學之一大缺點謂予不信請援東西學說以一一證明之英醫合信氏有言曰人身百體功用甚多學醫之士首宜精研夫人有皮膚筋肉合成軀殼其中實以臟腑貫以血管腦筋所謂體質也一物有一物之用無虛設無假借所謂功用也試以鐘表譬之其體質則有函鏇輪軸機擺其功用則或主旋轉或節遲速

令人一望而知時刻眞工修理鐘表必先審察其函簧毀壞與否若俱未也則考究其旋轉何以不靈遲速何以不準或損其有餘或補其不足或拭其垢滯務使復其常度醫者亦然有體質之病有功用之病有體質功用相兼之病必先細心辨明方能施治予來中國施診今已二十年矣訪查華人竟有數十年老醫不知臟腑何形遇奇險不治之症終亦不明病源何在豈非憾事乎

又英醫德貞氏有言曰予英人也幼業西醫壯遊東國訪考醫術二十餘年竊歎中國之醫書甚多何明醫之絕少也細究其弊一由於無專功一由於泥古法中國之醫從無幼習類皆誦詩讀書半世無成去而習醫讀藥性之賦記湯頭之訣閱針灸之法操術未深而謀食便切急於出試高談佐使君臣空說望聞問切視藥料爲利藪等民命於兒戲有終身行醫而不明人之全體者有數年習醫而不明人之臟腑者肌之理不明腦之體不講血之管不知肝之部位不能悉心之功用不能辨胃汁膽汁甜肉汁俱有消化之功用而不能請而徒以脾動磨胃腑有三焦右腎爲命門小腸引溺入膀胱等種種誕妄作無稽之論使操此術以業醫吾恐理既處於悖謬意必涉於冒昧其何以起人之死而回人之生耶一命亦關天地之和匹夫而補陰陽之缺此種之責任豈

易。易哉。予願中國有志學醫者。務宜於全體一書。研究之而不遺餘力。則庶乎其可以無誤矣。

美醫柯爲艮氏有言曰。中國醫書所論骨骼經絡臟腑。或缺或誤。不勝枚舉。茲試約略言之。已足見其或缺或誤之主要點甚多。如肺只五葉。以爲六葉。肝只五葉。以爲七葉。則誤其形。脾居左。以爲居右。肝居右。以爲居左。則誤其位。心運血。以爲藏神。腎司溺。以爲藏精。則誤其用。膀胱上口斜接腎中兩尿管。尿由此來。以爲膀胱無上口。係由小腸第四廻三焦之氣滲入。則誤有形爲無形。至外腎爲生精之經。膀胱之底。有精囊爲藏精之府。腹中另有甜肉一經。其爲用也。乃會同膽汁化食物之油類。腸間有吸液管無數。其爲用也。乃吸攝精液。運行週身。更有最大一經曰腦。百體內外。皆有腦筋纏繞。凡目之能視。耳之能聞。鼻知香臭。舌辨酸鹹。心能運血。胃能消化。手足之能動作。肌膚之知寒熱痛癢。以及記憶謀慮等者。無一非腦之功用也。此數者。或闕其功用而未言。或闕其全經而不講。展讀之下。不禁爲之三歎焉。

日本文學博士岩垣松苗氏有言曰。崇華卑夷。師古非今。漢土腐儒之恒言也。迺我邦醫學之徒。亦多爲東施之效顰。甚至有專唱古方。而謂晉唐以後之醫書。予不寓目者。

嗚呼不亦愚之甚哉又岩垣松苗氏有言曰漢土故代醫書素靈難經之類虛文妨實雄辯傳僞不一而足張機傷寒獨係實驗而其論症則有如矇探物噫張機之眼亦未能洞視臟腑蓋因不講解體之學也降及唐宋元明非無名人而求其明如西洋醫要未聞有一人出乎其間此即所謂漆桶掃帚亦惟摸索而已

綜合以上四說觀之則中國解剖生理學之謬誤彰彰明甚夫解剖不明焉知生理生理不明焉知病理病理不明則診斷處治皆無異隔靴搔癢耳故欲知診斷處治不可不明病理欲知病理不可不明生理欲知生理不可不明解剖我國中醫有志改良醫學者是必先於西洋之解剖生理學以注意而研究之研究而發明之訂正中國解剖生理學之謬誤則得之矣

病理學問答

丹徒陳邦賢也愚編纂

第五章　泌尿器病

問何故起急性腎臟炎。

答此病因傳染病（猩紅熱實扶的里、丹毒、虎列拉、腸窒扶斯、肺炎、結核、）中毒（酸類、燐素、亞砒酸、水銀劑、鹽酸加里、羯答利斯、的列並底油、撒里矢爾酸、參兒及那布答兒劑、沃度仿謨、䂬囉仿謨等）及姙娠感冒等而起。

問何故起水腫。

答水腫者因從毛細管出多量之液分而不能爲多量之吸收停瀦於組織或體腔中故也。

問全身水腫之原因何在。

答全身水腫之原因最爲複雜或因腎臟病起心臟衰弱之結果而生者或因起全身之營養障礙而生者或因炎症毒素同時作用於身體組織之血管壁亢進而生者。

問水腫之種類有幾。

答其液分停瀦於體腔中者曰腔洞水腫又有因其部位而有種種之名者其在心囊腔內者曰心囊水腫在肋膜腔內者曰胸水在腦膜腔內者曰內腦水腫在睾丸莢膜腔內者曰陰囊水腫在腹腔內者曰腹水

問何故起浮腫。

答腔洞水腫其液分滲潤於皮下結締織間結締織腺臟器肺腦筋肉等之組織者曰浮腫

問浮腫及腔洞水腫其種類之區別有幾。

答大別有五種一由於充血之水腫二由於鬱血之水腫三由於障礙淋巴液還流之水腫四由於毛細管壁變化之毛細管分泌障礙之水腫五塡充性水腫

問何謂充血水腫。

答此種水腫限於身體之局所區域如皮膚喉頭氣管鼻粘膜骨膜筋肉等之一時性水腫所謂奎氏急性限局性水腫症者即隸此也其與皮膚充血併發之浮腫性腫脹如蕁麻疹紅節性紅斑帶狀匐行疹等均屬此類

問何故呈奎氏急性限局性水腫症。

答此種水腫可目爲神經性水腫之一因血管運動神經障礙而發也。

問何謂神經性水腫。

答其因脊髓炎脊髓空洞症脊髓癆歇斯的里等神經障礙而起之水腫者曰神經性水腫。

問何故起神經性水腫。

答神經性水腫者因血管擴張神經之刺戟性興奮所致也亦有因靜脈血還流障礙而生者。

問何故皮膚充血併發浮腫性腫脹。

答此因神經障礙毛細管壁內皮之分泌機能變化而起。

問何故起鬱血性水腫。

答鬱血性水腫因心瓣膜病之代償機能障礙等之全身鬱血或因局所靜脈閉塞之局所鬱血等致血壓高昇其液狀成分從小靜脈毛細管壁濾出而至組織及體腔內遂發水腫者也。

問何故淋巴液還流障礙而生水腫。

答此因身體諸部之淋巴管有多數之吻合枝互相結合所致若一部閉塞絕不致生水腫也

問何故毛細管分泌亢進而生水腫。

答此爲患持續性鬱血貧血高溫寒冷外傷中毒傳染病等症發生變化於毛細管壁亢進其內皮細胞之分泌機能所致或因血管運動神經麻痺或興奮使毛細管分泌亢盛之動機所致也

問此等水腫於血管壁發生如何變化。

答大率以內皮細胞及細胞間粘合質之變化爲其主要之機轉也

問此種水腫之種類有幾。

答此種水腫從其原因可別爲六種曰貧血性水腫曰溫度性水腫曰外傷性水腫曰中毒性水腫曰傳染性水腫曰神經性水腫然此等水腫除神經性水腫外通常概括之曰炎症性水腫曰惡液性水腫

問何謂炎症性水腫。

答炎症性水腫者由於傳染性中毒性溫度性外傷性原因等變化血管壁管間漏出

之液分滲潤於組織間腔或停瀦體腔所致也

問炎症性水腫之濾出液。與由鬱血性而來者。其性狀有區別否。

答此種濾出液與由鬱血性而來者稍有不同其液富於蛋白質及白血球且有凝固之性

問何謂惡液性水腫。

答惡液性水腫一名稀血症水腫有廣義狹義兩種

問何謂廣義稀血症。

答因血管壁同於動物膜缺乏蛋白質之稀薄血液成分易濾過其管壁而致水腫

問何謂狹義稀血症。

答狹義稀血症者因血液內蛋白量減少而稀薄其血液者是也一名水血症性多血

問稀血症何故起水腫。

答稀血症僅能助水腫發生而非直接之原因也

問何爲水腫之直接原因。

答水腫除全身貧血症或腎臟病能爲直接之原因外卽血管壁之變化是也

問　血管壁變化。何故能致水腫。

答　大抵全身血液之性質一旦變化或循環血中之毒物逞其作用則全身之血管壁起一種之變性以促血液液分之漏出而生水腫

問　何謂塡充性水腫。

答　塡充性水腫爲生於頭蓋腔與脊椎管內者致腦髓或脊髓之一部分萎縮消耗而蜘蛛膜下腔擴張腦脊髓液量增加因以塡充萎縮消耗之腦脊髓之一部分而生水腫

問　何謂遊離組織水。

答　在組織中之水腫液先停瀦於組織裂腔之內者曰遊離組織水

問　心臟病水腫。與腎臟炎水腫。有區別否。

答　心臟病之水腫必先發於足踝部而後漸及他部腎臟炎及惡液性疾患之水腫必先發於眼瞼顏面而後漸及他部

問　何故尿量增多。

答　其故有四一飲用多量之飲料二食鹽或硝石之中性鹽類由腎臟排出吸引水分

之際三糖尿病血中糖分由腎臟排出吸引水分時四卽腎動脈血壓之亢盛是也

問何故尿量減少。

答腎實質發生變化時必至尿量減少或全行停止

問腎臟病有時尿量不減少何故。

答一側之腎臟缺如或發生變化之際他側健全之腎臟能營代償作用故尿量不至異常也

問何謂蛋白尿。

答蛋白尿者尿中含有蛋白質是也

問何謂生理的蛋白尿。

答如身體勞働或冷水浴或精神感動等有少量之蛋白質排出於尿中者曰生理的蛋白尿

問何謂體位性蛋白尿。

答如午前排出蛋白尿而夜間非者或身體由坐位而轉爲立位之際其尿中卽含有蛋白者曰體位性蛋白尿

問何謂病理的蛋白尿。

答病理的蛋白尿由腎小體及曲細尿管上皮細胞之變性障礙而來蓋此等變化發生時血液中之蛋白容易濾出而排泄於尿中也。

問病理的蛋白尿其原因何在。

答病理的蛋白尿其原因有二一腎臟之血行障礙二腎實質之變性壞疽及炎症

問健康人尿中何故不含蛋白。

答以絲球體之毛細管及圍繞之濮烏明氏囊不令血液中之蛋白濾出故也。

問何謂尿圓柱。

答尿圓柱者乃細尿管之鑄型成於細尿管內之圓柱狀物混於尿中而排泄者也。

問尿圓柱之種類有幾。

答尿圓柱之種類有五一玻璃樣圓柱二上皮圓柱三顆粒圓柱四血液圓柱五蠟狀圓柱。

問何謂玻璃樣圓柱。

答此種圓柱即無色透明之同質性圓柱也。

問何故成玻璃樣圓柱。

答其說有種種或謂由腎小體濾出之血清蛋白達於細尿管而凝固遂成此圓柱或謂細尿管上皮既變性壞死而由其上皮遊離之溶解性蛋白遂凝固而成此物或謂係纖維素或謂壞死之上皮細胞相融合而變化爲玻璃樣物云

問玻璃樣圓柱用化學能試驗否。

答此種圓柱逢醋酸及熱則溶解在亞爾加里性尿中則速就消失

問何謂上皮圓柱。

答上皮圓柱者乃充實蛋白及脂肪顆粒之上皮細胞集合體也

問何故成上皮圓柱。

答此卽溷濁性腫脹及脂肪變性之細尿管上皮細胞由管壁剝離充實管腔成其管之鑄型而與尿共排出者也

問何謂顆粒圓柱。

答此爲蛋白及脂肪顆粒相集而呈圓柱狀者

問何故成顆粒圓柱。

答。即。因。溷。濁。性。腫。脹。及。脂。肪。變。性。之。細。尿。管。上。皮。破。壞。而。遊。離。充。實。管。腔。之。內。遂。集。合。爲。圓。柱。狀。也。

問何謂血液圓柱。

答。此。爲。赤。血。球。或。白。血。球。相。集。合。而。成。圓。柱。狀。

問何故成赤血球圓柱。

答。此。爲。腎。臟。内。出。血。之。際。始。行。發。現。多。數。之。赤。血。球。入。細。尿。管。内。集。合。而。爲。圓。柱。狀。

問何故成白血球圓柱。

答。白。血。球。圓。柱。乃。由。血。管。多。量。滲。出。之。白。血。球。充。實。細。尿。管。内。集。合。爲。圓。柱。狀。者。也。

問何謂蠟狀圓柱。

答。蠟。狀。圓。柱。者。乃。黄。色。同。質。性。外。觀。似。蠟。之。圓。柱。也。一。名。變。形。圓。柱。

問。何。故。名。變。形。圓。柱。

答。因。此。種。爲。上。皮。圓。柱。之。膠。樣。變。性。物。故。也。

問何故起尿毒症。

答。尿。毒。症。者。因。腎。臟。病。所。生。之。自。家。中。毒。而。起。

問自家中毒何故起尿毒症。

答因腎臟病者。排尿量減少。尿成分。鬱滯於血中。故起尿毒症。

問尿毒症之種類有幾。

答尿毒症有急性慢性二種。

問何故起腎臟部疼痛。

答腎臟部疼痛。多發見於腎石。卽生成於腎盂腔內之小結石。與尿共降於輸尿管之際。嵌塞於管腔內。以是而起發作性之疼痛。

問何謂腎石。

答腎石者。卽腎盂內。有形成結石者也。

問何謂腎砂。

答結石爲粉末狀者。曰腎砂。

問何謂腎礫。

答結石爲粗大之顆粒狀者。曰腎礫。

問膀胱較腎盂腔生結石更多何故。

答膀胱之中尿液之滯溜頗久其難溶性鹽類之尿酸鹽蓚酸鹽及燐酸鹽易於沈澱而由此等鹽類形成之尿石乃以種種有機性物質或異物爲中心核鹽類沈着其周圍而生成者也。

問何謂尿酸石。

答尿酸石由尿酸及尿酸鹽而成之硬固黃白色及赤褐色之結石而生於強酸性之尿中者也。

問何謂蓚酸石。

答蓚酸石者由蓚酸石灰而成帶暗褐色表面凹凸不正而損傷粘膜殊甚亦生於酸性之尿中者也。

問尿酸石及蓚酸石有何作用。

答尿石中最硬固之尿酸石及蓚酸石能刺戟粘膜而喚起炎症及出血使感疼痛。

問何謂燐酸石。

答燐酸石由燐酸石灰及燐酸安母尼亞痲偪涅矢亞而成爲鬆粗脆弱灰白色之結石生於亞爾加里性之尿中者也。

問除此數種外。尚有他種否。

答其他有炭酸石知斯眞石等亦由酸性尿析出者然甚屬稀有。

問尿石中有何種有機性物質。

答如粘液剝離之上皮等之類。

問尿石中有何種異物。

答如竄入膀胱內之通尿管破片凝血塊寄生蟲毛髮等之類。

問何謂蛋白尿性網膜炎。

答此症决非因蛋白尿而起蓋由鬱滯全身血液中之毒素刺戟眼網膜而生也。

問何謂水腎。

答腎臟變化爲充滿大量尿液之囊狀物者曰水腎。

問何故起腎臟變化。

答因尿液鬱滯於腎盂腔內充實擴張繼更壓迫腎實質而使之萎縮遂起變化。

問何故尿液鬱滯於腎盂腔內充實擴張。

答因排尿障礙

問何故起排尿障礙。

答此爲結石形成炎症性腫脹新生物及周圍組織所生腫瘍之壓迫等所致一名利尿困難。

問何故輸尿道路發起疼痛。

答通常皆甚因於其筋壁之痙攣所致。

問何故起筋壁痙攣。

答筋壁痙攣乃因異物之刺戟粘膜而起反射性如結石之類或粘膜自己之病的變化而起反射性如炎症潰瘍之類。

問何謂尿閉。

答尿液全不能排出而鬱滯於膀胱內者曰尿閉。

問何謂尿淋瀝。

答尿之爲點滴狀而出者曰尿淋瀝。

實驗救吞鴉片法

烏程邱景瀛

邱君問清夙抱熱忱憫世之因細故而吞鴉片致死於非命者時有所聞見特親學救治之法於美國柏樂文醫士後拯救同胞垂十餘年全活無算爰本其所經驗纂成此書末附各種急救法孤詣苦心有功社會敬爲轉載以廣流傳　記者識

第一章　施救者人類應盡之義務也

語云。博施濟衆。堯舜病諸。蓋以一己之財與力。而欲濟衆人之困難。無論其必不給也。卽財與力皆極有餘。而世人情僞百出。所施及者未必其待施者。而待施者轉又未能施及。尤足以灰施濟者之心。然而仁人君子。亦決不忍因此而阻其好善之誠者。至若吞服生煙。其情狀則俄頃立辨。其待施決非售欺。救則生。不救則死。危急之情。尤與好善施濟之用心。大異其趣。救十人則多全十命。救百人則多全百命。無一毫虛假。無一錢落空。苟知救施之術而不爲。與爲之而必計酬報。是皆可謂無人心矣。何則。人生天地間。不能離社會以獨立。卽不能不與社會相扶助。既與社會相扶助。則藉力於人之處必多。藉力於人而不以力酬人。是違背人類之公理也。況出己力之有餘。以延他人之生命。如救吞生煙之迫切乎。故一聞凶耗。人不拘貧富。路不論遠近。投袂攝具。雖風雨雷電。酷暑嚴寒。而無稍退縮者。誠以此亦人類應盡義務之一端。不知其法則已。知其法而靳於救治。是不啻坐視他人之死。而絲毫無動於中也。豈人類所應爲乎。若爲名譽福報計者。其用心已凉薄矣。故曰施救者。人類應盡之義務也。至若救而有效。則視爲當然。而默思其所得力。不幸無效。則引爲已疚。而深思其所失察。尤關於施治者之道德。而求其功用法術之精進者。當如是也。

第二章　辨症實驗

（甲）瞳神

凡人之運動知覺。皆腦筋主之。煙毒入於腦筋。瞳神必形縮小。歷時愈久。則瞳神愈益縮小。浸假無運動之權矣。手足柔軟。昏悶欲眠。浸假無知覺之權矣。火不耀睛。針不知痛。迨至氣血兩閉。心房滯流。瞳神轉形放大。幾與黑簾（黑簾卽俗稱黑眼珠）齊形。則無救矣。

（乙）脈象

瞳神既經察驗得實。更當精詳脈理。蓋瞳神大小。人各有異。故僅察瞳神。容或有誤。一辨脈息。則是否吞煙。立可分明。吞煙之初。必數而旺。常人每分鐘。約脈跳八十次。吞煙而後。則有一百餘次。移時卽緩。漸次無力而細。終至弱極而速。至四肢發冷。脈象沈伏。則當用聽心管。細辨其心力。（用法詳後）跳響和平者可救。若斷續不勻。如鐘擺之將停。則難救矣。

（丙）呼吸

瞳神、脈象既得其眞。而呼吸尤關切要。常人一分鐘。以十八次爲度。煙性一發。漸次稀少。自十六次而至四五次者不等。時愈久。呼吸愈稀。毒愈深。救法愈難。惟有助其呼吸以挽回之。（救法詳後）氣噓而長者。尚可救藥。短而促者。十不活一二也。

（丁）皮膚

由瞳神而脈象而呼吸。三者相合。吉凶立判矣。凡煙性發動之始。其面色豔若桃紅。神思語言。尚不改常度。迨由紅而變白。遂覺昏昧不淸。乃毒入腦筋之證。漸次發癢。自頭部至胸。冷汗迭流。逾時卽變爲靑紫。口皮靑而帶灰色。頷推不覺。行電亦無知識。此乃毒貫四肢。無可救藥矣。不救之狀有四。

（一）昏睡不醒

（二）痰沫交流

（三）　皮色死白

（四）　呼吸甚緩

第三章　各種救法之次第

凡救吞生煙。按驗得實。卽投嘔劑。使煙漬吐盡。方可無害。當用 Zinc sulphat gr. ×× 或用 Cupri sulph. 均以溫水冲服。如逾一刻鐘不嘔。再投一劑。初嘔時。宜常續飲溫水二三碗。不嘔則以雞毛刷其喉間。若仍不嘔。可服 Soda bicarb 十掰令。（每掰令合本國釐準一毫六釐六）接服 Acid tartaric 五掰令。二者均以溫水冲和。先後投入。倘病者不能再服嘔劑。當用水節針。射入 Apomorphin gr. $\frac{1}{10}$ 無不作嘔。至胃腑煙毒吐清後。當服 Coffee 及 Tr. Belladouna 每越二小時服 Tr. 十滴。（一滴者、以筷頭浸入藥水、提出流下、謂之一滴） 共服三四次。按時分投。切弗多飲。並囑該家丁時時看護病者。萬不可任其睡去。如施救過遲。病者不能飲水作吐。則用灌水機器。將嘔藥輸入胃中。如已吐清而病者倘有危狀。呼吸極慢而深。瞳神亦甚見小。則當針 Atropine. gr. $\frac{1}{100}$ 越二刻復針一次。如瞳神略見放大。則不必針。不見放大。亦極多再針一次而止。（此藥甚猛、不宜多針） 倘呼吸快而淺。脈息甚弱。則可針Strychine gr. $\frac{1}{100}$

更有別法用 Permanganate of potash. 針入。越二刻。針一撚令。末後一法。則握病人手腕而屈伸之。上齊頭部。下插腰際。助其呼吸。謂之假呼吸。約三十次爲度。逾時再助。或行電氣。(用法詳後) 以活筋絡而通氣血。亦挽回生機之一助也。至救愈後。必過十二小時。方可安睡。忌食葷腥水菓三天。稍食黃米薄粥。以補眞元。

第四章　吞煙土及煙灰之救法

二物含有嗎啡。按嗎啡乃鴉片中最毒最烈之質。故救法較生煙爲難。法以稀布一方。張於面盆之上。然後投藥作吐。察驗吐出之渣滓。多飲溫水。急令二人扶之疾走。使其毒質泛上。便可吐出。蓋土質沈重。煙灰黏滯。非大加騰挪。不能湧上。故飲水後。以疾走爲要著。夏宜冷水。冬宜溫水。

第五章　急救法及禁用

嘔劑以白藥粉 (Zinc sulphat) 爲佳。若有時救者未到。藥無從吃。而吞煙者神色已異。急不能待之際。亟將白礬一錢。和溫水一碗灌下。再續飲溫水五六碗。用雞毛一根。向喉間拂刷。自能作吐。切弗亂投他物。如阿魏、柿漆、桐油、肥皂水等。性皆黏滯。吐不能暢。反礙生機。世人不察。每蹈此弊。愼之愼之。

第六章　吞煙者之情質不同而異其施治

（甲）　老年

老年氣血衰頹。煙毒易作。不若少年人體魄結實。發毒較遲。故診其脈息。察其形神。如果體質甚弱。宜用人參末錢許（高麗參人參鬚）亦可。先扶正氣。然後投以吐劑。迨至其毒吐淨。再服參末一錢。以保其元。

（乙）　孕婦

凡婦人脈象帶珠。必有娠孕。孕而吞煙。用藥殊多窒礙。法以軟帶一條縛其脇下。寬緊合度。吐止卽寬作嘔再縛吐分不宜過多。恐傷胎元。若不加察。誤作常人醫治。率投猛藥。妄用電箱。小則墮胎。大則致命。故施救之時。必細按其脈理。詳驗其體質。而後可以用藥品施手術。愼勿鹵莽從事。視生命如兒戲。雖曰無心。亦疎忽之罪有以死之。可不愼哉。

（丙）　產後

產後未及滿月。百脈皆虛。何堪戕賊。一經煙毒所困。用藥品施手術而外。尙須防其虛脫。故必時時診脈。驗其呼吸。亦宜用人參補救法。（用法詳前）然身體壯實者可免。

（丁）　病後

救煙之主要法在吐。而有時未便遽吐。有如病後吞煙者是。氣質虛弱。精神萎頓。面色由紅泛白。皮膚欲癢難搔。勢不能不吐。以洩其留中之毒。然吐則有損於肺胃兩經。於病體大非所宜。亦宜用人參補救法。而少年體實者。亦可照常施治。

（戊）　孕女

婦孕吞煙。常見不足怪者也。若吞煙者爲未嫁之女而亦有孕。是必有不可明言之故矣。臨救之時。察驗眞確。當照孕婦吞煙治法。然萬不可道破有孕等情。致使羞容無地。或使家族聞知。致有意外之變。造福造孼。卽在片言。此中機關尤宜注意。是則合於施救之宗旨也。

（己）　虛詐

吞煙者出於情迫而不欲生。自居多數。然亦有藉此以行詐者。其心雖不可諒。而其情容有可原。或爲債逼。或爲情累。非一行詐。無從解圍。是不啻欲求免死而出此下策者矣。切弗破其機關。以炫己長。致使老羞成怒。弄假成眞。審察得實。宜投白藥粉一分。好言安慰。了却世情。

第七章　煙毒發作遲速之原因

（甲）老年

血氣衰弱。毒發速。

（乙）少年

體魄强壯。毒發遲。

（丙）夏日

暑氣薰蒸。毒發速。

（丁）冬日

天時寒冷。毒發遲。

（戊）煙灰

渣滓黏滯。散布胃中。發性速。

（已）生土

質含嗎啡。濕透。毒滋。發性遲。

（庚）和酒吞煙

酒熱助毒易入血液。發性速。

（辛）　裹物吞煙

煙藏物內。物消煙出。發性遲。

（壬）　飯後吞煙

煙在飯上。發性速。

（癸）　飯前吞煙

煙在飯下。發性遲。

第八章　藥品及器具之功用

（白藥粉）西名 Zinc sulphat.

此藥但有引吐之功。而無化毒之效。法以三分置碗內。將溫水冲服。續飲溫水三四碗。以滌其胃臟留中之毒。不嘔。再投三分。扶挾而行。並宜向上挪其胸腹。使煙和水湧出。如仍不嘔。則以胃筒器灌入溫水。旋卽吸出。（用法詳後）切弗多服白藥粉。每見未經研究藥性者。誤以此爲化毒藥。因多服而成不救之症。狀如驚悸。手足發痙。脣皮青腫。逾時氣絕。是非死於煙而死於救吞煙者。可不慎哉。

（阿麻呢亞）西名 Ammonia.

此藥功同附桂。性質極熱。有補腦止毒之能力。凡煙性先入胃。次入血管。漸入腦筋。於是昏暈欲睡。神氣大變。亟用此水時時嗅之。非惟掃除腦筋之煙毒。且能試驗受毒之淺深。以卜吉凶。然原汁太猛者不宜用。

（藥水針）西名 Hypodermic Syringe.

此針內有量水尺。可多可少。視受毒之輕重爲衡。用汽水三十滴。（清熟水代亦可、滴法詳前）化藥一丸。注滿管內。配以空心細針。卽在腕臂上二寸。斜刺皮膚。進內三分。切弗傷肉見血。恰在皮裏肉外之間。徐徐推送滂溥管內藥水。由空心細針引入膚內。藥性神速。半小時可達遍身。（穴在脈息旁、距肘灣二寸餘）兩臂均可輸灌。此藥共有四種。功用詳後。

（沙特及酸藥）西名 Soda bicarb and Acid tartaric.

此二味具酸鹼性質。乃化氣妙用。能使胃中水潰。一湧而盡。勢甚猛烈。故必先後投服。吐機自暢。如嗬囒水之氣沫直冲。不可撿止。然對於年老體弱之人。愼勿輕用。

（阿潑嗎啡）西名 Apomorphin gr. $\frac{1}{10}$

此藥之功。在催吐神速。宜用於兩投吐劑。不能作嘔之後。法以汽水三十滴。（清熟水代亦可）溶化一丸。注滿水節管。射入皮膚。（穴在臂灣上二寸）針疤處。高起一塊。宜卽按緊揶擦。使之運化。並宜以橡皮膏熨貼針眼。以防汚水侵入。致生腐爛。凡用針藥。皆仿此法。惟每次用針。必令人緊握其臂。然後針入。愼防針頭斷折。至爲切要。

（鉀錳養四）西名 Permanganate of potash.

此藥能消毒催吐。功效甚多。法以汽水三十滴。和藥一拼令。滿注水管內。射入皮膚。輕者兩臂。重者四肢。少則一二針。多至四五針。視受毒之輕重爲衡。如遇危險萬分之症。不能飲水作吐。急將此藥一拼令。和溫水溶化一茶杯之多。從口內灌入。或能轉機。亦未爲奇。倘針疤腐爛。卽買千金膏搽於爛處。用油紙貼之。立可見愈。（按此藥和入生煙之內。能使煙無氣味。變化豆腐形式）

（阿巧邊）Atropine gr. $\frac{1}{100}$

此藥有放大瞳神。消解煙毒之能力。假使吞煙者爲時經久。毒性已發至十分之八。雖多方救治。而猶昏沈不醒。瞳神甚小。呼吸甚緩。一分鐘時止有七八次者。則可針一丸。（用法詳前）如不轉機。至多再針一次。因此藥性比顛茄猛。約三密列拼來姆能解鴉片煙一分。半小時可達週身。愼勿多針。倘呼吸過緩。至一分鐘時約止四五次。卽不宜用。

(司曲客冷西名) Strychine gr. $\frac{1}{100}$

此藥有活潑心脈。挽回造化之功用。假使脈息。手不按弦。呼吸快而且短。氣促神喪。心聲斷續。生死交關。間不容髮之時。急將此藥一丸溶化。射入心胸間之皮膚內。以挽回之。余之施救。得力此藥者居多。

(黃芥辣)西名 Mustard.

此藥有回陽拔毒之功。宜用於四肢發癢、手足將冷之時。法以五寸見方之布兩塊。用乾麪粉三兩。和藥四錢。清水調勻。攤在布上。貼在前後心。扶陽反正。排洩內經之毒。逾三刻。卽爲揭去。否則皮膚紅爛。

(咖啡茶)西名 Coffee.

此茶能消各種餘毒。並可和胃提神。大吐之後。胃氣極乏。神疲力倦。當用此茶三四錢。煎瀝濃汁。用綿兜去其渣滓。服一茶杯之多。可保無虞。若一時未備。將紅茶四錢代煎亦可。

（沙達片）西名 Soda mint.

此藥有助胃汁功效。蓋胃中原汁。具鹼水性質。食物賴以消化。故曰消化器。救治呑煙。以吐爲惟一主義。胃汁已隨水吐淨。一時未能滋長。服此一丸。可免滯食之處。

（顛茄酒）西名 Tr. Belladouna.

此酒性極猛烈。能消胃腑有餘未盡之毒。然亦愼勿多服。法以三十滴。加熱水六匙。越二小時服二匙。須按時分投。（不可多服、亦不可少服）至爲緊要。然宜用於煙漬吐清後。瞳神呼吸尙未復原之時。故列於咖啡茶後。使學者循序應用。

（開牙器）西名 Gag.

此器能巧開牙關。蓋呑煙者非因氣惱。卽爲財色。救者初到。在呑煙者餘憤未平。牙關緊閉。藥不肯服。水不肯吃。多方儆勸。矢志不移。當用此器揷入牙縫一二分。將螺針旋動。其牙自開。便可灌藥。此器與牙鋒間接。故無傷裂見血之患。洵良品也。

（胃筒水節）西名 Stomach pump.

此器有進水出水之能力。凡遇性烈不肯服藥。以及毒深不能嚥水等人。勸導技窮。則用此筒灌進。法以螺旋機器。開其牙關。塞以骨嚼口。將皮帶穿入嚼口眼中。從喉間揷進胃底。（約一尺許）配以抽筒及吸水管。左手診脈。（防其沈伏）右手推送滂溥。約用鉠錳養四五毋。令化溫水五六碗。接連灌之。卽拔出皮帶。卸去嚼口。候其泛嘔。如逾十分鐘時不吐。卽以此筒下管。換鑲皮帶。吸出胃水。色黃再灌。務以水清爲度。然此類皆强行。總不若自吃自吐之爲妙也。更有一法。凡吞土者。還須以帶挿入糞門。配以滂溥。用肥皂水滌清腸垢。亦善法也。

（聽心管）西名 Stethoscope.

心爲一身之主。而統屬全體血脈者也。故當危極之際。用此管置於左乳下一寸。（婦人則貼近乳圈）聽其心力之跳響和平者。尙有生機。若斷續不勻。如鐘擺之將停者。恐難救治。

（玻璃量水杯）西名 Measure Glass.

此杯畫有線格。爲藥料之準率。法以藥品之西分兩。合準中分兩。配貯杯中幾格。謹記於心。以便臨時施用。庶無毗重毗輕之弊。

（電氣箱）西名 Battery.

此器能活筋絡。通血脈。功效甚大。箱上有傳電線管二根。法以吞煙者左手把一。胸前置一。(或持右手)視體魄之強弱。開機表之輕重。搖轉齒盤。由漸而急。藉以震動其腦筋。鼓盪其臟腑。使之氣機暢達。血管流通。亦最要之關係。然不宜濫用。須俟針藥用過後。或其人尚未清醒。呼之不應。方用此法。孕婦忌用切宜注意

第九章　記錄救治之定式

時日

男女

姓名

年歲

營業

住處

服幾何

服有幾時

因何故服

彼家曾用何法救過

服者或坐或臥

瞳神大小

呼吸遲速

脈象

病人有何他種形狀

救法

吉凶

第十章　附各種急救法

霍亂吐瀉

此症爲傳染病之一。而最危最速者也。其呼吸之氣以及吐瀉之汁。均含有惡劣之微生蟲。一吸其氣。卽有一一蟲雜其內。立刻生成多數微生蟲。於是腹痛如刀絞。吐瀉如泉湧。晚間尤甚。皆微生蟲之爲禍。治法有三。

（甲）宜用水節針射入礦鏹嗎啡（西名 Morphince Sulphas.）四分之一釐。如無水節針。可將此藥置於舌根。更有別法。用鹽水射入皮膚內。（用水節針）助其血質。亦可挽回生機。

(乙)宜用松節油(西名 Oil Tarpentine.)三四匙。斟於極熱之手巾。敷在腹上。

(丙)宜服樟腦酒(西名 Spiritus cumphoral.)十滴至十五滴。越五分鐘或十分鐘服一次。速治可愈。每見西醫診此症時。必吸呂宋煙。蓋以避此惡蟲也。凡入此種病室。以吸呂宋煙及香煙爲宜。

服砒礵

砒礵有打爛性質。其性甚熱。食之五臟幷裂。七孔流血。觀其形神。面紅眼赤。暴熱異常。投以冷水。愈飲愈燥。法宜多食雞蛋白。服至熱退而止。再用蓖麻油(西名 Oil Ricini)二匙。拌以醬油半匙。調和投服。瀉其毒質。最爲神效。

吞金銀

金銀吞下。先入胃。次入腸。故始服尚在胃中。可灌吐劑。多飲溫水。從上嘔出。若積時已久。漸入曲腸。則惟有下達法。先宜食饅頭粽子等一二個爲度。最好大塊吞下。勿細嚼。接服蓖麻油二匙。(拌以醬油半匙)越四五時卽瀉。當令親信人檢視。無則次日再服一次。無不瀉出。凡體大而好動者。下達之時間短。體小而好靜者。下達之時間長也。

以上藥品器械。上海各藥房均有出售。若統備齊。約費數十元足矣。可錄西名照購。

河豚中毒之症狀及治法

萬青選

河豚。河豚之種類甚多日本近海地方多有之動物毒中毒中日本以河豚中毒爲最多吾國亦然河豚之肉中殆無毒其毒含於卵巢中河豚之卵巢中有二種毒素一爲鐵脫羅多燐之中性結晶性物質一爲酸性樹脂狀物質世人稱之爲河豚酸河豚酸之毒性極猛即以少量注射於犬皮內往往起嘔吐其次起麻痺症狀而死河豚中毒所起之中毒症狀雖因攝取毒物量之多少及其他之關係而其症狀不一約言之不外起始時顏面潮紅起頭痛眩暈知覺異常瞳孔散大眼瞼口脣稍呈帶一種藍色舌運動及嚥下困難幷起劇吐四肢厥冷皮膚發疹言語澀滯音調不整意識明瞭全身運動麻痺脈搏稍亢進呼吸不正且緩慢知覺脫失反射機消失虛脫嗜眠陷於種種苦悶終則以心臟麻痺而死如其於初期時所起之嘔吐將毒物大半吐出或其攝取毒物量不多則往往因之而得以恢復其生命者亦非無之其他如食海老蟹海鰻松魚鮫魚鯨魚等中毒所起之中毒症狀亦與河豚中毒所起之中毒症狀同治法宜服吐劑（亞剎莫兒比涅）呼吸中止者行人工呼吸法皮下注射斯篤里幾尼涅或羯布羅

治面皰法　面皰者即面上生小瘡是也其療法可以蜜陀僧之粉末溶於乳汁中寢時塗之翌日洗去如是數次即愈

鮫肌（皮膚粗糙如鮫皮者）　於浴湯中加酒一升每日洗之三星期可愈

美容法　每晨洗面之時塗以卵白必日益嬌艷

去牙黑法　燒竹篠之葉以不至成灰為度用以磨齒則黑色全去

治赤髮法　煎桐木洗之可由赤而黑

治眼疲勞法　眼疲勞而發赤之時可以硼酸水洗之硼酸水者以硼酸一錢溶於一飯碗之沸湯中即可使用

解酒法　浸麴包於酒連食三日必不復思飲矣

治膏藥怪法　煎杉葉洗之有特效

治傷之妙藥　捕蜈蚣之巨大者浸置胡麻油中經十餘日後自能溶解負傷之時以鳥羽蘸此藥塗於局部則其痛立止

防蛭法　農人入田間之時以鬢附油（以臘與油混和調製、為黏附鬢髮之用者）厚塗於腿足之上自可以防蛭患

胎產問答之一斑

問　受胎。及分娩。之生理。

答　男子。之精蟲。與女子。之卵子。相會。合。留於子宮。而發育。生長。則謂之。受胎。至胎兒。完全。成長。其與母體。之連續。部變。爲脂肪。漸次。斷離。於是。子宮。收縮。逼出。胎兒。則謂之。分娩。

問　受胎。後。生殖。器之。變化。

答　此時。子宮。放大。內生。一種。膜質。物。名曰。脫落。膜。陰道。弛緩。分泌。加多。月經。停止。間亦有。不停。止者。乳房。之。褐色。漸。著。乳暈。益。顯。乳頭。起。立。

問　月經。時。生殖。器之。變化。

答　女子。當生殖器成熟。之後。每歷。二十。七日。零八。點鐘。或二十。八日。陰部。必出。血一。次。是名。經血。卽月經。也。此時。內陰。部。與外。陰部。並皆。變化。

甲內。陰部。之變化。（一）始於。卵巢。濾胞。之破裂。卵巢。中充滿。之血液。至卵巢。濾胞。發育。成熟。漸次。向卵。巢。之表。面而。外突。破其。包膜。遂出。血而。分泌。卵子。（二）此時。喇叭。管漏斗（一名喇叭管剪綵）之組織。因充。血而。緊張。容受。卵子。與濾胞。液。使入。喇叭。管中。

卵子既入喇叭管中之顫毛細胞即行發生運動以送卵子於子宮(三)子宮內面之黏膜亦因充血而紅腫質變柔軟黏膜上皮剝脫腺細胞及腺組織間細胞與該部之小血管皆變性爲脂肪於是淺層之黏膜組織溶解分離血管破裂而出血繼續自陰道流出即經血也至月經止後深層之黏膜組織上層依然生長淺層黏膜而復其舊(子宮內黏膜僅淺層破裂故能自深層黏膜更生淺層以復其常)按卵巢濾胞與子宮黏膜之破裂出血今之人推究其關係者頗多然各執一詞或曰因欲使分泌之卵子易於附合故起變化於子宮黏膜而使變爲新創面或曰其始子宮先充血變黏膜之質爲柔軟粗糙然後使分泌之卵子止留其間而營養發育倘卵不受孕則子宮黏膜仍溶解分離而出血故月經爲不孕之徵或曰卵子實先居子宮內刺戟該黏膜自後尙陸續來來愈多刺戟愈甚因是黏膜充血紅腫終破裂而出血以上三說未知孰是(四)陰道中之分泌略多溫度稍高

乙外陰部之變化　陰脣稍稍充血分泌略多溫度稍高此外有乳暈略顯者其有神經質者則子宮與卵巢部皆隱隱作痛

問　胚葉之區別及由此發生之諸器爲何

答　胚葉。有三層。一曰內胚葉。又名營養葉。由是發生者。如開口於腸之腺。細胞。肺。與膀胱。上皮是也。二曰外胚葉。又名五官葉。由是發生者。如外皮。與其附屬物。中心神經系統。皮膚。神經末梢是也。三曰中胚葉。又名運動生殖葉。如骨。筋。泌尿器。生殖器。血管末梢。神經。是也。

問　分娩時。所使用之筋肉。爲何。

答　分娩之作用。大半在於子宮本體之筋纖維收縮。而全腸壁之諸筋肉。與橫隔膜。亦並。使腹壓增加。以助分娩。

問　胎兒之血液循環若何

答　胎兒之血液。由來自下腹動脈之兩條臍動脈。經臍帶。達胎盤。入胎盤絨毛之毛細管。內因滲透機。而吸收動脈血於母體。於是還行而集注於臍帶靜脈。經臍以達胎兒體。內即上行至肝緣之下面。而分爲大小兩半。其大半經亞倫氏靜脈管。其小半入門脈之吻合枝。仍會合而注於下大靜脈。至心之右上房。則由育氏瓣與路氏結節之導引。通卵圓空孔而出左上房。既出左上房。因卵圓孔有瓣。不能逆流於右房內。乃下左室。出大動脈。經頸動脈。及鎖骨下動脈。循行頭部。頸項。上肢。及上半身。入下腹動脈。

而仍歸於臍動脈其入上大靜脈之血液則自右上房至於右室而分爲大小兩半其大半經玻氏管入大動脈循行下半身更環行臍動脈而歸於胎盤其小半經肺動脈之小枝而歸於左上房故胎兒之頭部多受淸潔之血液其餘各部則受與上大靜脈血液相混和之血液至分娩之後臍動脈遂閉鎖而變爲側膀胱韌帶惟下部遺留爲上膀胱動脈臍動脈閉鎖至爲圓靭帶亞倫氏靜脈管閉鎖而變爲靜脈靭帶卵圓孔閉鎖而成卵圓窩玻氏動脈管閉鎖而變爲動脈靭帶

問　胎兒如何吸收酸素排泄炭酸

答　胎兒之吸收酸素乃以胎盤之臍帶靜脈爲媒介而分布於全身之各組織各組織中變成之炭酸則通臍帶動脈仍輸至胎盤而排出故胎盤者一則爲胎兒之呼吸器一則爲胎兒吸收營養之營養器官考胎盤之體扁平其始卵子附於子宮壁之部發生一種極細之肉瓣久之該肉瓣漸長其所含之血管亦漸粗先入母體子宮之腺中繼進血管內各肉瓣一若浮游於母體之血管中者於是成胎盤之形狀

問　嬰兒之始發聲音何以必在分娩之後

答　胎兒在胎盤之中自母體之血液吸收必需之物質以爲生活故一若無呼吸者

至分娩則與母體不相連續不能自母體吸收必需之物質乃不得不呼吸但此第一次之呼吸發於猝然之間其入喉頭之空氣尤爲深大運動劇烈遂至振動聲帶而使發聲音

小兒病之簡易療法與看護上之注意

小兒便秘之治法　以生雞卵攪拌於熱湯中食之頗有效

痙攣症之治法　行淨水灌腸法又以溫水浴其全體浸布片於熱燒酒中以摩擦全身其面部發赤色者則以浸於冷水之布片行冷罨法亦無不可然必須延醫士以診視之

驗小兒病之法　小兒之體溫以攝氏三十六度乃至三十七度半爲平度若昇至三十八度五分則決爲有病無疑當速就診於醫士幸勿忽諸

吐乳之治法　吐出之乳不凝固者蓋以食乳過多之故必無他害若其乳凝固則爲胃弱之證宜速以重炭酸曹達飲之其分量在四個月以下之嬰兒約一耳挖自此至一歲以下可服四耳挖皆和於乳中飲之

臥褥及寢室　小兒之臥褥及寢室最宜注意寢室宜擇向風而通風者臥褥亦不宜

狹小母或乳母如伴小兒同眠則其呼吸及身體之蒸發氣令牀中之空氣汚濁於小兒非常有害故宜令小兒獨寢

小兒之呼吸

小兒時期之呼吸器最宜注意如視爲等閑則成長後必將諸病叢生故務宜令其吸取清新之空氣不可令其終日居於室內宜使爲屋外游戲小兒至二歲以上當天氣晴好之日每日至少須有二時半乃至三時在門外游戲又小兒爲深呼吸最爲有益故不論在寢牀上與在搖籃之中宜勿令其頭部過高使呼吸得較便易

目耳鼻口及皮膚之注意

小兒時期之內此五者宜使之平均發達若惟一、二者發育過度則甚爲不宜其目不可使近光線劇烈之物體不可使近火爐之旁及煙氣所發之處又於黃昏薄暗之時使觀看書畫等皆爲傷害視力之原因玩具等亦不可接近於目宜使之稍稍離遠在於適宜之地位否則亦甚有害其耳不可使猝聞劇烈之音耳中之塵埃宜拭除清潔否則將害於聽力又如起臥於塵埃之中則有害於呼吸使鼻失嗅味之力故亦宜注意其口則於晨間食後及每夜就寢之際須以清水洗之食物則須使其左右之齒共同咀嚼

小兒糞便之注意　小兒下綠色之糞便人多驚之然糞便中含水氣不多且無不消化之乾酪質塊混雜之時實不足爲慮若夫淡黃色之糞便一時暴瀉又兼嘔吐則甚爲危險宜速延醫診視之又大便中混有血液者亦最宜注意

小兒口中病之豫防　口內須以清水洗滌已如前所述若口蓋頰裏或唇裏發生白點之時則以清水洗滌須二三十次有白點之處宜輕拭之清水中加炭酸曹達或硼砂少許尤佳

種痘之注意　種痘爲豫防天然痘之法故九歲以前須每年種痘一次以後每閱四年更種一次種痘之前當注意小兒疾病之有無種痘之時須俟針痕乾燥始可着衣既種之後飲食可仍如舊時入浴亦毫無妨害又種痘之處不可爬搔小兒之指爪須一律剪除種痘後一星期以內若發起他病當速就醫師診視不可忽也

小兒頭瘡之治法　一日洗滌頭部二三次塗以橄欖油又利其便通則效頗速

白髮豫防法（日本東京美容院長北京十三男氏談）

人老髮白固無足怪若未至白髮之年而霜雪盈顚則令人有早衰之感或且不覺自生其悲觀此亦人情之常故余言髮白之原因而使得反白爲烏或亦早年髮白者所

醫事新聞

肥婦乃以醫死　美國費洛姐化婦人畢德氏體極肥碩重至六百餘磅近二十年以來恒以身爲奇貨陳諸闤闠以博金錢所獲不少頃忽投入芝加哥醫院自願減脂肪百五十磅以求身體之輕適醫士如法試之肥婦因之立死其入醫院時尋常牀榻不能容載特併兩牀以臥之迨其死後軀殼雖已減小然其所用之棺木仍極偉大可驚婦有子女三人其體量皆迥不毋若云

長壽法　法國孟利斯德省沙虞爾路有買利氏者迄今已有八代男女皆極長壽有年至百歲百十歲甚有至百三十歲者雖有三男二女未臻上壽然亦已至七八十歲故鄰近之人知其家世者莫不錫以佳名稱之爲長壽家近有奧國某學士以其家屬短命聞買利氏歷代長壽之名特於上月十八號至該處訪買利氏參觀其家中起居如何並叩其所以長生之術買利氏教之曰余家起居並無大異於人惟飲食一節似較他家稍潔淨耳

(一)余家早晚餐及起居作輟皆有一定時刻

(二)余家早膳無論男女老幼均令節食至多食一麪包每日祗午晚二餐盡量食之

(三)余家。不食。牛排。等物。祇食。麪包。蔬菓。

(四)余家。時飲。咖啡。哥哥。茶葉。及厚味之食物。

(五)余家。食時。不飲。水。飯後。須隔。一小時。始飲之。

(六)余家。餐畢。隔一刻鐘。始稍食。水菓。一二種。

(七)余家。不食。鹹物。因鹽。能變骨。爲脆硬也。食物。須細。嚼而後。嚥下。

(八)余家。不吸。煙。不飲酒。不食胡椒。不食酸物。

(九)余家。晨起。均至。園中。一遊。呼吸新鮮。空氣。即平時。亦均練。呼吸深沈之法。

(十)余家。人。每日。皆體操。半小時。以舒筋骨。(頌斌)

無水活魚

魚離。水即死。蓋因鰓之。乾燥不能營其呼吸。作用。近德人。發明。一。無水活。魚之。法。其法。設。一。木箱。箱視魚之。大小。爲隔。堵堵。底。鋪以五。分厚之。布。令飽浸。水中因水。蒸發。空氣。常潤。復由。其下。供給。酸素。則鰓。常潤溼。雖經數日。仍可活潑。潑。如在水中。

犬胃液之功用

昔醫學。家。勞爾林君。曾倡一。說。謂世人。血少之。病。恒由胃中。酸液不。足之故。近波羅君。則謂患此病者。於每食後。略飲犬之健全之胃液。不惟大助消化。且胃中。細菌。亦賴。之。殺除。其殺菌力。之強弱。視其所含。酸質之。多寡。而定。(懺廬)

TRADE MARK VAPOROLE' 商標

發帕兒 商標

蝶鞍棚膏

（蝶骨鞍棚之液）

PITUITARY (INFUNDIBULAR) EXTRACT

發帕兒蝶鞍棚膏之於腦力猝衰或脫失

此蝶鞍棚膏。用於外科施手術時。或既施後。及產後等所有腦力猝衰。此膏爲最妙反激品。其成效業已久著。能使血壓加增。心擊緩而有勁。其所發生效力。迅速而且堅持。此膏之所以得此美名。實在發帕兒蝶鞍棚膏之有信賴價值。

用法

外科腦力猝衰。或腦力脫失。一西西用空針注射肌內。隨後用盃射鹽水術。

心力軟弱。半西西至一西西空針射入肌內。後若需時再射。

痞流血與痞弛。一西西空針射入肌內。後若需時再射。

腸輕癱。一西西射入肌內。後若需時再射。

每支渾合玻葫蘆內有〇・五西西與一西西無穢流質。每盒內裝六支。各著名西藥房。均有出售。

英京 寶威大藥行監製 上海

厄米汀那
與阿米巴痢
Emetine in Amœbic Dysentery

此藥之正確服量有良好之純粹與效力

TRADE MARK 'TABLOID' 商標

商標大寶來

厄米汀那氯鹽

EMETINE HYDROCHLORIDE

Gr. ½ (0.03 Gm.)

半釐(〇·〇三瓦)

內服之扁丸也

裹以膠衣使其作用專施於腸內

每瓶貯二十五扁丸

TRADE MARK 'VAPOROLE' 商標

商標發帕兒

厄米汀那氯鹽

EMETINE HYDROCHLORIDE

0.02 Gm. (Gr. ⅓)
0.03 Gm. (Gr. ½) } in 1 c.c.

〇·〇二瓦
〇·〇三瓦 } 每一西西

此渾合玻葫蘆內之無穉藥消水作空針注射皮膚之用

每盒裝十玻葫蘆

TRADE MARK 'TABLOID' BRAND

HYPODERMIC EMETINE HYDROCHLORIDE

商標大寶來厄米汀那氯鹽空針藥輪

三分之一釐(Gr. ⅓)與半釐(Gr. ½)

凡有妨礙或擾亂此藥作用之堅存實質盡行解除

溶化迅速既化藥水亦可煮沸以滅毒

每支貯十二藥輪

以上數品乃治阿米巴痢用之最廣者

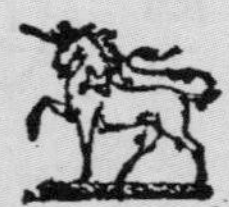

寶威大藥行

倫敦

紐約 蒙特利爾 悉尼 開普敦 米蘭 上海 阿根廷京城 孟買

中華民國三年三月出版

中西醫學報

第四年第八期

本期之目錄

本報全年十二冊本埠八角四分外埠九角六分上海

英大馬路泥城橋西首龍飛馬車行西間壁三十九號

丁福保醫寓發行

請看代乳粉哺養小孩之幸福

得賞洋壹萬圓

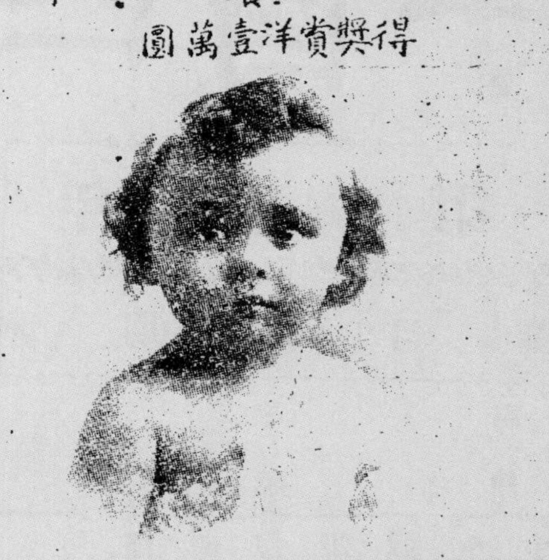

愛蘭漢百利公司所製代乳粉久爲歐美各國所寶貴因其研究精細配製合宜確能替代人乳嬰兒食之易於長成西曆一千九百十二年十一月份在英國開考驗孩童體質會集嬰孩有十六萬四千八百人之多經國家醫生逐一考驗而獨以此孩爲第一蓋此孩自初生以至到會僅二十二個月歷用本公司之代乳粉養成體魄偉壯血脈清通竟能奪到頭標得賞洋一萬元洵屬難能可貴緣育嬰一道至爲深奧設遇母乳缺乏喂養失宜必致不能養成完全之嬰孩惟本公司之代乳粉悉心研究與人乳最相似按年齡之大小而分重輕苟哺服得法小孩自然強壯自初生至三月服第一號三月至六月服第二號六月以後服第三號本公司鑒於育兒之難特印育兒寶鑑一書以便育兒之家得問津焉如荷函索本埠請寄郵費一分外埠二分半隨即將書郵奉諸君購用各埠大藥房均有分售本總公司開設在英京倫敦林拔街今設分公司在上海北京路八號即郵政總局對門並售牛乳高咕粉各種魚肝油牛肉汁以及各種佳藥價目另有價表

愛蘭漢百利西藥公司謹啓

講求養生者注意

培補先天後天之要品

Trade "BYNO" Mark
Hypophosphites
商標 (愛蘭百利)
麥液亞燐鬱汁

人身所最寶貴者精神與氣血而已精神者何先天之元也氣血者何後天之質也是以世之講求養身者莫不以培植精神補助氣血爲前題愛蘭百利公司所製麥液養身汁培補先天後天之聖藥也凡腦弱神虛血衰氣促房勞過度

提神益心增血補腦、凡癆瘦體弱、

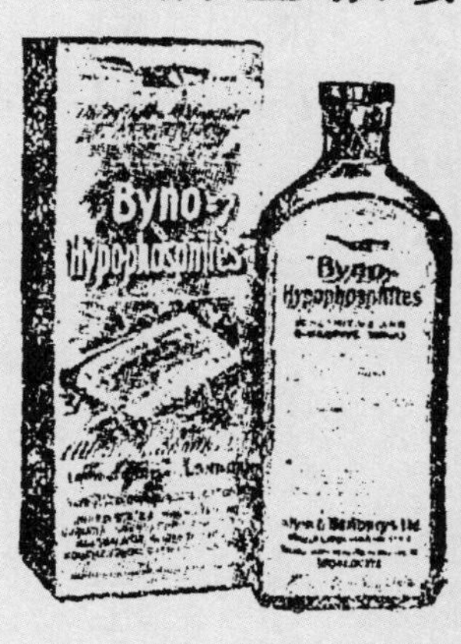

病後元氣未復者、服之最爲有益、

面黃肌瘦與夫病後元氣未復老年精力衰頹試服此汁無不效驗如神誠普通家用之良藥實世界最上等之補品也此種補汁經泰西醫學家屢次化驗所用各藥確無流弊出售以來風行歐美其功力之偉大有不可思議者

注意養身者其速購之本總公司開設在英京倫敦林拔街今設分行在上海北京路八號即郵政總局對門　賜顧惠臨可也　愛蘭漢百利總公司謹啓

上海咪吔洋行經售各種良藥

謹啓者本行經理德國柏林哥努爾立德大藥廠各種原質以及藥丸藥片藥水等均備如蒙惠顧請移玉本行或通函接洽均可

○哥那生白濁丸○專治男女五淋白濁此藥屢經萬國醫士深加研究服之不但立能止濁且可益精健體

○信石化路多時○信石一物華人未敢用者因其含有毒質在西醫精於化學而有實行之研究不獨無害於人藉能治人身血氣受虧皮膚不潔筋絡不活等症

○固本壯陽片○此藥片乃德國名醫發明專治陽事不舉精神困倦服之立見奇效亦可開胃潤脾

○檀香白濁丸○此藥丸專治五淋白濁並能開胃益神固精健體屢經考驗其效如神本行實爲欲除此惡症起見非敢云牟利也

○金鷄納霜藥片○本行向在德國柏林製造正牌金鷄納霜藥片已有百餘年精益求精各國諸醫士均共認爲第一之上品其品質之佳妙功效之神速除瘧之靈驗誠衛生之要藥也

上海南四川路咪吔洋行謹識

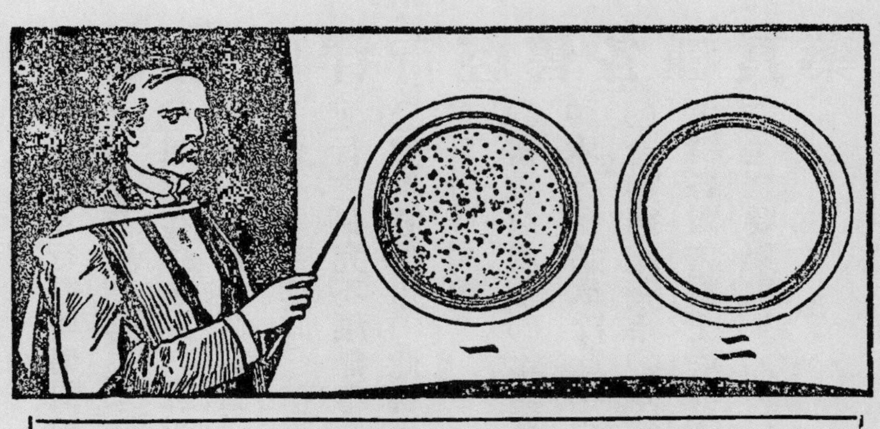

福美明達如何醫治喉痛

喉痛一症、諸醫皆知爲微生蟲之故也、此種微生蟲浮沉於空氣中、最易吸入喉際、故欲療治或欲脫免此症之法、莫要於先殺滅此種微生蟲也、福美明達 Formamint 所有殺滅微生蟲獨步之功能、已常有人爲之作證、即如柏靈最著名之格致家、披阿可司該君、曾惠最新奇之證據、用圖說以表明之、其法以玻璃二片、均塗以微生蟲最蕃盛之物質、其中一片、再塗以福美明達所融化之口津、然後將兩片玻璃、露於空氣中、越二日後驗之、見第一片上所有使喉痛及傳染等病之微生蟲、其數倍增、而第二片上之微生蟲、毫無滋生、且所有之微生蟲、盡被福美明達所殺滅、此第二玻片、即表明凡服福美明達者、其口與喉所有之喉痛及他種傳染症之微生蟲、亦若是之消滅殆盡也、然購者務須購買眞正華發大藥行之福美明達

Formamint 盖天下惟有此藥、有如是之功效、此藥爲倫敦華發大藥行所獨製、每瓶五十片、整瓶出售、並不零賣、

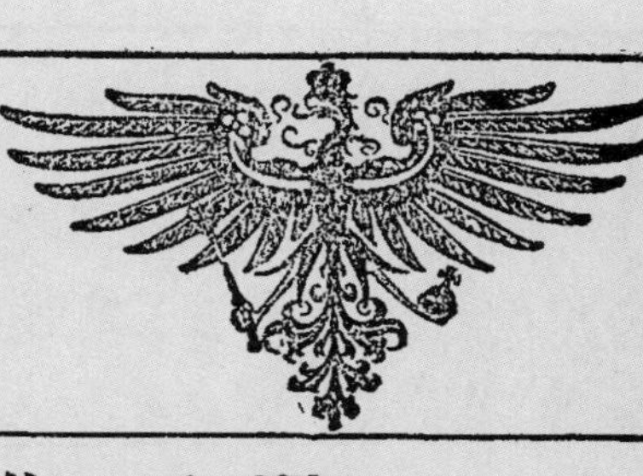

最著之證書

最著之證書

馮雷騰醫學博士、爲栢靈醫學大學堂內第一醫學講習所之掌教也、馮雷騰醫學博士、於內科用藥一道、研究最爲專精、故其所致與製造散拿吐瑾延年益壽粉主人之保證書、於閱報諸君覽之、最有裨益焉、其言曰、余在醫院診疾、或出外行醫、常最喜用散拿吐瑾 Sanatogen 延年益壽粉、與身體軟弱之病人服之所奏功效、非常滿意、

馮雷騰頓首

散拿吐瑾 Sanatogen 延年益壽粉各藥房均有出售

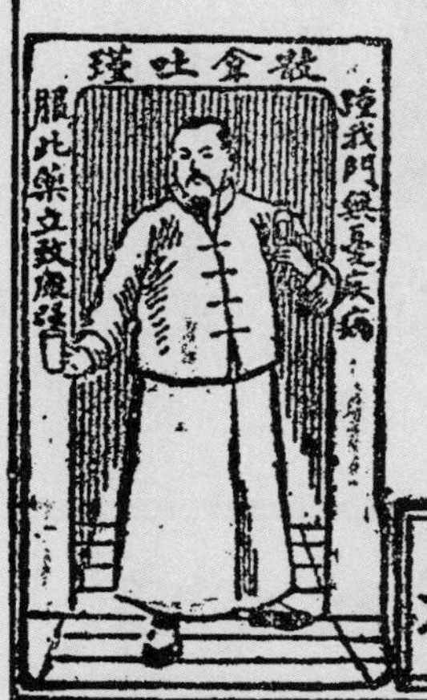

散拿吐瑾延年益壽粉

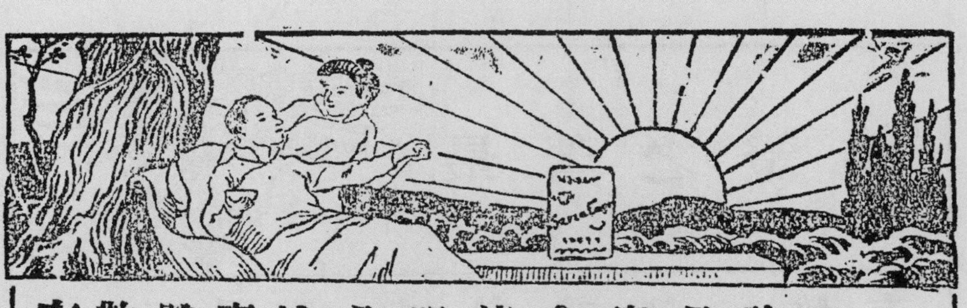

飼養病人

世界名醫皆核定散拿吐瑾Sanatogen延年益壽粉、爲無論病勢輕重、及患病初愈者、無上之食品也、其藥係用最純潔滋補之食物、與最有力滋補之藥料所修合、而實成爲補益腦部、及全體腦筋所必需之質料、所以散拿吐瑾延年益壽粉、有滋補調養之功、而能扶助病人速得復原也、 藍色脫新聞紙云、曾有許多證據、以證明散拿吐瑾延年益壽粉、爲使病人身體復原之食品、凡患諸虛百損等症者、服之更有裨益、 馮雷騰醫學博士云、余在醫院診疾、或出外行醫、常最喜用散拿吐瑾Sanatogen延年益壽粉、與身體軟弱之病人服之、所奏功效、非常滿意、散拿吐瑾Sanatogen延年益壽粉各藥房均有出售

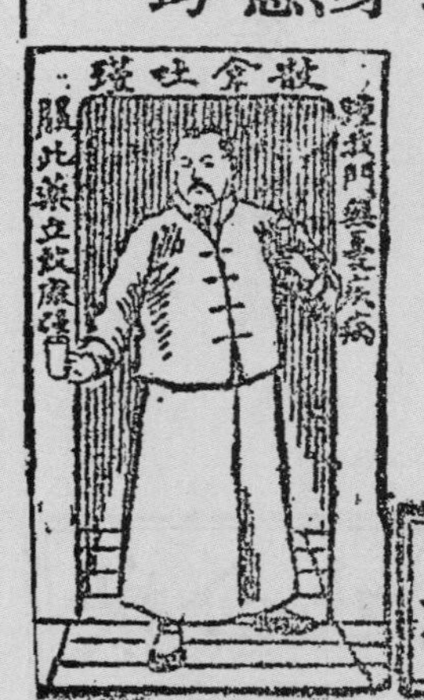

散拿吐瑾延年益壽粉

最要警告

保安大衆

近來上海馳名火險公司副經理某君乃商界之偉人也被奸商所欺矇彼曾患瘋濕骨痛重症膝蓋腫痛其痛連足骨繼及脊樑有友人見其如此慘苦勸其服用韋廉士大醫生紅色補丸以冀亦若他友之獲愈也不料遺人向商店購辦韋廉士大醫生紅色補丸該店因祗顧厚利即以紅色補丸名目相同之影戳藥丸相混售迨數瓶誤購之藥丸服完之後非但無濟於事而病反加劇細察之而已貽誤矣於是亟購眞正韋廉士大醫生紅色補丸服之始得十分全愈請記以下數端爲要

一　韋廉士大醫生紅色補丸係韋廉士大醫生藥局獨得之秘方故凡商店如云他藥與之相同實相欺也因彼等何由而知敝局之秘方耶

二　韋廉士大醫生紅色補丸通行歐洲美洲非洲澳洲已歷二十餘年且已曾治愈中華各處男女老幼數萬人矣

三　此丸適合華人體質並無嗎啡鴉片等類各種上癮之雜質以害身體也

四　凡購藥者宜立定主意必求自己之康健勿聽讒言所惑即如商店云此與彼無異或曰此實相同也等語請勿聽必要購用眞正韋廉士大醫生紅色補丸而後已

不費分文可得小書閱之大有趣味

敝局新編精美小書一卷名曰遊歷溯源五彩畫圖封面內有天下最緊要名勝圖甚多特備此券請塡寫姓名住址剪下寄至上海四川路八十四號韋廉士醫生藥局原班寄奉不取分文

住址…………

姓名…………

此券從何報剪下…………

請將此券貼於明信片上寄來可也

黑龍江省陸軍二路正軍醫官劉斗南君近來中國著名之西醫也潛心中西醫學曾充萬國紅十字會戰地醫員於日俄交戰之時閱歷甚深停戰後充法庫門官立衛生醫院醫士於宣統元年充吉林雙城府防疫局總醫官據云韋廉士大醫生紅色補丸爲彼常用之良

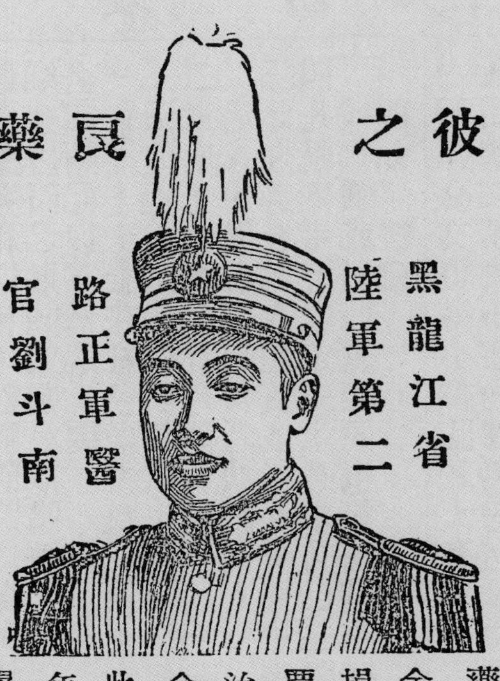

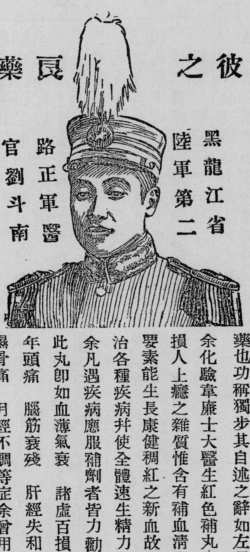

藥也功稱獨步其自述之辭如左云余化驗韋廉士大醫生紅色補丸毫無損人上癮之雜質惟含有補血清血之要素能生長康健稠紅之新血故能療治各種疾病幷使全體速生精力也故余凡遇疾病應服補劑者皆力勸其服此丸即如血薄氣衰　諸虛百損　常年頭痛　腦筋衰殘　肝經失和　風濕骨痛　月經不調等症余曾用韋廉士紅色補丸治愈以上各疾故余深信無疑矣韋廉士大醫生紅色補丸凡經售西藥者均有出售或直向上海四川路八十四號韋廉士醫生總藥局函購每瓶英洋一元五角每六瓶英洋八元郵費一概在內

醫學指南續編

無錫丁福保著。其內容有解剖學、產科學、藥物學、看護學、診斷學、花柳病學、衛生學、胃腸病學、兒科學、中外醫通、名醫列傳以及種種內科學各序。凡三十餘種。其材料之豐富。理論之新穎。爲醫學論說中獨一無二之作。　每部大洋三角

醫學指南三編

無錫丁福保編。其內容凡組織學、胎生學、細菌學、診斷學、皮膚病學、法醫學、婦人科學、肺癆病學、西洋醫學史、西洋按摩術、近世催眠術、近世內科全書及外科學等。共有六十五種之序跋。其材料之豐富。過於初編續編幾十倍。　每部收回印工大洋四角

外科學一夕談

無錫丁福保述。是書乃普通之外科學也。書分二十四章。凡一部分之充血、貧血、血塞、出血、炎症、膿瘍、壞疽、潰瘍、損傷、創傷、切傷、打傷、刺傷、銃傷、電傷、骨折等。以及種種之症候、治法、處置法。大略已備。又能以淺顯之筆。達深奧之理。閱之一目了然。實爲家庭中不可不備之救急書也。　每部大洋三角

生殖譚

日本渡邊光國著。無錫華文祺、丁福保合譯。共分二十三章。一、總論。二、男子生殖器之解剖。三、女子生殖器之解剖。五、骨盤。六、乳房。七、男子生殖器之生理。八、女子生殖器之生理。九、交接。十、女子生殖器交接時所起之變化。十一、卵之姙孕。十二、姙娠後母體之變化。十三、胎兒之發育。十四、姙娠之持續。十五、可隨意得男兒及女兒之說。十六、生活狀況對於生殖力之影響。十七、全身疾病對於生殖力之影響。十八、結婚之注意。十九、結婚者須知之事項。二十、男子之生殖機能障害。二十一、花柳病之害。二十二、女子之生殖機能障害。二十三、交接過度及手淫之害。每章各有子目。條理井然。學說精確。卷末復附有姙婦攝生法。　每部大洋六角

近世內科全書

無錫丁福保譯述。共十有一章。第一章血行器疾患。第二章呼吸器疾患。第三章消化器疾患。第四章泌尿器疾患。第五章生殖器疾患。第六章運動器疾患。第七章全身傳染病。第八章血液及脾臟疾患。第九章新陳代謝疾患。第十章神經系統疾患。第十一章中毒篇。後附配合禁忌、藥用量名目比較表、藥物極量表。全書約有二十七萬言。學者驟涉其藩。芒無涯涘。經年累月。不能卒讀。爰竊取韓昌黎提要鈎玄之法。選擇書中吾國最多之疾病一百十六種。在目錄上附刊一黑色之圓點(如•)以爲標記。學者宜先將有標記者。依次研究。先已得其大綱。至處方則共計一千零四十方。皆最新而有特效。此書之原本。爲日本橋本節齋所著。綜諸大家之精論。積千百人之經驗。集其大成。蔚爲巨觀。內科學書中。當以此書爲第一。　每部大洋四元

簡明外科學

無錫萬鈞譯述。首炎症論。次創傷及創傷療法。次創傷傳染病論。次腫瘍論。次痲醉法。次組織離斷法及止血法。次創傷排膿法及組織結合法。次切斷法關節離斷法及切除法。次皮膚皮下結締織之損傷及疾病。次血管之損傷及疾病。次淋巴管之損傷及疾病。次骨之腫瘍及疾病、次關節之損傷及疾病。次筋腱腱鞘黏液囊之疾病。次神經之損傷及疾病。每一病症。必詳述其原因、症候、豫後、療法。學說新穎。治療確實。爲外科學中最簡明而最有價值之書。　每部大洋一元

胎生學

日本大澤岳太郎原著。無錫丁福保譯述。首緒論。次人體胎生學與他科學之關係。次總論。第一論豫備發生。曰卵子。曰精子。曰受精現象。第二論胚葉發生。曰分溝現象。次各論。第一論骨系統。第二論內臟系統。第三論血管系統。第四論神經系統。第五論五官器系統。末附各月胎兒發育概略。其說繁。其理精。其筆雅。其辭述。洋洋乎大觀也。世之有志斯學者。盍購此書而讀之。　每部大洋七角

新內科全書　近刊
新纂兒科學　一元二角
神經衰弱之大研究　三角
脚氣病之原因及治法　六角
中風之原因及治法　五角
喉痧新論　二角
實扶垤里亞血清療法　五角
新傷寒論　五角
赤痢實驗談　四角
赤痢新論　四角
瘧疾新論霍亂新論合編　二角
花柳病療法　七角

◎癆病類
癆蟲戰爭記　四角
新撰虛癆講義　七角
肺癆病學一夕談　三角
肺病救護法　六角
肺癆病豫防法　五角

◎傳染病類
傳染病之警告　四角
豫防傳染病之大研究　五角
急性傳染病講義　一元二角

◎外科學
外科學一夕談　三角
創傷療法　一元四角
簡明外科學　一元
瘰癧之原因及治法　七角

外科總論　近刊

◎皮膚病學
美容法　四角
皮膚病學　二元二角

◎病理學及診斷學
臨牀病理學　二元四角
病理學一夕談　三角
新撰病理學講義　四元
診斷學一夕談　四角
應用診斷學　近刊
初等診斷學教科書　七角
診斷學實地練習法　一元
診斷學大成　四元
新脈學一夕談發熱之原理　四角

◎細菌學
免疫學一夕談　五角
病原細菌學　近刊

◎法醫學
近世法醫學　一元八角

◎婦人科產科及育兒類
生殖譚　五角
近世婦人科全書　四元
育兒談　四角
姙娠生理篇　七角
分娩產褥生理篇合編　八角
不姙症及治法　四角
姙婦診察法　三角

產科學初步　七角
竹氏產婆學　六角

◎看護學
家庭侍疾法　八角
看護學　七角

◎藥物學及處方學
藥物學大成　四元
藥物學一夕談　六角
藥物學綱要　五角
普通藥物學教科書　一元六角
中外藥名對照表　四角
西藥實驗談　一元六角
漢藥實驗談　一元七角
新萬國藥方　三元
實用兒科經驗良方　四角

◎附尺牘類
國朝名人書札　一元五角
張嘯山先生尺牘　二角
顧亭林先生尺牘　二角
朱鼎甫先生尺牘　二角
吳穀人先生尺牘　三角
陳其年尤西堂先生尺牘　二角
惲子居張廉卿先生尺牘　二角
洪稚存楊蓉裳先生尺牘　二角
管異之梅伯言先生尺牘　二角
芙蓉山館王眉叔尺牘　二角
劉芙蓉李申耆先生尺牘　二角

中醫救亡芻言

張世鑣 織孫

自泰西醫學輸入中華其初國人昧於世界之觀念罷然自大用夷變夏懸爲厲禁故教會醫院雖遍各行省而問津者寥落若晨星焉自戊戌變政新學漸露萌芽迄至近世民智勃起科學昌明而中西醫學之優劣判若天淵昭然若揭於是謀改良者有人謀會通者有人興醫報立醫會者又有人皇皇汲汲不可終日要其宗旨不外保存國粹提倡宗風苟有良知誰不如我然以予之見垣之眼光觀察今日中國之現象有大謬不然者在何則文明進化學術大同讖緯學說必不能駢存於世界一也科學神話截然兩途方枘圓鑿格格不入二也優勝劣敗天演公例西醫學術舉世風靡政府注重於上人民鼓吹於下國醫雖有保存之思想而無保存之能力三也加之各種機關悉用西醫軍隊局所姑無論矣即如地方上之衛生舍西醫莫屬也法院之檢驗舍西醫莫屬也且各地醫會非西醫假其面目不能立案而教育部所頒之醫學章程又無中醫之科目是則西醫於今日之勢力直瀰蓋宇宙橫亙歐亞矣豈尚有中醫之立足地哉

雖然中醫至今日誠無立足地矣然聽其消滅乎是又不然蓋中華人民四萬萬有奇

中醫救亡芻言　二

無論西醫之不足數地方上之用也即果足數用矣而科學智識未能普及齊民社會安於習慣未必人人肯捨中而就西中醫所以不爲西醫所澌滅所淘汰者賴有此一綫生機耳我同人當此危急存亡之秋不欲保存國醫則已苟欲保存之舍同舟共濟力圖振作其道末由不揣譾陋略陳芻言當亦我同人所樂聞歟

一毋操同室之戈　中醫積弊甚深未能枚舉而同室操戈尤爲中醫積弊之牢不可破者夫我國醫籍汗牛充棟甲主溫補乙主凉瀉各言其言各是其是故中醫格言有神而明之存乎其人之說夫同此圓顱同此方趾孰能神明孰不能神明雖起醫聖於千百年以上恐亦不能鑒別之矧後生末學哉方今黃族不競國學淪亡我同人丁此時艱亟宜和衷共濟力謀振興之策勿沾沾於小利勿營營於名韁勿存嫉忌之心勿存觀望之念通力合作勇往直前中醫前途庶有豸乎

一毋存門戶之見　中國各種學術皆有門戶之見不獨醫學爲然也而醫學爲尤甚泰西醫學初來我國謠言紛起其最著者謂西國藥物爲人之眼珠西國器械爲孩之骨質種種危言不一而足務使華人不求西醫治療而後已雖然此種謠言今無聞矣然尚有數種議論常刺激吾人之耳鼓者則西醫長於治外中醫長於治內西醫藥物

多霸烈中醫藥物多王道等說是也夫我國醫生素不涉獵西籍即涉獵矣亦不過窺其皮毛掇其糟粕而已其治內治外王道霸烈之說何由而起向者我國上下龐然自大其自稱爲天朝環球皆爲蠻夷之邦偶有人言及他國之學說者皆掩耳疾走目爲狂瞽宜有此種之議論今何時乎共和之時代也大同之世界也人有所長我必取之以補我之不足舉國之政治實業皆改觀矣豈醫學獨不能革新乎且將來取締必標準於西學我同人即不爲病家計甯不爲一已之利害計乎爲今之計宜人人去其門戶之見購閱西醫書以爲政府取締之豫備一面於祖國醫籍悉心研究若者可去若者可存另編中西會通醫籍以餉後進其亡其亡繫於苞桑世不乏有心人當不以吾言爲河漢也

以上二端實爲中醫救亡切要之圖至若根本上之建白非改弦易轍而更張之雖扁盧復生不易爲力姑俟他日別論焉

寧波西醫學會宣言書

張世鑣織孫

我邦醫學肇始皇古歷嬗宋明聖學相承由來尚已自歐風遐扇國粹以澌下逮晚近庸工益衆江湖術士巖谷上人莫不手挾靑囊自鳴絕技縱有一二績學之士抱殘守

缺提倡國風然鳳毛麟角不能多觀其所保存蓋亦僅矣返觀西國新說沸騰自盧溫福氏顯微鏡之發明繼以譽霍氏細菌學之實驗醫學進步一日千里以視吾國五行五色撲朔迷離之神話蓋不可以道里計矣同人秉孔氏禮失求野遺訓從事西醫歷有年矣嘗欲以其所得貢獻國醫藉資觀摩然中西爲域途轍分僢倡西說者標新幟保國粹者守舊章學各一派派各一幟雖欲融洽其道末由心竊憾之今者共和建設庶政更新而我寧波醫學研究會適有聯絡中西擴張範圍之舉同人不敏爰釆衆議謀立西醫學會一部以附屬之俾新智則疏瀹而愈深舊學以商量而加邃百川容納界限悉泯儻亦邦人君子所樂許耶惟是同人才力薄弱資性椎魯椎輪之啟此雖立其始基麗澤之占將以須乎時哲謹虛左席留待高賢國多君子其有鑒此嚶鳴求友之苦心翬然來賁乎則不勝翬然望之矣

民國急宜設衛生行政專部注意全國公共衛生議

駐義代表吳宗濂稿

自共和建立。百度維新。凡所以爲民造福者。均至重要。固無偏注。顧時有緩急之殊。事有後先之序。擇其尤者。迅速防維。庶可消患未來。邀福無形也。

我國歷年以來。民生多苦。遭遇不幸。水旱兵爭之外。重以疾病癘疫。每屆時疫流行。死亡之數。不下萬千。至若內地僻壤。夭折凶終者。不知凡幾。醫療乖方。藥品粗劣。爲害匪淺。若不急圖保衛。豫爲挽救。則災禍叢生。生靈日促。殆有弱種弱國之虞。禍不外至。而自內生。試一設想其慘痛。烏可以言。

此者幸國是大定。正式政府。將鞏固成立。愚見以爲宜乘此時會。注重全國公共衛生。提倡監理。責在政府。惟事務繁重。權限應定。是宜於內務外交各部以外。創設衛生專部。名曰衛生部。與各部體制相等。有獨立施行之權。負保衛監察之任。既助內政。又裨外交。況此舉爲世界列國尚未曾有者。我先行之。可爲文明之先導。從此國民之幸福。可冀漸增。而世界之人道。亦以日昌。請爲言之。

(一)可增進國民之康甯。文明之邦。民之死生疾苦。政府負其責任。惟自我國往者官吏。率皆漠視民瘼。官不衞民。而民更無能自衞。遷延至今。瘡痍滿目。旦夕垂危。推原其故。約有數因。歷年時疫。南北流傳。鼠瘟、霍亂、傷寒、瘧痢、痘疹諸急症。傳染之初。官吏從不防禦。迨死亡相繼。又不顧問。（前年東三省鼠瘟。開會研究、竭力防禦。此爲創舉）而愚民深於迷信。惟事祈禱爲挽回之計。乃呼籲無靈。遂束手待斃。故病勢蔓延。死者日可千百。其一因也。文明之邦。民之生死。均可稽核。一以察國民之增減。一以防不法之謀爲我國戶口多寡。向無實數。（四百兆之稱。由外人約計。我並未統計若干）生死存亡。悉任自然。官不顧察。民無保護。疾病而外。又有水火兵役。擾害百出。民之受殃。我爲最甚。其二因也。列國行醫。均須政府認可。售藥必待學校試驗。我則不論其學術行爲。凡人皆可自由。苟病者僥倖得免。卽有良醫聖藥之稱。設不幸傷生。則悉委之天命。因是庸醫僞藥。殺人無算。而彼等轉得逍遙。絕無責任。宜乎民不堪命。其三因也。民智開否。純恃敎育。我國敎育。尙未普及。若無官吏隨時剴切勸導。必皆率意妄爲。妨礙同羣之康健。試觀各省迷信之深。（如迎神賽會卜相巫祝之類）習尙之陋。（如纏足早婚吸煙酗酒之事）均於保身、衞種、強國、進化。大相違礙。其四因也。嗟乎。往者不咎。來日方長。人生不幸。隨境地以轉移。尤可慮者。轉瞬寒暑更易。行見疾疫之復來。若不豫防。

必再有千萬同胞。相繼傷亡者。醫藥不加檢察。則無辜而終者無時或已。然則衛生要政一日不行。卽國民死數一日不減。可無疑也。今値新政頒施。故宜急切從事。博採列國衛生行政之制。(防疫選醫驗藥稽察統計等)而總集於新設之部。謹愼施行。庶幾事權專屬。法令嚴明。防衞消滅。功效日著。而滔滔者得慶更生。

(一)可恢復已失之權勢。我國蒙不潔之稱久矣。外人居留我國。慮我之不治。害將及彼。於是藉防疫之故。輒施其干涉之技。往者上海防疫。船舶入口。外人代我檢查。商旅遂生困難。前年東三省鼠瘟大行。日俄幾以兵力相加。此固因外交之失策。然亦我不先事防衞有以致之。今若有專司衞生行政一部統理其事。凡海陸交通。疆域毗連。貨物行旅之出入。皆我自行按法檢驗。內則力杜病之發生。外又嚴防病之傳播。使果實力施行。外人無可藉詞。干涉之勢。自必日減。而一切外交之枝節。或藉以免。凡前已失之主權。必可漸圖恢復。國體日隆。則國譽亦盛矣。

(一)可提倡世界之文明。東西列國。其公共衛生行政之制不一。或直隸於內部。或兼行於警察。或別建一局。或分散各部。(如海陸軍二部)而從無特別專設一部者。此固視其國境之廣狹。人口之多寡。風俗之優劣。教育之遲速。初無一定之程式可以效法。

民國急宜設衞生行政專部注意全國公共衞生議

我國土地遼闊。人民衆多。風俗參差。教育幼稚。以言衞生行政。其難百倍於他國。非僅師事一二已成之法所能完備。然則統計民數。豫籌經費。選任人材。設置機關。兼之開導民間。使之曉然當務之急。亦非內務部一部或一局所所能負此重任。況事屬專門。尤非有深明醫理及科學之士悉心經理不可。如以之隸屬於別部。恐難免窒礙。此列國中所以別立一局。或分散各部（海陸軍部有醫員）也。我今鼎革一新。苟有利於國民者。自應殫竭心力。以謀普徧。要能統觀大局。明察後來。勿拘於成迹。（如事非他國所有不敢行）勿阻於現勢。（如目前財政支絀、慮籌款爲難）勿惑於浮言。（如民智未開、必多反對起而阻撓）事爲切要。不妨先列國而爲之倡導。排衆難而從速圖成。迨設施漸臻完善。明效大彰。將來或有從而取法者。由是人生疾苦。皆有保衞。則災癘自除。世界人類之福。與文明俱進。詎非我民國共和爲之首倡耶。

總上所言。則設立專部。管理衞生事之急迫重大。有如此者。而創始之時。宜分緩急。如先立法用人。事權規定。而後施行各務。方有可言。茲特舉陳要旨如右。敢希採納。交參衆兩院核議。若得成立。即見施行。則將來舉國同胞。咸登衽席。熙熙皞皞。共享健康。皆今日新政府有以造之。不惟民國之福。亦世界之幸也。

可怖之燐毒

王完白

既往之調查　善後之忠告　用火柴者注意　售火柴者注意

蛇蝎虎狼人皆知避惟日夕習見之毒物輒於不知不覺間受莫大之禍害如吾江陰之紅頭火柴即無形之毒物也其害人之衆較蛇蝎虎狼何啻千百倍試就管見所及略陳如左

完白主任江陰醫院甫逾兩載綜計急救之症凡四百六十餘起（專指難產服毒等症）其中鴉片毒約居十分之一難產得五分之一獨火柴幾佔全數之半得非咄咄怪事所以如是之多者無非由於取之便易不若鴉片之難得而昂貴耳

火柴之毒在紅頭之燐質能腐化臟腑漸至於死但毒發頗緩吞食後數小時間無特異之現象家人不易覺察迨病狀發見然後求醫往往已在一二日之後毒已散達各經挽救無及徒喚奈何

服火柴毒者婦女居十之八叩其原因大都爲口角細故（間有因錢債等事者爲數甚少）或一時憤不欲生遽圖自盡或呑食少許藉以恐嚇家人然一至毒發則又深自悔怨常遇病者以毒淸也未殷殷問於醫士知其已不願與斯世長別也

僅論敝院一方面火柴毒症每年已多至百許此外遠處未能來院者若干往就中醫者若干併記之當不止倍蓰嗚呼果何爲而年年斷送數百生命於區區一火柴哉邑人聞此可驚之報告當不能不惻然心動亟謀補救之方果具此心何患無策愚意火柴雖爲日用繁品勢難棄絕然火柴有兩種紅色者其頭以燐與硝磺等所製毒性甚烈黑色者則無之惟盒旁砂皮略含不易鎔化之紅燐而已故有安全火柴之稱吾邑商界素重公德何不相戒停運紅頭火柴而專售安全火柴紅頭者價雖稍廉所差甚微人既無從購覓自必轉用黑頭在營業上初無損失而民間則受賜良多至購者亦應知此中利害專買安全火柴勿惜小費而貽大害（紅頭火柴極易燃發常爲失火之禍種不特防人之吞食已也）

茲事欲求進行之速捷與整齊端賴商會領袖急公好義戮力提倡或佈傳單或開演說以期家喻戶曉再不足或佐以行政官吏之取締務使全邑城鄉絕紅頭火柴之跡庶無知之氓末由遭其毒焰

雖然上說祗就消極一端言之也若取積極進行則在振興工業普及教育輸灌道德蓋人民生計既裕心地已寬家庭之間樂且融融何至有輕生短見之舉耶

強肺術

無錫丁福保仲祜譯述

肺結核非不治之病

世人一旦不幸而罹肺結核病則非常悲愴自謂此生恐難保其殘喘與世長辭不遠矣由是而終日惴惴絕無生趣者頗多夫肺結核病其危險雖如世人之所逆料然洎乎今日已非難治治愈者固不少也

歐美諸國因圖肺結核之豫防撲滅嘗就各方面而爲衛生上之設備一一實行之故肺結核病有每年減少之勢其成績以英國爲最佳雖醫學進步之德國亦不得不讓一步但我國肺結核之現象則漸次蔓延其死亡之比例有逐年增加之勢焉

壯年時代何故多患肺病

歐美各國關於肺結核之公衆衛生設備固已通行無阻而國民又注重體育實行個人衛生以謀身體之健康故患肺病者多爲老人壯年則頗尠也然調查我國肺結核患者之年齡則全與歐人相反患者多係血氣方剛之壯年故在

强肺術　二

我國有謂肺結核乃壯年之病比及其時卽爲所苦者然凡達血氣壯盛之頃非有應發此病之理由彼泰西壯年者之少肺病可以證吾說之不誣也

然則我國血氣方盛之壯年何故多患肺結核乎蓋以我國之壯年其體格比歐美人爲弱就大體言之則悉歸之於國民之不健全而已

是故歐美諸國之壯年者體格壯健抵抗力亦强雖爲結核菌所侵襲亦可辭而不受不至易於感染我國之壯年者體格既弱又有種種不衞生之舉動故不幸而爲結核菌侵入則易於感染焉

余之所常慮者卽在此點若年老而身體之抵抗力衰其防禦結核菌之力自然微弱乃理之固然者而血氣壯盛時代之人奈何多犯肺結核病國民之前途不大可慮乎

肺病不遺傳

肺結核一稱肺癆我國自古卽有之疾病也

此病爲世人所最懼每謂爲遺傳病故結婚之際調查其血統時必以肺癆爲調查上之要件然至近年德國有名之博士名古弗氏者研究此病發見一病原菌名曰結核菌肺結核病卽因此菌而發成爲慢性之傳染病而實非遺傳病其事遂公布於世

此發見之結核菌在今日醫學社會上無論何人已無有一人懷疑者皆能確實證明焉（讀者病肺若疑爲結核病可將喀出之痰送至敝處敝處有一千五百倍之顯微鏡可以檢查痰中有無結核菌譯者附告）

肺結核之病原菌既經發見則宜就個人對此菌之豫防法研究而實驗之公衆衛生上肺結核之豫防法自當別論茲述個人之肺結核豫防法

有力之二大豫防法

其方法有二種焉一爲奬勵體育强壯身體二爲實行深呼吸不怠此二種自衛法乃肺結核豫防上最有力之武器也

注重體育實行運動自幼稚時代即應講求其法而實行之美國自昔奬勵體育盛行種種運動法已成國民之風俗不問男女不論老幼舉所謂打球（Tennis）乘馬體操賽船等之運動莫不鼓其興味而行之故其身體自然强壯如肺結核之呼吸器病等亦頗罕觀也

又如美國市俄古地方爲工場最多之工業地市中煤煙飛散空氣亦爲之不潔據常理論之該市居民呼吸如斯之不潔空氣肺結核患者自必隨之而多然其成績頗佳

與英國相匹是因市民注重體育身體强壯即爲結核菌所襲亦得抵禦之也

强肺術 四

强肺深呼吸

深呼吸者無論何人皆易實行之豫防個人之肺結核有確實之效力此余可爲諸君保證者也

然深呼吸之效力雖如此顯著若或作或輟則其效力不見果能每朝不怠以爲日課而實行者其效力必顯豫防肺結核莫良於此

有以此法爲苦者謂以深呼吸爲每朝之日課非常努力枉費時間且過於繁賾噫、若而人者不思甚矣夫蚤起離寢就食之前無論何人莫不盥漱櫛髮盥漱櫛髮非即通年常行之事而視爲日課者乎彼不盥漱不櫛髮而朝膳之人疎懶成性固以逐日行深呼吸爲苦若吾人不以逐日盥漱櫛髮爲苦豈以逐日行深呼吸爲苦乎

盥漱櫛髮既爲每朝之日課而成一種習慣行之絕無所苦余深望國民實行深呼吸亦爲每朝之日課與盥漱櫛髮相同也

此深呼吸非特壯年者當行之也男也女也老人也稚子也一家一族咸以勵行爲第一要務蓋結核菌之來無老幼男女之別人皆不能豫料苟有可乘之機則不擇其人

與年齡地位職業等卽侵入而構成病源故宜舉家行之而求强肺之實也

家庭之行事家族之日課

合一家老幼男女等同行深呼吸誠有覺其不便者然如盥漱然既成習慣則無厭苦繁瑣之慮若深呼吸一旦廢止而心上卽有不適恰與一日不行盥漱卽覺煩悶不快者相同夫無論何事欲養成新習慣固覺行之維艱而此深呼吸除强壯身體之外幷可豫防肺結核若亦以繁悶無暇爲口實知之而不能實行則雖謂其人之自戕生命甘以肺臟爲結核菌之殖民地非過言也

舉家齊集簷前或同入園中在空氣新鮮之處常行深呼吸則其家庭不易爲結核菌所侵襲可豫斷也

若一家不能於每晨同時實行之則父子兄弟妻子各自行之亦無不可惟既以此爲家庭之日課舉家之人咸宜堅守弗失蓋深呼吸乃家庭中至要之條件也

實行上之注意

深呼吸之實行法卽先吸入空氣吸至不能再吸再呼出其氣呼至不能再呼較日常之呼吸深而且大是也今欲依法行之則先直立其體伸出左右兩手於前方而與肩

並行是卽準備之姿勢也

準備既畢卽爲深長之吸氣徐舉左右兩手於上方而向後畫一圓圈

當畫成半圓之頃肺臟已吸入充足之空氣則將此充足之空氣徐徐呼出其續畫半圓之兩手亦同時徐復舊位當其復舊位時肺臟內之氣息已呼出於體外矣此卽深呼吸之一次也

始行深呼吸者萬不可行之過急蓋呼吸空氣運動左右兩手而畫圓圈失之急劇而失敗者多矣

實行此法時尙有一當注意者卽最初呼吸之數不可過多是也凡始着手之事縱爲最良之衞生法苟欲變其平常之習慣爲新成之習慣最初行之急劇超過其度咸非所宜故實行深呼吸法其始宜先徐行一深呼吸既終再行第二深呼吸如是而行至第三第四次而止

如此行之若漸成習慣則其初可行五分時乃至十分時其後可行十分時乃至十五分時卽以十五分時爲極度

某青年深呼吸失敗之實驗談

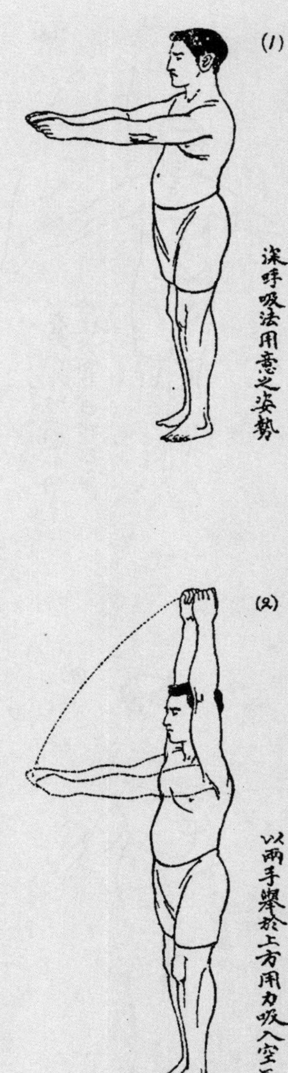

(1) 深呼吸法用意之姿勢

(2) 以兩手舉於上方用力吸入空氣

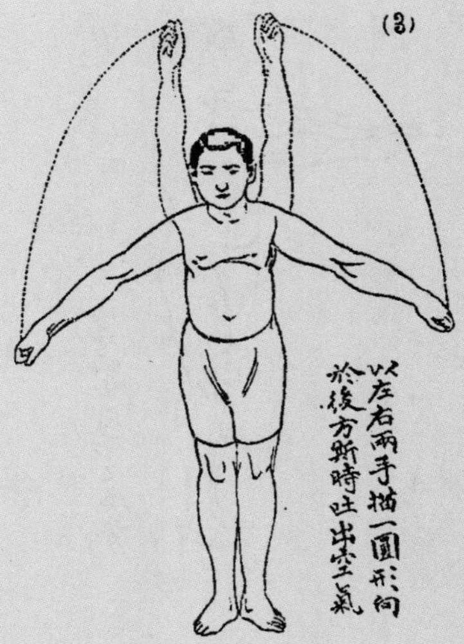
(3)
以左右兩手描一圓形向
於後方漸時吐出空氣

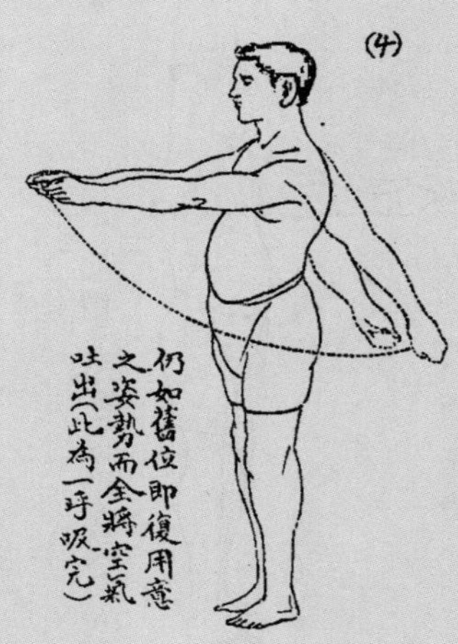
(4)
仍如舊位即復用意
之姿勢而全將空氣
吐出(此為一呼吸完)

深呼吸者着手實行之始不可失之過急然世之青年等以深呼吸爲良法行之過度者頗多此大不宜者也不能徐徐養成習慣終必至於失敗甚至有於失敗之後謂行深呼吸足以傷身體者不歸咎於實行之不得法而歸咎於深呼吸深呼吸豈任其咎哉

嘗有一青年聞深呼吸爲豫防肺病之良法即實行之其始意氣之盛誠可愛無如誤其方法最初之第一日即行非常急劇之深呼吸先黎明而起盥漱既畢出外至簷下行深長之吸息又爲深長之呼息焉

最初之深呼吸行至三四次即宜止而某青年則以爲行之益多其效力益顯續行至二十分時仍急劇而不稍衰於是胸部困苦不能再爲深呼吸顏色亦變爲蒼白色憧憧然心如沸湯忽焉仆於簷外家人聞聲出視見彼青年倒於地已有不省人事之象矣亟抱起而扶持之氣息始漸漸回復此蓋以一時急劇之深呼吸致眩暈而顚仆者雖不久即復元而終身不敢爲深呼吸矣

余聞之大以爲憾又知夫世間實行深呼吸而蹈此青年之覆轍者不乏其人是安可以不辨夫治病極效之藥用之過度反足以傷身深呼吸雖能豫防肺結核立身體强

健之基礎而行之過度則亦時有失敗若某青年是已實行深呼吸者不可不於此加之意也

倘遇一時失敗卽注意改良續行不輟失之東隅者尚可收之桑榆若一次失敗之後氣爲之餒遂廢貴重之深呼吸則欲圖身體之强壯不可得矣

行深呼吸則結核菌自滅

行深呼吸則新鮮之空氣大入肺臟中而營新陳代謝

凡人尋常呼吸空氣其肺之上葉無空氣之新陳代謝蓋新鮮之空氣不入於肺尖也故萬一呼入結核菌則此菌必因肺尖無空氣之新陳代謝可以安居無恙遂於此處構成病巢而至一定之時則結核菌發育蕃殖遂於肺尖起病矣是爲肺結核之初期卽醫師所謂肺尖加答兒也若患病者由醫師診斷以爲肺尖加答兒則決不可漠然置之稍縱卽病深矣又患肋膜炎者肋膜與肺臟互相結合其部空氣不能流通結核菌亦覷覦此處以構病巢而發育蕃殖焉

由是論之肺尖或肋膜之結合部萬一有結核菌侵入洵爲危險之事假令結核菌已誤入於肺講求使之自滅之策不可緩也

其策維何即以深呼吸為日課而行之是也行深呼吸後空氣入於肺臟之全體新陳代謝可以完美縱有結核菌侵入於肺亦不能發育蕃殖終必自至殄滅其理既如是確實故不問其老幼男女以每朝實行深呼吸為便

轉地療養與深呼吸

始患肺結核者有用空氣療法而徙居於高山海岸者焉此其有效固無可疑與其居於大都會紅塵萬丈空氣不潔之處毋寧居於荒僻海岸空氣新鮮之地於攝生上大相宜也雖然轉徙海岸而往還不出一室亦絕無空氣療法之效故居於海岸者仍以實行深呼吸為要在初患肺結核者每日宜於朝晝夕行三次深呼吸

轉地療法之與深呼吸乃相待而不可離者初期之肺結核患者實必由此深呼吸而得恢復之動機患者雖轉徙於他方亦不可偏廢也

深呼吸法之種種注意

實行深呼吸者發見種種之疑問迄今計之其質問之例頗多即舉其重要者條列於左而答詞附焉

或問曰深呼吸法食前行之與食後行之孰宜又何者效力最多

余應之曰食前食後並無利害之關係各視其人擇宜行之而已但竊有請者則每朝行此法時宜選空氣新鮮之處正其規律以爲日課而續行不怠是也

或問曰明啟其扉在室內行深呼吸無妨害乎抑足跡不出戶外其效力消滅乎

余應之曰明啟其扉交換室內之空氣而後在此行深呼吸決非有所妨害者雖不出戶外亦無不宜然睡眠之寢室或交換空氣未達完全之處則大不可一言以蔽之則凡深呼吸每朝宜行於於空氣新鮮之處也

或又問天雨之日如何而可則答以至簷下行之又問略患鼻加答兒（鼻傷風）之際宜若何則答之曰此無關係宜仍行深呼吸輕微之鼻加答兒可以任其自然若有發熱者則宜停止

更有質問者謂行深呼吸之際宜由鼻呼吸耶抑自口呼吸耶

余應之曰鼻爲入肺之正道空氣可由此直入肺中據理論之宜用鼻呼吸也然由實際上觀之則不必拘執一端鼻也口也均可自由呼吸爲實行者便宜從事可也

譯者曰據余之經驗則宜用鼻呼吸又宜緊閉其口

或又曰嘗聞實行深呼吸繼續不已則胸部之筋肉緊張以致壓迫心臟而心臟受害

是此法雖能豫防肺結核而又能使心臟衰弱也敢問何故

余應之曰實行深呼吸而不間斷者其胸部之筋肉漸次發育以致胸廓廣厚是即實行深呼吸後之效力顯著者也惟其積久不怠以深呼吸爲日課故能得此良果彼但有肥厚之脂肪附着於胸部者實不足與之比擬胸部脂肪肥厚者不得謂之强壯惟筋肉附於胸廓而非脂肪者爲良胸部筋肉之緊張發育實可喜而不必慮者也

在學校之深呼吸

凡小學校中學校女學校高等學校師範學校大學校等均宜設實行深呼吸之規則每朝開始授業之前率各學生整列於運動場如法實行深呼吸一若在家庭之實行深呼吸者然

當實行此事時不必有非常偉大之設備亦不須備具時間苟有十分時或十五分時卽可行之其效力實屬偉大故余近日常勸各學校行之也

組織學總論

日本醫學博士二村領次郎原著。晉陵下工譯述。書共二章。第一章論細胞。而詳載細胞之發見、細胞之定義與其形狀大小生活現象生活期限及其相互之結合。第二章論組織。而詳載上皮組織、支柱組織、筋組織、神經組織。於血液及淋巴。亦詳載無遺。組織學者。講究人體構造極微細生活小體之學科也。於醫學上有緊要之關係。非極深研幾不可。是書繁而得當。其筆雅而能達。實組織學中最新穎最詳密之書。是書一出。吾國組織學有專書而得以從事研究。至圖畫之精良裝釘之完美。猶其餘事。 每部大洋一元三角

西洋醫學史

西洋醫學之發達。至於今日。殆已造絕頂矣。考其古代醫史。崇尚理想。迷信神權。與吾國醫界之醉心於陰陽五行無以異。察其進化之由。則去華務實。循序不紊。有非意料所能及者。吾國各科學之進步素號遲滯。即醫學一科。亦復觀望不前。醫界績學之士。非不求先聖之道。日躋於光明。無如識塗無馬。指南無車。前路茫茫。不知所至。有志莫償者居多焉。是書爲無錫丁福保所譯。共分上下兩編。上編爲內科學史。下編爲外科學史。西洋醫學之變遷。胥在乎是。可爲改良醫學者之先導也。

每部大洋五角

漢藥實驗談

晉陵下工譯述。全書共十九章。第一章强壯劑。第二章健胃劑。第三章下劑。第四章利尿劑。第五章收斂劑。第六章祛痰劑。第七章通經劑。第八章興奮劑。第九章吐劑。第十章發汗劑。第十一章解熱劑。第十二章解毒劑。第十三章止血劑。第十四章驅蟲劑。第十五章鎮痙止痛劑。第十六章腐蝕劑。第十七章變質劑。第十八章緩和劑。第十九章雜劑。每藥必詳載其基本形態、成分、效能、製法、貯法、用法、禁忌、用量。而於處方則尤爲詳備。是書以日本藥劑師小泉榮次郎所著書爲原本。而益以所未備。以海外之經驗。證中華之藥物。原原本本。殫見洽聞。有志醫學者。不可不家置一編也。 每部大洋一元七角

婦人科學

姙娠之合併症及其療法

盧謙

輕度之姙娠違和

婦人姙娠時。身體之諸機能。一般亢進。故易起諸種之違和。時有達高度者。其輕度者不用特殊之療法。只嚴守姙娠時之攝生法。即可消退。

諸種之藥物。宜用無害於母體及胎兒者。然習慣服用之。亦不可不注意也。對於子宮有直接作用之藥物。例如麥角等。不可用之。

姙娠時種種之神經症狀。（倦怠、眩暈、衰弱之感等）宜增進營養。行水治療法。嘗用次亞燐酸鐵舍利別。或規那、鐵、葡萄酒等。

一　嘈囃

嘈囃多因胃障礙。宜單用重炭酸曹達。或用左之處方。

重炭酸曹達。煆性麻倔涅叟謨。同量混和。臨用時服一刀尖。

二　惡心及吐逆

惡心、吐逆。好發於姙娠初期。朝時空腹或食事後現之。或不關於食事而起。症狀之高度者。遂移行於姙娠惡阻。

單純之惡心。可服冷却之炭酸水。朝時訴吐逆者。命安靜於臥牀中。攝取少量之冷水或流動食物。約一時間後可以起牀。其他整便通。呼吸新鮮之空氣。一日數回。取少量之食餌。症狀之頑固者。精查胃之機能。施適宜之處置。於胃部行冷罨法或溫罨法。命數日間牀牀安靜。行腸洗滌。或於二十四時間及其以上。試行絕食。有卓效。

藥物可用單甯酸阿列奇聖、（一日三回每回〇、三）蓚酸攝僧謨、（一日三回、每回〇、二）臭素加里、（一日三、〇至四、〇）抱水格魯拉兒、（一、〇至二、〇、浣腸料）番木鼈丁幾、（十滴至二十滴、一日四至六回分服）二%薄荷油、（以十滴混砂糖用之）哥囉仿謨、（蒸餾水一〇〇、〇、內混十滴、每食後服十至十二滴）鹽酸古加因等。

處方　鹽酸古加因　〇、三　蒸餾水　一五〇、〇

桂皮水　適量（全量二〇〇、〇）

右混合。一日三回。每回一食匙。

又方　鹽酸古加因　〇、二　蒸餾水　五〇、〇

右混和。一日四回。每回五滴。

三　倦怠眩暈卒倒衰弱之感

以溫浴爲最良。其溫度宜在攝氏二十八度。行十分時間後。一至二時間。安臥牀上。因他之理由不行浴法時。每日以微溫湯或冷水拂拭身體。如換氣不良、多人聚集或過熱之場所。則不可入。

四　不眠症

禁精神及身體之過勞。行溫浴法。處臭素劑纈草。神經系統有障礙者。服特殊之催眠劑。如斯爾仿那兒、篤利阿那兒、抱水格魯拉兒等。

五　尿意頻數尿淋瀝

妊娠末期起本症狀者。則禁止咖啡茶等之飲用。用適當之腹帶。有輕快者。或用丁字帶。加壓迫於尿道口有效。有膀胱之刺戟症狀者。用炭酸之飲料。或用阿片莨菪越幾斯等之尿道坐藥。

六　陰門瘙癢症

本症宜先精查有諸種之炎症及糖尿病否。而後行原因的處置。其他每日以石鹼微溫湯洗滌局部。以稀薄之昇汞水消毒。塗布二至五%石炭酸偑里設林。或貼用石炭酸亞鉛膏。此外微溫湯之坐浴、明礬溶液之膣洗滌、鹽酸古加因（〇、〇五）之膣坐藥、熱湯鉛糖水或硼砂水之罨法等。皆可奏效。

石炭酸亞鉛華膏之處方如左。

流動石炭酸　二、〇　亞鉛華　澱粉　各一〇、〇　華攝林　二五、〇

右混合外用。

七　紅斑淫爛

好發於胯間腋下腹壁之皺襞。療法。撒布亞鉛華澱粉混合少量之撒酸。

亞鉛華　一〇、〇　滑石末　小麥粉　各一〇、〇　撒酸　一、〇

右混合外用。

稍重症者。行鉛糖水之罨法。貼用硼酸華攝林。或石炭酸亞鉛華膏。

八　浮腫及靜脈瘤

姙娠子宮之膨大。下體之血液循環障礙。致起下肢之浮腫及靜脈瘤等。靜脈瘤有現於外陰部者。

對於下肢之浮腫。可命安靜。舉上下腿。以法蘭絨或護謨布纏絡下肢。

有輕度之靜脈瘤者。禁過度之勞動、長時之起立。幷襪帶之使用。整正便通。上肢之靜脈瘤。可貼絆創膏保護之。於外陰部。可用丁字帶或以壓抵子壓迫之。焮衝之靜脈瘤及靜脈囊腫。恐起血栓栓塞之危險。故宜臥牀安靜。行冷罨法。避他物之接觸。靜脈瘤之破裂者。則有出血之危險。宜行壓迫救急法。而速延醫師。

生殖器之炎症

一　膣炎

姙娠時。膣受變化中。最頻繁者。所謂顆粒性膣炎也。膣黏膜腫脹。分泌物增加。膣皺襞突出於膣腔。且膣黏膜之乳嘴甚腫脹。有帶紅色之小結節。肉眼可得認之。療法　一日數回。以二至三%鹽化亞鉛水。行膣洗滌。

其他氣腫性膣炎。不用治療。自能就愈。

假格魯布性膣炎。除去被覆物。每日以二%石炭酸水。或一%列曹兒水。行膣洗滌。菌性膣炎。一日數回。行膣洗滌。次以二至三%石炭酸水、〇、五%昇汞水洗滌。

二　子宮內膜炎

子宮內膜炎。屢起姙娠中絕。且有出血之傾向。

療法　姙娠不能行滿足之處置。惟命安靜。整便通。以避骨盤內臟器之出血。

子宮膣部之糜爛。姙娠時增進者。一週數回。塗布五%鹽化亞鉛液。一日一至二回。以二%鹽化亞鉛液。行膣洗滌。

生殖器以外之疾患

齒齦炎

姙娠時遠隔生殖器之諸臟器。呈種種之變化。而最屢屢發現者。齒齦之變化也。即齒齦起持續性之充血及肥大。通常姙娠第四個月始認之。且通姙娠之經過而存續。至分娩後六至八週全消退。其最初之症狀爲强度之充血。（殊於齒齦之周圍現半月形之赤色）　齒齦腫脹。在重症者。則著弛緩而易出血。

亞布答性口內炎。亦有起於姙娠時者。於口唇頰舌等之內面。有稍隆起之斑點。而圍以赤色輪。時有咀嚼障礙、出血、疼痛者。

療法　宜嚴守口腔之攝生。常清潔齒牙。以收歛性消毒性藥液含漱洗滌。即用（一）於一盞之水、混沒藥丁幾數滴（二）一至四%硼酸水、（三）一至二%明礬水、（四）二%鹽剝水等。重症及出血者。塗布沃度丁幾、五倍子丁幾。或賞用過格魯兒鐵液。

流涎

姙娠或生殖器疾患。唾液分泌增加有一日一〇〇〇、〇至一六〇〇、〇者。通常流涎。始於姙娠第三至四個月初感胎動之頃。稀有持續至姙娠之末期者。流涎之結果易起高度之睡眠障礙。因嚥下唾液而發嘔吐。消化不良。招貧血及衰弱。在重症有流產者。

豫後　比姙娠惡阻良。本症治愈後。則貧血及衰弱等症自輕快。

療法　以收歛劑含漱。（鹽剝明礬）行電氣療法。其他服臭剝亦有效。在重症者。則與以亞篤羅並。

處方　硫酸亞篤羅並　〇、〇一　龍膽越幾斯　適量

右爲十丸。一日一丸至二丸。

本症之久持續者。則自直腸行人工營養。於皮下注入生理的食鹽水。本症之輕度者。殊伴胃症狀者。則服調胃劑（如蓚酸攝僧謨、單甯酸、阿列奇聖）有奏效者。

姙娠惡阻

妊娠時。殊於其初期起輕度之惡心、嘔吐者。不得謂之妊娠惡阻。妊娠惡阻。蓋指惡心、嘔吐之高度者。致妊婦之營養及一般的狀態。有甚惡之影響也。

原因　妊娠惡阻之原因。古來諸家之所說雖甚多。然其眞因尚未確定也。其假定之原因。大別如左。

(一)胃疾患說。(二)反射說。(三)神經說。(四)中毒說。

第一說。基於惡阻患者之死後。剖檢上發見胃加答兒、胃潰瘍、胃癌等。

第二說。因分布於胃腸之迷走神經。(腦神經第十對)與交感神經。互相聯絡。故膨大之妊娠子宮。通交感神經叢而反射的刺戟胃腸。

第三說。歸於神經性素質或歇斯的里。(婦人之神經病)

第四說。現今諸大家以爲稍近於眞。然其毒素發生之臟器。爲胃腸、卵巢黃體、肝臟機能障礙或胎卵等。各人各異其說。

以上四說之外。有爲折衷說者。以其初純爲反射神經症。此時不治。則由肝臟及腎臟之機能障礙。招妊娠毒素之停滯。遂至起致死的中毒。

症候及經過　妊娠惡阻。通常始於妊娠第三個月。稀有尚遲者。其最初現之症候。患者食後吐逆。并起惡心、流涎、口內乾燥、眩暈、胃痛、厭忌食物、煩渴等。有興奮或無感之狀。若病勢增進。則吐逆無關於食事。胃之空虛時。惟吐出膽汁或水樣黏液。口腔黏膜、口脣及舌皆乾燥。呼氣帶惡臭。呼吸及脈搏增加。熱度三十九度或其以上。皮膚發黏着性之冷汗。屢起黃疸。有便秘。尿中屢證明蛋白質。在重症者。衰弱漸加。體重日減。起卒中、飢餓性譫妄、視力減弱、聽覺障礙。遂至死亡。

豫後　妊娠惡阻之豫後。非甚不良。其死亡比例。占百分之四十四。

妊娠惡阻由臨症時推測其豫後。尤爲必要。然諸家之說。各不相同。有以尿中安母尼亞之排泄增加爲不良者。有以尿中證明蛋白及圓柱等爲不良者。有以其原因之反射性或神經性爲佳良、中毒性爲不良者。有以肝臟、腎臟及心臟發見病狀爲不良者。有以尿沈渣中發見魯以珍、知魯珍、脂肪酸等爲凶惡者。

食慾之振不振。於重症惡阻之豫後推定。非有關係者。因死期之將迫。食慾稍進者。往往見之。其外臨症時。最淺近之諸點。如體溫、脈搏、呼吸、吐逆等。可爲豫後推定之標準。其大要如左。

(1)脈搏　豫後推知。甚關緊要。其數超百十者不良。其狀態亙數日者必死。

(2)體溫　通常平溫。死前數日。常發輕度或稍高之熱度。殊於瀕死期。屢有發高熱者。所謂飢餓熱也。

(3)呼吸數　豫後推定無關係。

(4)吐逆　於妊娠惡阻之初期。爲主要之症候。然於死之前數日。有惡心、嘔吐全消失者。

要之重症惡阻。因妊娠毒素。已作用於諸內臟。而來此等之變性。故其豫後極不良也。

療法及豫防法　有萎黃病及貧血者。則治療之。認子宮後屈者。則整復之。謀便通之正調。爲最緊要。

食物宜選流動易消化者。次數宜多。每次宜少量。至吐逆鎭靖。則漸次移於固形食物。食餌無甚障礙者。則一任患者之嗜好。或先禁止飲食物二十四時間以上。然後徐徐與以流動食物有奏效者。患者吐逆過甚。或全不能飲食。而致營養障礙者。則行滋養灌腸。

滋養灌腸料有種種之配合。宜隨各人之所好。玆擧其二三例如左。

一　百布敦牛乳灌腸

牛乳　二〇〇、〇至二五〇、〇　百布敦　六〇、〇

二　鷄卵牛乳灌腸

牛乳　二〇〇　〇至二五〇、〇　卵黃　二至三個　食鹽　三、〇

三　澱粉牛乳灌腸

澱粉　六〇、〇　牛乳　二〇〇、〇至二五〇、〇

胃部有壓痛者。貼芥子泥或冰囊。

藥物療法。宜種種使用之。此藥無效則用彼藥。不可因一二藥物之無效而失望。宜忍耐以行之。

調胃劑。如蓚酸攝僧謨、（一日三回每回〇、一）鹽酸阿列奇聖、（一日二回每回〇、三至〇、五）番木鼈丁、（十五滴至二十滴、一日四回）重曹（一日二、〇至三、〇）等。鎮痛劑。如臭剝、（一日二至三回每回一至二、〇）抱水格魯拉兒。（一回一、〇至二、〇）痲醉劑。如薄荷腦、（一回〇、〇三至〇、〇五。或爲丸劑、一日數回）鹽酸古加因、（一日三回每回〇、〇三至〇、〇五）沃度丁幾、阿片、鹽酸莫比、哥囉仿謨、莨菪越幾斯等。

如各藥用盡尙不輕快。且益增惡、危險急迫者。則最後之手段。施人工流產術。（見專門產科學）以犧牲胎兒而保全母命。

處方

一 重曹 四、〇 蓚酸攝僧謨 八、〇 鹽酸古加因 〇、一

右混合。分爲十包。一日五回。每回一包。

二 沃度丁幾 一滴至二滴

右爲一回量。一日數回。宜混單舍服之。

僂麻質斯及其療法

盧謙

緒論

僂麻質斯者。希臘語爲病毒流於全身之意。德國語爲關節流之意。往昔希臘之醫師。雖知本病。然當時之觀念。非以僂麻質斯表一定之疾病。蓋由種種之疾病所來之疼痛腫脹及症候等合而名之曰僂麻質斯耳。故本病與尿酸症（痛風）亙數百年之久同一視之。而區別此二病者。巴路氏也。

晚近復有主張二病同一論者。羅伊氏主張僂麻質斯由於體內蓄積尿酸。若依該氏之說。則自筋肉僂麻質斯。至畸形關節炎及尿酸症等。皆同一疾病之類。突然至今日則本病不僅與尿酸症區別。卽梅毒性關節炎。或腐敗性膿毒症等之經過中。亦與本病區別之。故僂麻質斯之範圍。極爲狹窄。蓋由感冒及不明之大氣的影響於關節及筋肉。發劇烈之疼痛。或腫脹等一種之疾病也。

急性關節僂麻質斯 又名急性多發關節炎中醫名曰白虎歷節風又名風溼骨痛

原因　本病之原因。古來歸於感冒。現今自臨牀並解剖上觀之。則視爲一種傳染病（傳染性多發關節炎）雖非觸接傳染。然自其症狀經過等之性質論之。則爲一種之

傳染病無疑故宜廢棄不適當之舊名而名原發性急性多發關節炎爲適當

本病亦如他之傳染性疾患爲散在性或流行性然非蔓延性者

本病以溫帶地方爲多寒帶及熱帶地方甚少春季及秋季爲多夏季極少或往往於一家兵營等爲限局性多發者

感冒爲本病之誘因如持續的溼潤冷却殊於發汗後之冷却等是也遭遇如斯之機會者如一定之生業(洗濯業等)住居溼潤之陋屋氣候易變換之土地及霧靄多湖畔之生活等皆易罹本病其他下婢營窖者等亦然是蓋因溼潤及天候之關係爲本病原菌發育之好機會也然又有不罹感冒而發本病者不少其他身體之過勞外傷及營養不良等亦爲本病之誘因

屢罹本病者爲十五至三十歲之壯年老人及小兒甚少男子比婦人稍多

本病雖爲一種之傳染病然其病原菌猶未明也其病原菌之侵入門往往不能證明然精查既往症多認輕度之扁桃腺炎咽喉加答兒或腸疾患又此等疾患之外屢見僅微之上皮外傷瘰疽等蓋病原菌自此等之場所侵入體內而惹起本病其他之急性症如猩紅熱流行性腦脊髓膜炎等之經過後之續發性關節僂麻質斯蓋由續發

的葡萄狀菌而起重症之敗血的疾患所發之化膿性多發關節炎多由連鎖狀球菌而起又有由既存之心臟疾患惹起多發關節炎者是蓋自慢性疾患竄新發急性全身症也然由猩紅熱實扶的里丹毒產褥熱敗血症及淋病等繼發之關節疾患則爲固有之急性關節僂麻質斯而與原因的全區別者也

症候 潛伏期雖不明由亞氏之經驗多不過數時間

前驅期多缺如稀有全身違和倦怠等往往又有加答兒性或濾胞性扁桃腺炎咽頭炎及四肢背部不定之疼痛爲本病之前驅

本病之主徵爲發熱而伴關節之疼痛及腫脹其初多單發熱不起何等症狀後二三日始起關節之症狀其變化多迅速其初侵犯者主爲大關節始於下肢及於上肢下肢比上肢多被侵犯又有自手足等之小關節起漸次遊走爲求心性者又有左右爲同型的侵犯者於軀幹侵脊椎爲最多就中腰椎爲尤甚又有侵胸鎖關節顎關節者本病之固有者關節變狀之屢屢遊走交換是也即甲關節恢復則乙關節發炎乙關節健康則丙關節發病其遊走有有規則者有不規則者其侵犯關節或急速或徐緩僅限局於一關節者甚少本病之輕症者輕快迅速或頑固持續後貽筋肉瘦削關節

強直等（若發於姙娠時、則屢爲重篤、且經過緩慢、雖至分娩後、亦多未治愈、通常膝及手關節等起強直）

其發熱也往往以一回戰慄或數回反復之惡寒爲始次達三十九度乃至三十九度、五分稀有超四十度者熱之經過常伴關節之變狀每新侵關節則體溫上昇熱型不一定爲不規則之弛張又熱性全身症狀如頭疼昏矇熱感等多不甚重中毒症狀通常不達高度本病之特有者於發熱中起多量且過久之發汗皮膚屢見多數之發疹也然其發汗與體溫之急劇下降無關係尿量少呈暗褐色富尿酸鹽之沉渣又有證明蛋白質者脈搏及呼吸頻數有舌苔舌震食思不振煩渴大便通常秘結或有下痢腦症比較的輕微

本病輕快與增惡互相交換熱之昇降亦隨之一週乃至數週間尙多持續故本病之全經過非定型的也

本病有單以關節之疼痛腫脹及熱候徐徐恢復者或有種種之合併症及固有之經過者其症狀甚爲複雜今就其各症而詳述之

各器官之症候及固有經過

（一）關節及腱鞘　剖檢所患關節則關節腔內瀦溜滲出液爲漿液性而透明，僅含纖維素及膿球然滑液膜之變化多不顯著僅呈充血溷濁及肥厚而已（漿液性滑液膜炎）若在重症且其經過長者則滲出液溷濁爲絮片狀有呈膿性者（化膿性關節炎）關節囊及關節軟骨充血肥厚或軟骨陷於壞疽又炎症爲遷延性者則呈關節水腫往往見之

所患關節發疼痛由自動的及他動的運動而增劇患者僅得屈曲關節若同時侵數多之關節則肢節至毫不能動其他覺的炎性症狀屢呈顯著之腫脹及肥厚就中膝關節足關節肩胛關節肘關節爲然指關節趾關節（如踇距）或跨關節亦有顯著者其手足關節之腫脹由於關節之滲出液或炎性關節周圍浮腫其腫脹有擴於手背或足背之全面者蓋此等之關節步行起立及動手時易受器械的障礙也或身體中各關節皆被侵襲甚至脊椎關節下顎關節披裂軟骨關節肋骨關節恥骨縫際等亦有逐次發炎者

如斯多數之關節同時發病則患者陷於大須扶助之狀態自甲側不能轉於乙側且不能自動其手足故着衣飲食及其他之動作不得不求扶助於他人

本病非僅侵關節而已同時且侵腱及粘液囊或共侵筋膜及筋肉而所患關節部之皮膚潮紅失皺襞而滑澤觸之感灼熱以指壓之殘留壓痕是皮膚浮腫之證也若大關節內生多量之滲出液則有呈波動者

關節之變化極稀者僅限局一個之關節是也名之曰單關節炎然易誤診爲他之關節疾患故鑑別上宜注意如認單關節炎時則於他之關節精密診查若發見多少之症狀則爲本病蓋本病以侵數多之關節爲特徵故有多發關節炎之名

本病之侵襲最多者爲膝關節其次脛骨距骨關節及肩胛關節其他之關節又次之

各關節炎之持續時間自數時間以至一日乃至八日稀有延長至八日以上者

本病最易再發且非常頻繁多於患者離臥牀且試步行過早時起之

(二)心臟　急性關節僂麻質斯之經過中屢有併發心臟疾患者(心內膜炎、心囊炎)或以體溫上昇開其端緒或以心悸亢進爲其前驅或訴心臟部疼痛過敏呼吸促迫等然患者往往缺自覺的症狀由醫師之診查始發見之

僂麻質斯性心內膜炎由於循環血中之發炎菌附着於臟瓣膜以惹起炎症故以

心內膜炎爲稀有有乾性與滲出性者乾性者由摩擦音而知之滲出性者濁音部之增大也然心囊性摩擦音之輕度者則與心內膜炎之偶發性雜音診斷困難

心筋炎之發生比前者尤少而以脈搏之頻數不整爲其主徵或併發狹心症（即心胸絞窄症）又有心囊心筋及心內膜同時發炎症者

（三）漿液膜及粘膜　本病亦有侵及漿液膜者如肋膜炎及腹膜炎是也然不如心內膜炎及心囊炎之多

本病之初期有發加答兒性咽頭炎喉頭炎及胃腸加答兒者氣管支加答兒則爲重症患者合併之一症也

（四）皮膚　本患者强發汗放酸臭呈强酸性反應其發汗雖體溫下降亦不止故起數多之汗疹在重症者有亙背面全部而發粟粒疹者其他發多形性紅斑結節性紅斑或蕁麻疹口脣帶狀匐行疹或有皮膚浮腫皮下結節蜂窩織炎出血性蕁麻疹及皮膚出血等

（五）筋肉及神經系　所患關節附近之筋肉呈炎症輕度腫脹由壓迫而感疼痛往往關節回復後貽筋肉瘦削及麻痺

本病有忽發神經症狀者如熱達四十度乃至四十一度起不穩譫妄精神昏朦筋肉痙攣四肢強直牙關緊急等名曰腦性僂麻質斯顏面蒼白脈搏頻細體溫昇至四十二度乃至四十三度而死

經過及豫後　本病之豫後多爲良性重篤之心臟合併症腦性或過熱性症或有出血性素因者豫後不良

本病之全經過隨疾患之輕重而不一有不出數日而後愈者有亙數週或數月者

診斷　本病由全身症狀及關節變化診斷甚易然關節之腫脹有起於他病之經過中者如腐敗性疾患及急性骨髓炎又產褥後所發之關節腫脹易與本病混同故宜注意

本病僅侵一關節者名曰單關節炎然易誤爲關節結核或骨髓炎或淋毒性關節炎

又於梅毒之第二期發筋肉及關節之疼痛者亦易誤爲本病

本病與痛風之鑑別　痛風多自指關節起且其經過無熱由傳染病如猩紅熱痘瘡赤痢腸窒扶斯等續發之急性多發關節炎注意既往症之熱型全身症狀皮膚發疹等而與本症鑑別

豫防　患者及僂痲質斯家族以豫防爲必要衣服用適於衛生者防感冒避溼潤且寒冷之住居不執易招感冒及溼潤之職業。

療法　本病宜令其安臥室溫宜在攝氏二十度乃至二十一度如室溫不定與冷氣流入及溼潤等則使本病受不良之影響有屢催起疼痛者患者宜保持溫暖所患關節以綿花包被之雖輕症亦不可離牀至疼痛全緩解後尚須安臥八日間若忽而離牀往往再發食物與以流動性富滋養者有强渴者與以枸櫞酸里莫那埿其他可用對症療法。

本病之特效藥。即撤酸及撤曹。撤曹比撤酸易於服用。然其效力稍弱。處方如左。

撤酸　三、〇

右分三包包於膠紙。一日三回。每回一包。食後服。

撤曹　三、〇

右用法同上。

撤酸　三、〇　薄荷水　三〇、〇　水　七〇、〇

右一日三回分服。

撒曹 三、〇 薄荷水 三〇、〇 水 七〇、〇

右用法同上。

若內服而有消化障礙者。可爲灌腸劑。

撒曹 五、〇 微溫湯 六〇、〇 阿片丁幾 數滴

右爲一回之灌腸料。

撒酸 四、〇 一%食鹽水 一五〇、〇

右爲一回之灌腸料。

若服撒酸劑而起中毒症狀。則停止本劑。而以阿斯必林、安知必林、歇那設珍代之。

阿斯必林 一、〇

右爲一包。包於膠紙。一日三包。每回一包。內服。

安知必林 〇、五 白糖 〇、五

右爲一包。與以十包。一日四包。每回一包。內服。

歇那設珍 〇、五

右爲一包。與以十包。每三時服一包。

其他又於所患關節塗擦撒酸軟膏或依比知阿兒軟膏。

撒酸　華攝林　豚脂　各三、〇

右朝夕二回塗擦所患關節。（皮膚起刺戟症狀則停止塗擦）

依比知阿兒　一〇、〇　蒸餾水　一〇〇、〇　刺納林　三〇、〇

右調勻為軟膏。一日二回塗布關節。其上蔽脫脂綿。施繃帶。

依比知阿兒　二、〇　刺納林　一〇、〇　華攝林　一〇、〇

右調勻為軟膏。貼布局部。

其他局所及理學的療法。如水治療法、溫泉療法、電氣療法、鬱血療法。氣溫療法及光線療法等。均姑從略。

規尼涅與蓖麻子油成績之研究

張禹門

規尼涅。（規尼涅一作幾尼涅、一名純規尼涅、博醫會作貴林）者。乃撲滅發生原因之有機。酸酵素。減制組織細胞之酸化作用。而弱其調節體溫神經中樞之官能。減退其發溫機。為治泥沼間歇熱之要藥。蓖麻子油（蓖麻子油一作萞麻子油、省作蓖麻油）者。乃刺戟腸粘膜。催進腸之蠕動。逐去腸內之內容物及結糞等。為治瀉痢之要

藥規尼涅與蓖麻子油歷數十百年之經驗爲世界一般學子所公認者也奈近世有人用規尼涅治瘧疾用蓖麻子油治痢疾間有未得良好之成績者其故何哉抑藥之有效有不效歟抑藥之原理果與瘧痢有不合歟而不知皆非也蓋凡一種之藥物必有一定之用量用量之過與不及俱不能收良好之效果規尼涅治瘧之用量一日間自一瓦乃至三瓦蓖麻子油治痢之用量一日間自十五瓦乃至三十瓦世人用規尼涅治瘧疾用蓖麻子油治瀉痢而未能獲其效用者用量之未講究或爲其原因之一也且服藥之時間與愈病之原理其間亦大有關係焉用規尼涅治瘧疾當在其未發作五六時間之前用蓖麻子油治瀉痢宜先用此而繼以收歛藥世人之治瘧疾用規尼涅治瀉痢用蓖麻子油而不能得其效能者服用之時間有差異或爲其原因之一也用規尼涅治瘧疾用蓖麻子油治瀉痢其間有不能收良好之成績者豈藥之有效有不效哉質言之以世人施用之未當耳

黴毒與淋病新療法

陽湖李祥麟振軒譯述

黴毒 Syphilis Lues

原因　係賈湖庭 Schaudinn 及霍甫莣 Hoffmann 兩氏發見之斯必洛海脫拍里達。Spirochaete pallida 乃一種之螺旋菌。兩端狹小。體部呈波狀。

硬性下疳與軟性下疳之主要差異如左。

硬性下疳	軟性下疳
一　其數一個。	一　數個齊發。
二　潛伏三日乃至十日間。	二　潛伏一日乃至三日間。
三　潰瘍底有漆樣光澤。邊緣甚滑。	三　底面有膿蓋之。邊緣被侵蝕。
四　橫痃爲無疼痛肥大性。	四　橫痃爲疼痛炎症性。
五　無自家傳染。	五　能自家傳染。發生多個。
六　缺損部較患部狹小而淺。	六　缺損即患部甚深。

雖有是等之鑑別點。臨牀上仍須鏡檢者頗多。故最好由潰瘍製標本二枚。一用派彭

哈伊謨氏液染色。一用克痲柴氏液染色。

最簡易之臨牀的染色法。爲用墨汁。其法以適當濃度之墨汁。濾過用之。先點其一滴於載物玻璃或覆蓋玻璃上。再加可檢組織液一二滴攪拌之。俟乾燥後。用油浸裝置視之。則斯必洛海脫拍里達現雪白色於暗灰白色之視野。

療法　距初發病竈時爲日未久。淋巴腺不腫脹。尙可行手術者。則速除去之。除去法。以霍爾倫臺露氏或華陰丕路庫氏熱氣燒灼裝置爲最良。切除法。先將初發之病竈。用濃厚石炭酸或燒灼白金腐蝕之。繼沿健康部將其切除而縫合之。又希夏賴伊歇氏法。先注射一〇%阿伊加因或斯篤罷因溶液一二筒於患部之周邊。令其局部痲痺。然後燒灼之。並撒布篤僧貌羅謨石炭酸蒼鉛。施以繃帶。此後每八日診查一次。三個月後。每十四日診查一次。四個月後。每一月診查一次至六個月後。若不發生腺腫、脫毛、薔薇疹、口峽炎等症。則可云病毒已除。是爲頓挫療法之奏效者。

黴毒患者大半行頓挫療法無效。有初發病竈不愈而形成潰瘍者。有局所雖治愈。四個月後發全身症狀者。

初期硬結不能切除之時。則停止積極的局所療法。待第二期症狀發現後。行全身驅黴療法。

包皮下之潰瘍漏出膿液者。則行醋酸礬土水、一百倍石炭酸水、一千倍昇汞水之罨法(一日三次交換)及加密爾列浴。至潰瘍清淨時。則撒布篤僧貌羅謨石炭酸蒼鉛、次沒食子酸蒼鉛、鹽基性沒食子酸沃度蒼鉛、甘汞等。若僅表皮剝離者。則貼布灰白硬膏。或塗擦次沒食子酸蒼鉛、篤僧貌羅謨石炭酸蒼鉛甘汞等之合劑。

次沒食子酸蒼鉛或篤僧貌羅謨石炭酸蒼鉛　二、〇

華攝林　八、〇

右外用。

甘汞　五、〇

華攝林　五、〇

右外用。

包莖內有潰瘍時。則用三%醋酸礬土水或一千倍昇汞水。將包皮囊內洗滌必要之時。則撒布沃度仿謨或甘汞。若病竈在尿口或尿道內者。則於放尿後。插入篤僧貌羅謨石炭酸蒼鉛或甘汞之尿道坐藥。

於黴蝕性及壞疽性潰瘍。或行加密爾列浴。撒布甘汞。或行樟腦精、加密爾列罨法。或行派庫倫燒灼。或行石炭酸腐蝕。以促壞疽組織之剝脫。

於女子則不知定型之初發病竈。多於大陰脣或小陰脣起硬浮腫。可用醋酸礬土水罨法。或用甘汞、華攝林塗擦之。

臨牀上常見之黴毒患者。雖發生無痛性橫痃。然受障害者甚少。多於治療中自然消退。

有用粘貼灰白硬膏或塗擦水銀軟膏。令皮疹發出較遲者。此實毫無益處。儘可不行。

無痛性橫痃。若變爲疼痛性者。則依軟性下疳之處置。令安靜。整便通。並依患者之感受性。施冷熱之罨法。

自病竈初發至皮疹發生。其間爲驅黴療法之準備。令整理齒牙。治療中戒吸煙。并注意全身營養。患者心得如左。

一　治療中因防發口內炎。故每食後及就蓐前。必須用藥水含漱。令口腔清淨。

一　治療中禁食不消化物、飲酒等。若起流涎、口腔內疼痛、下痢、腹瀉等。則報告醫生。

一　治療中及治療後。須一人獨宿。每日必須早睡。

一徽毒爲可以斷根之疾。然僅行一巡圈之療法。卽欲望其斷根。不可得也。

一有一次之治療雖終。尙遺少許病兆者。

一一次治療已終。卽不顯何等之症候。亦宜訪醫生詢之。

一一次治療後。其間雖無症狀發現。起初每四週乃至六週。其後每四個月。須受醫生診查一次。

一一次治療將終。必須屢行溫浴或蒸氣浴。

一曾患徽毒一次之人。其外發諸症雖全消退。然病毒往往月餘或年餘後。尙存其身。傳染性極猛。故雖接吻亦須愼重。至於交接更無論矣。症候存在之時。患者之手巾、飮食器、食匙、食刀、肉叉、煙管等。亦不可用。皆須格外注意。

一不與主治醫商議而結婚。及已結婚者擅行交接。皆甚危險。

一乞他醫診治時。初診之際。須詳細陳述感染徽毒既往症及其療法。

汞劑療法　水銀之用法有四種如左。

一　皮膚塗擦。

二　皮下注射。

三　內服丸劑、液劑或散劑。

四　吸入。

一　塗擦法。爲古時即已施行之法。材料用水銀軟膏、水銀列曹爾並、水銀華攝林、水銀石鹼等。大人一日量四瓦乃至五瓦。婦人三瓦。小兒一瓦乃至二瓦。依左之次序塗擦之。

第一日　左腕屈側面。

第二日　右腕屈側面。

第三日　左側胸腹部。

第四日　右側胸腹部。

第五日　左大腿之內面。

第六日　右大腿之內面。

右皮膚科敎室之法。

第一日　左腕屈側面。

第二日　右腕屈側面。

第三日　左脚。(大腿下腿)

第四日　右脚。(大腿下腿)

第五日　胸部及腹部。

第六日　背部。

右有看護者之時用之。

第七日則停止塗擦。令沐浴。每次塗擦。於就眠前行之。因使充分吸收於皮膚內。故須不憚煩難。反覆丁寧塗擦之。其時間至少三十分至多一時間。塗擦大概以六十次爲一巡圈。然因個人之體質及病症之消長。應隨處增減之。

二　注射料。可以作注射料之汞劑有二。一爲可溶性鹽類。一爲不可溶性鹽類。可溶性鹽類。吸收過速。排泄亦快。不能長留於體內。故多不用之。

昇汞　一、〇

食鹽　一〇、〇

蒸餾水　一〇〇、〇

右注射料。隔日一筒。

藏化水銀　〇、二
亞古茵　〇、五
一%硼酸水　一〇、〇
右注射料。隔日一筒。
以三十次爲一巡圈。
不可溶性鹽類中。有醋酸知母爾水銀、甘汞、灰白油、撒里矢爾酸汞等。其中最佳者。以
流動巴拉賓、阿列布油、椿油、肝油等。和於撒里矢爾酸汞用之。
撒里矢爾酸汞　一、〇
流動巴拉賓　一〇、〇
右注射料。每週二次。每次注射半筒。
撒里矢爾酸汞　一、〇
流動巴拉賓　一〇、〇
新阿爾篤忽爾謨　一、〇
右注射料。每週二次。每次注射半筒。

注射器。則用怕拉懷賚芝氏之注射器。注射部位。先用酒精或依的兒揩拭消毒。注射液。注射前須振盪之。

因避肺之栓塞。將注射針深刺入於臀筋內。少時。將注射塞子吸起。而檢其出血之有無。若不出血。則徐徐注射之。若出血。則於他處更穿刺之。一回之注射量。起初二三次。每回注射三分之一筒。以後每回注射半筒。每週注射二回。此爲適應於我國人體力之法。注射之部位。在臀部筋肉最厚處。注射前診查浸潤及結節之有無。有結節之部位。不可再注射。因增患者之苦痛也。

注射療法。通常以二十次乃至三十次爲一巡圈。卽以撒里矢爾酸汞一瓦乃至一瓦半。在十週乃至十五週間內注射之也。然須顧個人之體力。卽如結核患者、疼痛過敏者及注射後生蔓延之硬結者。皆應停止注射。而以塗擦法代之。

於腦出血、脊髓疾患、眼球疾患等之重症。則用甘汞或灰白油。每八日注射一次。每次注射十分之一瓦。惟稍有疼痛。

甘汞　一、〇

阿列布油　一〇、〇

右注射料。

水銀　三、〇

刺納林　三、〇

阿列布油　四、〇

右每週一次。每次注射十分之一筒。

三　汞劑之第三用法。爲內服法。此法今猶盛行於法蘭西、英吉利等國。不能行塗擦法及注射法時。可用內服法。因內服水銀之作用極不規則也。常用者。爲菲兒各兒、撒里矢爾酸汞等。

菲兒各兒　〇、五

白陶土　適宜

倔里設林　適宜

右混和。爲丸五十粒。每日二次。每次一粒。

撒里矢爾酸汞　〇、三

甘草末　適宜

斯甘草越幾　　適宜

右混和爲丸三十粒。自一日三粒。漸次增加至每日九粒。

四　治療所需之水銀量不多。或欲得緩和作用。例如時時發生薔薇疹者。舌與口腔顯輕症者。已行注射或塗擦療法。擬再行後療法二三週間者。皆可用此吸入法。此法以用懸汞布爲最宜。懸汞布者。由二條浸透汞劑之法蘭絨所成。一吊於胸部。一懸於背部。用紐帶固定其兩端。晝夜懸垂之。則水銀被體溫蒸發。漸次吸收。經以時日。灰白色漸次消退。成爲白色。此時症候如尚未消退。則換用新者。懸汞布用強弱四種。小兒用〇號。大人用二號或三號。一號效力甚弱。多不用之。

此外有用少量泰爾孟之灰白軟膏。每二時塗擦於鼻腔之法。嗅入粉末汞劑之法。插入水銀坐藥於肛門或膣腔之法。

前述諸水銀療法開始之前。若不整理齒牙。則齲齒常起齒齦炎及口內炎。

水銀中毒。有發口內炎。呈流涎、口腔疼痛、口腔惡臭等症者。有發胃痛、嘔氣者。有發疝痛樣腹痛及下痢者。最多者爲紅斑、毛囊炎及皮膚炎、蛋白尿等。蛋白尿能惹起急性實質性腎臟炎而漏血尿。

口內炎。以二〇%格魯謨酸爲最佳。疝痛可與以阿片丁幾。（一日三次、每次十滴）腎臟炎。施牛乳療法。

鑑別其爲黴毒性腎臟炎。抑爲中毒性腎臟炎。可於治療前檢尿一次。治療中。每八日檢尿一次。

中毒症狀及皮膚炎症候顯著之時。立即休藥。待症狀全退後再用之。（此時須注意、以防再中毒）中毒有因一時微恙而起者。有因用藥法不適當而起者。有因體質與此種療法不合者。

水銀療法已終之後。更須反覆施行幾巡圈與否。此爲一問題。在那衣在爾氏及布羅尼愛氏。則謂欲望其根治。故不拘病兆之有無。總以施行間歇的療法爲宜。反之者則謂藥力不能殺滅病菌。僅能爲對症的處置。俟症候明瞭之時。再行之可也。在蒲賴希顧古氏。則謂於感染之初。每四週精查一次。以後每六週乃至八週精查一次。若於其間起斑點、潰瘍或頭痛、關節疾患等症。則令立至醫生處。如是於第二年發薔薇疹、丘疹、乳白圓斑等之時。再行汞劑療法。

沃度劑療法。

頭痛、關節痛、關節骨痛、骨膜炎等。於汞劑療法之外。同時再與以多量之沃度加里。沃度加里之副作用。爲鼻加答兒、頭痛、痤瘡、急性喉頭加答兒、嘔氣及胃加答兒等。欲免此弊。加安知必林或莨菪越幾斯。或代以沃度那篤僧謨。夜間頭痛。與以臭素曹達。

沃度加里	二、〇乃至五、〇
苦味丁幾	二、〇
蒸餾水	一〇〇、〇

右一日三次。食後分服。

沃度加里	二、〇乃至三、〇
撒里矢爾酸那篤僧謨	二、〇乃至三、〇
臭素曹達	二、〇乃至三、〇
蒸餾水	一〇〇、〇

右一日三次每次一食匙。

不能內服沃度加里之時。則用八%溶液。每日十瓦灌腸。

沃度加里之代用品有名沃奇必涅者。爲沃度與胡麻油之複合物。用二五%溶液。每二日以一瓦注射於臀部筋肉內。更有斐氏及枚氏賞用之撒沃琴錠。該錠每粒之含量爲〇、五。無副作用。一日三次每次服二粒。

行全身驅黴療法時。局所療法。亦不可等閑視之。

扁平贅肉　用食鹽水洗滌二三次。撒布甘汞末。或用一〇%格魯兒酸。每三日腐蝕一次。

口腔扁桃腺咽頭等之粘膜圓斑　用二〇%格魯兒酸。每二日腐蝕一次。（豫塗布一〇%硝酸銀水亦可）

口角及鼻脣溝皸裂　用一〇%硝酸銀水腐蝕之。塗擦白降汞膏。

手掌及足蹠乾癬　貼布水銀硬膏。塗布二〇%甘汞、達拉烏買膏。

潰瘍性護謨腫　沃度仿謨撒布。若發炎症。則行昇汞水罨法。

虹彩炎　亞篤羅必涅點眼。

扁桃腺　咽頭之潰瘍性護謨腫。用撒粉器撒布沃度仿謨。潰瘍散在全身之時。則昇汞浴最佳。

蠣殼瘡　水銀硬膏貼布。五〇%格魯謨腐蝕。一千倍昇汞水罨法。沃度仿謨綿紗繃帶。

重症黴毒　感染之初年。護謨腫已與丘疹同發。一般症狀極重。且重症之再發極速。當與以多量之水銀劑、沃度加里。每週行溫浴二次。令其發汗。

惡性黴毒　於不能應用汞劑之時。則與以企篤孟氏煎。

症候間歇時　增其全身營養。行冷水摩擦。避激烈過度之運動及精神過勞等。

晚發皮疹　內服沃度加里及撒沃琴而不消退者。則行汞劑療法。或內服沃度水銀。

沃度加里　八、〇　苦味丁幾　四、〇　蒸餾水　二〇〇、〇

右一日三次。每次一食匙。

沃度水銀　〇、一乃至〇、三　沃度加里　八、〇　蒸餾水　二〇〇、〇

右一日三次。每次一食匙。

其他起神經症狀者。則行汞劑療法。與以沃度加里。

小兒而有蔓延之潰瘍或表皮剝離者。則行昇汞浴。(每次用昇汞一瓦)不然則用半瓦乃至二瓦之水銀軟膏塗擦之。

大抵多用甘汞(〇、〇一乃至〇、〇三、一日三次)及懸汞布。

有遺傳黴毒之疑之虛弱小兒。則令內服沃度鐵舍利別。每日三次。每次半茶匙乃至一茶匙。此亦爲後療法。

除上述之驅黴療法外。有所謂亞篤幾私兒療法者。一時頗有聲價。但副作用頻發。誘起視神經炎而致失明者有之。因此遂無人過問。當此之時。德國艾利氏由化學的療法之研究。而發明化學的六〇六號。即洒爾佛散是也。日本秦氏將其試用於黴毒。效驗卓著。遂公之於世。近來經許多之實驗。確爲現今優良驅黴藥之一。

本劑爲淡黃色硫黃狀微細之粉末。觸於空氣。則變爲劇毒。故常密閉於眞空之玻璃管中。（一管含〇、六）易溶解於水。爲强酸性。可變爲亞爾加里性。然均極疼痛。故常爲中性而用之。

用法有皮下、筋肉及靜脈內注射之三種。靜脈內注射。因甚危險。不適於實地醫家之用。又皮下注射。亦有疼痛。多有殘遺硬結等不快作用。故余專賞用筋肉內注射。

欲注射本劑。須先爲中性溶液。其方法雖有種種。要以左法爲最良。

茲先將溶解時必要之器具記錄於左。

一　乳鉢及乳棒。

二 十瓦液量計一個。

三 一瓦拔配脫（卽滴管）二個。

四 十瓦注射器一具幷針一個。

五 一〇%苛性曹達液。

六 一五%醋酸液。

七 二%沕諾兒酸富泰來因酒精（五〇%）溶液。

八 力低暮司液。

（七八可以銳敏之力低暮司試驗紙代之）

九 白金線。

十 滅菌蒸餾水。

十一 酒精燈。

溶解法 先將本劑容器之頸部。用附屬之小鑢鑢。其原有截痕之周圍。則自能開口。以內容粉末置於乳鉢。用一瓦拔配脫滴加一〇%苛性曹達液。而用乳棒隨滴隨研。（〇、六瓦可加二、〇）則成澄明膠狀之液。內滴加一五%醋酸液。則生黃色之沈澱物。(用一、〇已可爲苛性曹達之半量、然須檢其果爲中和與否)隨滴隨研。以力低暮司試之。果爲中性。則乳劑已成。可加殺菌蒸餾水於其中。使全量爲一〇、〇瓦。即可用。以注射。注射部位在臀部筋肉最厚處。其法同不溶解性水銀劑注射法。

用量。體重一啟羅格蘭姆。用〇、〇一。

禁忌症。爲有非黴毒性血行器疾患、肝臟腎臟疾患者。或於眼底並耳內有疾患者。及神經系統疾患之進行者等。於姙婦及遺傳黴毒小兒。亦須注意。

副作用分爲局所性及全身性之二種。局所性如左。

一　疼痛。

二　硬結。

三　壞疽。

疼痛當視爲必發之症。且於身體之安靜。大有關係。硬結亦然。壞疽形成則甚少。全身性爲發熱。但非必發之症候。除因特異性外。鮮有昇至三十九度者。食思缺乏、嘔氣等症。乃所常見。亦有發猩紅熱樣疹者。

其他六〇六號發明之原理及實驗例、注射法及溶解法。詳見拙著六〇六號療法。

中西醫學會課小啟

陳邦賢 冶愚

處今日而言研究醫學其不為舉世業醫者所唾棄者幾希然慮其唾棄而不言研究醫學吾恐吾國醫學有退化而無進步醫界前途將不堪設想竊不禁因之而有所感焉考吾國醫學始於岐黃備於炎漢中興於唐衰弱於魏晉駁雜於宋元因循於有明塞責於前清新說至咸同時代而始見清末方興迺近年來一般學者視典籍如苴土淪墳索於草萊聞新說則又如寇仇見科學更視若弁髦不知學問無窮期造就無止境雖朝於斯夕於斯竭盡畢生之能力孜孜勤求猶慮其不能得醫學中之奧窔而況其不知實行研究不思交換智識遽欲望吾國醫學之發達烏在其可得耶此所以讀吾國數千年來之醫史見其有退化而無進步輒欲流涕太息作十日哭也嗟嗟學之不講精義奚知學鮮眞知學又奚益中西醫學博大浩瀚愈研究而愈精明愈因循而愈澌滅爰邀萬君叔豪孫君祖烈剏興斯課薈集名流交互砥礪冀挽頹波每季舉行一次假郵筒結翰墨因緣藉文言研醫學眞諦邦人諸友凡百君子諒不乏同志敢望不吝珠玉時錫瑤章是則不佞所禱祝以求者也此啟

中西醫學會課社簡章

一本社取以文會友之義故定名中西醫學會課社
二本社以研究中西醫學交换智識爲宗旨
三本社假中西醫學報爲消息交通機關倘有其他醫報熱心贊助願代作交通機關者本社亦甚歡迎
四本社每季舉行會課一次一年四次日期臨時酌定
五每次卷案假中西醫學報披露其取列前茅者酌贈彩品以示優異
六每次課卷擇尤選登中西醫學報以供衆覽
七每次出題中西各二題或四題以一題卽爲完卷多作者聽
八卷式須歸一律每頁十二行每行二十字字須端正違式不錄
九本社每次概不收費其有願助刋資或彩品者本社當推爲名譽贊成員
十通信處上海英大馬路泥城橋西首龍飛西間壁三十九號醫學書局交陳治愚收

發起人　萬叔豪　陳治愚　孫祖烈　謹啟

中華民國三年四月出版

中西醫學報

第四年第九期

本期之目錄

本報全年十二冊本埠八角四分外埠九角六分上海
英大馬路泥城橋西首龍飛馬車行西間壁三十九號
丁福保醫寓發行

日商仁壽堂大藥房廣告◉醫療用各種藥品◉醫療用各種器械◉工業用各種藥品◉棉花繃帶材料◉閨閣用各種化裝品◉代售各種靈藥

敬啓者本大藥房專向日本著名各大廠販運上等原封藥品並寄售仁丹 日月水 中將湯 胃活 靈效丸等著名靈藥兹値交易伊始特廉價發售以廣招徠 賜顧者請認明牌號庶不致誤此佈

上海虹口吳淞路O字第一五〇號 仁壽堂大藥房謹啟

電話第四〇五七番

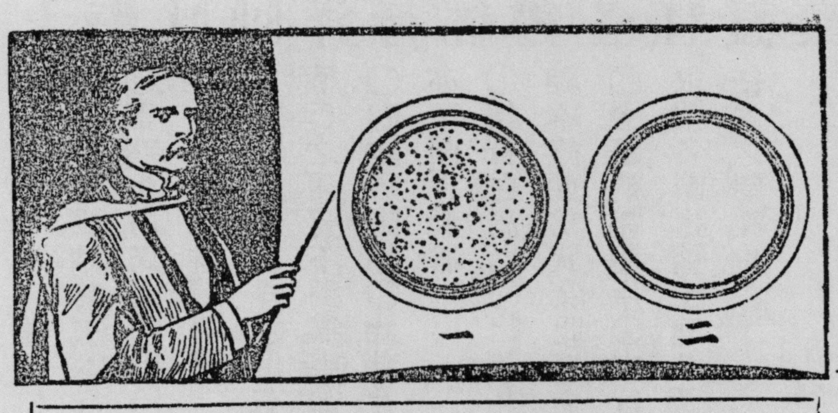

福美明達如何醫治喉痛

喉痛一症、諸醫皆知爲微生蟲之故也此種微生蟲浮沉於空氣中、最易吸入喉際、故欲療治或欲脫免此症之法、莫要於先殺滅此種微生蟲也、福美明達 Formamint 所有殺滅微生蟲獨步之功能、已常有人爲之作證、即如柏靈最著名之格致家、披阿可司該君、曾惠最新奇之證據、用圖說以表明之、其法以玻璃二片、均塗以微生蟲最蕃盛之物質、其中一片、再塗以福美明達所融化之口津、然後將兩片玻璃、露於空氣中、越二日後驗之、見第一片上所有使喉痛及傳染等病之微生蟲、其數倍增、而第二片上之微生蟲、毫無滋生、且所有之微生蟲、盡被福美明達所殺滅、此第二玻片即表明凡服福美明達者、其口與喉所有之喉痛及他種傳染症之微生蟲、亦若是之消滅殆盡也、然購者務須購買眞正華發大藥行之福美明達 Formamint 蓋天下惟有此藥、有如是之功效、此藥爲倫敦華發大藥行所獨製、每瓶五十片、整瓶出售、並不零賣、

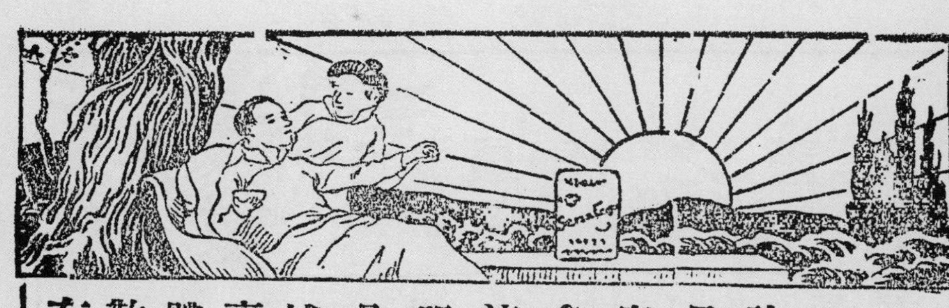

飼養病人

世界名醫皆核定散拿吐瑾Sanatogen延年益壽粉、爲無論病勢輕重、及患病初愈者、無上之食品也、其藥係用最純潔滋補之食物、與最有力滋補之藥料所修合、而實成爲補益腦部、及全體腦筋所必需之質料、所以散拿吐瑾延年益壽粉、有滋補調養之功、而能扶助病人速得復原也、 藍色脫新聞紙云、曾有許多證據、以證明散拿吐瑾延年益壽粉、爲使病人身體復原之食品、凡患諸虛百損等症者、服之更有裨益、 馮雷騰醫學博士云、余在醫院診疾、或出外行醫、常最喜用散拿吐瑾Sanatogen延年益壽粉、與身體軟弱之病人服之、所奏功效、非常滿意、散拿吐瑾Sanatogen延年益壽粉各藥房均有出售

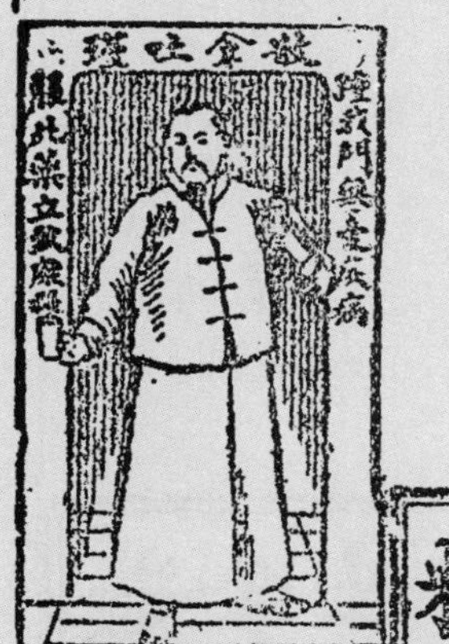

散拿吐瑾延年益壽粉

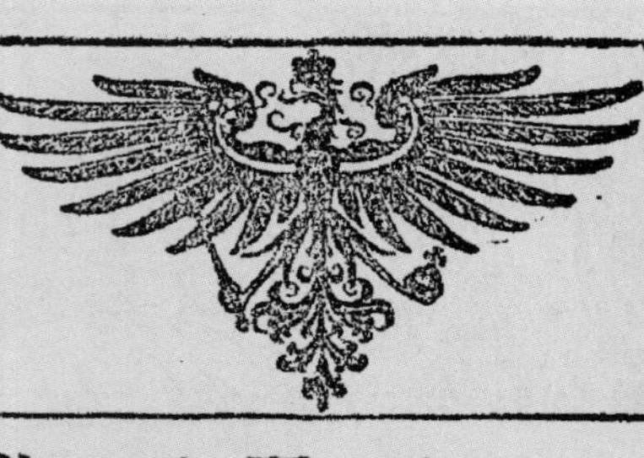

最著之證書

最著之證書

馮雷騰醫學博士、爲栢靈醫學大學堂內、第一醫學講習所之掌教也、

馮雷騰醫學博士、於內科用藥一道、研究最爲專精、故其所致與製造散拿吐瑾延年益壽粉主人之保證書、於閱報諸君覽之、最有裨益焉、其言曰、余在醫院診疾、或出外行醫、常最喜用散拿吐瑾 Sanatogen 延年益壽粉、與身體軟弱之病人服之所奏功效、非常滿意、

馮雷騰頓首

散拿吐瑾Sanatogen延年益壽粉各藥房均有出售

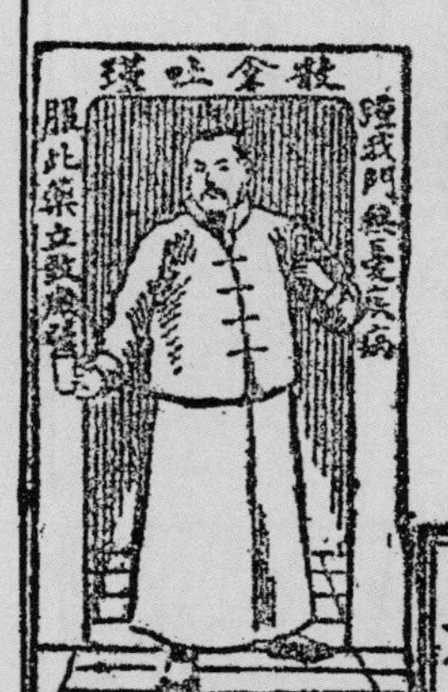

散拿吐瑾延年益壽粉

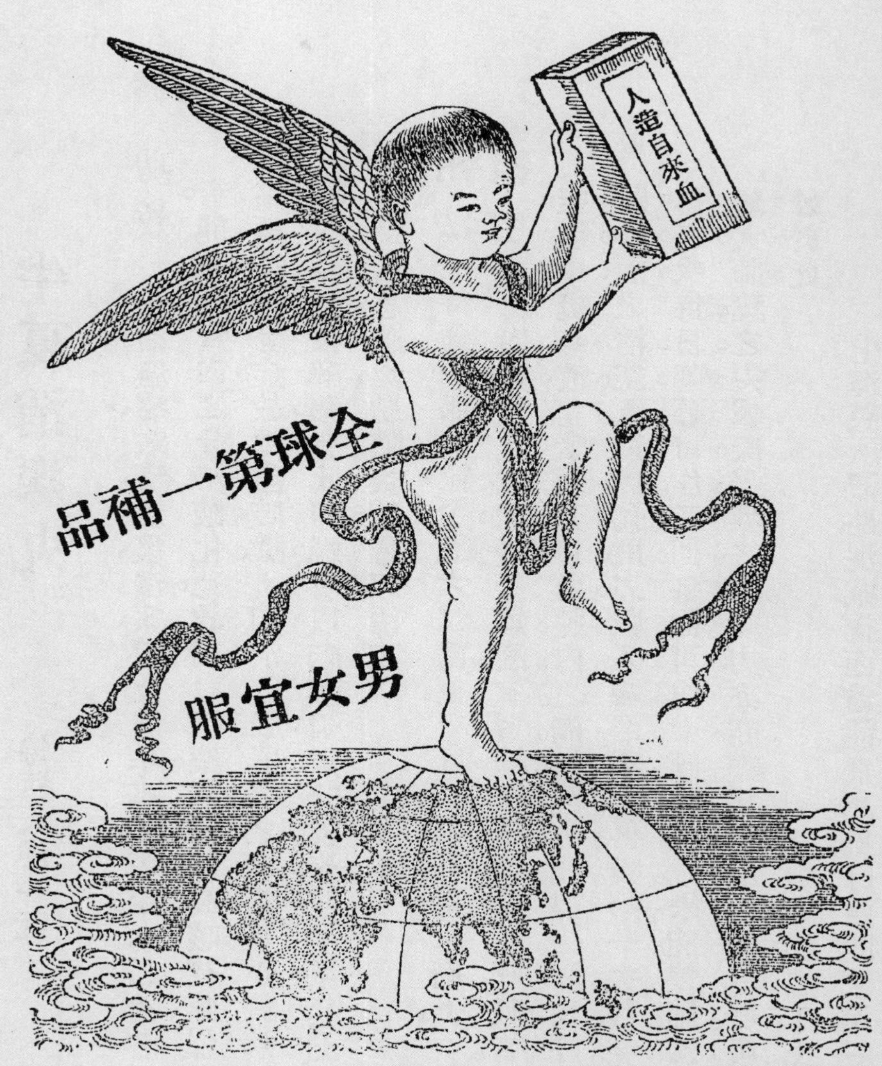

人體之強弱關乎血液之衰旺血旺則百病不生精神煥發造物必求其壽血衰則疾病繼起精神自餒腦筋亦失其功用欲求體軀康健精神充滿到老無病舍服自來血斷難收美滿之效果吾願海內外男女同胞有患貧血病者請服

人造自來血

大瓶二元每打二十元

小瓶一元二角每打十二元

發行所上海四馬路

五洲大藥房

半夏消痰丸

每瓶大洋一元

功效　一治濕痰、寒痰、燥痰、濕痰、以及老年痰多等症。二治各種痰之不易吐出者。能將氣管內之分泌液化薄。故爲袪痰藥。三治晨咳、夜咳、燥咳、寒咳、勞咳、以及傷風咳嗽等症。故爲鎭咳藥。四治呼吸器病之喘息及心臟病之喘息。故又爲呼吸困難之緩解藥。有此四端。所以咽頭炎、氣管支炎、肺勞病、百日咳、流行性感冒、氣管支喘息、肺炎、肋膜炎、等。皆可治之。

用法　每食後服四粒、至五六粒爲止、一日三次、用開水過下、

衛生　房內空氣宜流通。嚴禁煙酒。宜習練深呼吸法。深呼吸者。在日。光。下。潔。淨。之。空。氣。中。挺。身。直。立。緊。閉。其。口。將。肺。內。之。濁。氣。從。鼻。孔。盡。力。呼。出。呼。至。不。能。再。吸。於。是。將。外。面。之。清。空。氣。從。鼻。孔。用。力。吸。入。吸。至。不。能。再。吸。第。一。次。行。完。後。休。息。片。時。再。行。第。二。次。每。日。朝。暮。可。作。二。回。每。回。可。作。十。餘。次。其。效。果。能。使。肺。臟。擴。張。肺。內。之。容。積。變。大。肺。葉。之。尖。因。深。呼。吸。之。鼓。動。力。亦。能。盡。其。功。用。以。營。其。呼。吸。預。防。肺。病。之。法。莫。妙。於。此。

無錫丁氏監製

上海英大馬路泥城橋西首龍飛馬車行西間壁第三十九號醫學書局

敬告閱中西醫學報諸君

啟者敝報自刊行以來已四年於茲銷數日增非同志諸君熱心提倡竭力推廣不致此但敝報以灌輸醫學上之新知識爲宗旨時加改良力求完美以副閱報諸君之雅意尤望同志諸君熱心提倡竭力推廣使醫學上之新知識得以普及此非特敝報之幸抑亦醫界前途之幸也再如閱報而有報費未清者請將所該報費從速擲下以共圖久遠而勉力維持不勝盼禱之至　丁福保謹啟

中西醫學會課社第一次會課題

◎第一題　吾國醫家學派自金元以後始分門戶有主寒涼者有主溫補者有主滋陰者有主攻補者有信古者有趨時者前清醫學家頗不乏人試詳敍各醫家學派之變遷及流弊◎第二題　女子結核病進行時往往不能姙娠然在結核初期受胎者亦不少夫受胎及分娩何以能使潛伏之結核發生其未全愈之結核並何以能增進其病勢請言其理由

以上二題作一題卽爲完卷全作者聽卷式須歸一律每頁十二行每行二十字字須端正陽曆六月終截止卷寄上海英大馬路泥城橋西首龍飛西間壁醫學書局交陳冶愚收

漢魏六朝名家集

邇來泰西學術漸趨亞東、一般學子醉心歐化、古代舊籍、日即消亡、斯文未喪、幾有蕭梁道盡之憂。今則義師光復、不失舊物、條誡訓令、日不暇給、必儆然明白、騫詞高舉、志感綿篤、氣變金石、庶能使人心奮勵、遐邇騰歡。若文之不工、曲趣以覓巧。義之不密、碎辭以爲章、意既不達。羣將受弊。此光武所以加意於詞令。歐國亦特重其文豪也。無錫丁君福保爲維持舊學問計。爰仿嚴鐵橋先生上古六朝文目錄、編輯漢魏六朝人別集、又益以家藏舊刻、共得一百十家。先行刊印初集四十家。曰枚叔集、揚子雲集、班孟堅集、王叔師集、鄭康成集、蔡中郎集、劉公幹集、應德璉集、孔文舉集、王仲宣集、陳孔璋集、阮元瑜集、徐偉長集、魏武帝集、魏文帝集、曹子建集、阮嗣宗集、嵇叔夜集、左太沖集、潘安仁集、陸士衡集、陸士龍集、陶淵明集、謝康樂集、謝法曹集、謝希逸集、顏延年集、鮑明遠集、謝宣城集、梁武帝集、梁簡文帝集、梁元帝集、梁昭明太子集、沈休文集、江文通集、任彥昇集、陳後主集、隋煬帝集。搜輯頗詳密。共三十冊、凡百三家集中之紕繆者、悉訂正之、讀之愛不忍釋。剛健麗則、淵哉鑠乎、斯西京之文也。而揚馬爲尤醇。稟經酌雅、黼黻雍容。斯東京之文也。而匡劉爲尤著。詞句茂美。藻采斐然。而骨力稍頹。斯魏晉之文也。七子潘陸出羣矣、清麗芊綿、情韻不匱。而浮艷高張。斯六朝之文也。顏謝任沈爲近古矣、雖文勝質勝、軌轍不無歧異。而縱心孤往、才藝各有絕倫。對此四十家鉅製。歎爲觀止。苟能家置一編、昕夕研究。庶文諧筆札、均收其效。今丁君之刊是書。謂爲啟迪後進也可、謂爲保存國粹也亦無不可。每部定價十元、今三版預約券每部五元。郵費在內。上海棋盤街文明書局發行。（錄上海民立報）

中華醫藥材料公司藥目序

張世鑣 織孫

今中國競言興實業矣實業而興則民富而國强實業而不興則民貧而國弱此談時事者不易之定論也顧實業不一端而與吾人關係最重而又最切者莫如醫藥中華古藥爲四千年前之物不足以療今人之疾病此在今日雖童騃類能言之且世界交通文明進化學術漸趨於大同而奇異不經見之疾病亦隨文化而俱來苟無精粹適當之藥烏足以起死人而肉白骨耶如是則西藥尚矣不甯惟是西藥之爲用除治療疾病外與種種之實業亦均有密切之關係如農業之肥料雖藉天然之物設供過於求不能不仰給於人工之品如工業之製造物雖藉人工之巧設不藉藥品之功用則精麤雜糅不足昭信用於世由是觀之西藥對於吾人生命上之關係固屬重要而對於實業上之關係又莫不息息相通焉豈可忽視哉然總視國中無一人起而自製以杜外貨而塞漏巵者是誠吾人之恥也中華醫藥材料公司同人有鑒於斯爰集東西洋留學畢業之名宿創設斯業爲各省倡其所出之藥品不特摘英擷采精研無倫足與歐美日本相頡頏卽來自外洋之新藥亦莫不抉擇精嚴效如桴鼓故開業以來未及二年而大江南北之聞名來購者如山陰道上應接不暇焉使非其物品精美信用

克孚者曷克臻此語云不有萌蘗烏有森林不有車輪烏有大輅他日者一公司倡於前衆公司和於後由販賣而製造而發明風馳電激薄影而飛與列國諸大藥肆相馳騁上下於實業競爭場中中國之興或有賴於斯歟或有賴於斯歟

論中西醫學之互有關係

吳鶴齡 子周

歐風東漸中西學術莫不智識交換理解匯參獨於醫學一科往往不能鎔中西於一爐而冶之業中醫者詆西醫業西醫者詆中醫如水火之不相合如冰炭之不相能如枘鑿之不相入是皆於中西醫學未得精蘊不知互有關係而徒互相譏謗者也吾嘗參考中西醫學雖其始開化不同而推究其原則爲民人謀健康除疾苦殆莫不如閉門造車出門合轍焉似無所謂異同也然滄海桑田時代有改革人事有變遷況乎上下睽隔數千年東西相距數萬里人種有黃白等之分居處有海陸等之別飲食異情志殊俗尚不同政敎各別由是而發生疾病講究醫療勢有不能盡同者此中西醫學所以有門戶之見也

雖然天下事相較則有短長相形則分優劣相切磋觀摩則知互有關係考中國之醫學肇自軒岐至炎漢而始大備其間如扁鵲華佗張仲景等輩莫不出神入化擅奇材

異能惜至後世書籍殘缺多所未傳推測其理蓋古聖以爲人身中必有無形之物以馭有形而後能知覺運動其有非剖割所能採取器具所能測量者則通陰陽之理參造化之機以尋其原也不僅以寒治熱以熱治寒以瀉治實以補治虛且有寒因寒用熱因熱用通因通用塞因塞用以及隔一隔二隔三之治法更有下病上取上病下取中病旁取以及攻補兼施寒熱互用先表後裏先裏後表之治法蓋主形迹之粗淺不若主氣化之精深此即中醫尙理之所由來也若夫歐西四千年前埃及有哀斯古拉伯者始傳醫術至西漢時亞力山大創剖驗人身之法遂爲歐西發明醫學之鼻祖其後英醫占拿氏傳種痘新法約翰氏發明電學醫病畢始利氏發明化學醫病羅以司氏發明光學醫病他若舍仇電氏之於外科眞父氏之於痳醉皆於醫學上有卓知特識近如古沸氏創設之細菌學林德根氏發現之愛克斯光線其於外科學上有莫大之應用是故頭蓋胸廓腹腔內各臟器古時所視爲神聖不可侵犯之部位者今亦可用手術以治療之矣蓋以治法之徵諸實驗勝於理想之易致虛浮此西醫尙法之所由來也由此以觀中醫尙理西醫尙法理與法不可偏廢昭昭然矣

吾人平心論之中醫尙理易失之虛浮西醫尙法易失之呆滯莫不各有偏弊必也以

理運籌於中以法徵驗於外無分中西取其長而舍其短自不致有門戶之見庶幾達中西醫學會通之目的獨不解近來習中醫者略記方藥湯歌人身之筋脈不知藥物之性味莫辨從事於類方諸書得其糟粕遂爲應世之具詢以古聖人之良法精義多瞠目撟舌而不能對無怪其以三指殺人甚於白刃也而習西醫者則又僅襲取皮毛其於生理解剖診斷藥物理化諸學不求精通猶之中醫庸庸者流稍涉方藥遽爾問世其其孟浪施治草菅人命豈中西醫學所應如是耶此吾所謂中西醫學未得精蘊不知互有關係而徒互相譏謗者也

嗟嗟學術競爭勢所必至優勝劣敗理固有然今日何日非醫學競爭之時代乎近觀東西各國之人入我通商大埠繁盛之地遍設醫院藥房以奪我利權傾我民心權衡我民之生命有心人所以引爲隱憂者也吾願吾國醫界有識之士發憤振作旣研求實學勢必融會中西上稽古代旁及歐西取其說而參互考證理法並重其精粹者存之其粗泛者去之鎔冶中西醫學於一爐而不存中西醫學門戶之見安見吾中國之醫學不能駕東西各國而上之哉兵法云知彼知己百戰百勝吾國醫界諸君盍其勉諸

中西會通育兒粹言序

陳邦賢 冶愚

天下。間有不孝。其父母之子。斷無不愛小兒之父母。昔扁鵲入咸陽。聞秦人愛小兒。即爲小兒醫。是愛小兒者在往古而已然矣。且所謂愛小兒者。時無論古今。人無論中外。境無論貧富。家無論貴賤。凡父母之對於其所生之小兒。其愛之之心。則無有不同也。設或有因飢飽之不能平均。寒燠之失其常度。調養之不得正當。禁忌之忽焉誤犯。不幸而其小兒忽罹疾病。則爲其父若母者。必惶急異常。焦灼萬分。皇皇然日以延醫診治爲事。惴惴焉時以祈天永命爲懷。念茲在茲。坐立不安。寢食俱廢。此無他。皆愛之一字有以致之也。然有愛之不得其道。其愛之適轉以害之者。每見有天機活潑。嬌小玲瓏。可喜可愛。可欣可慕之小兒。病機伏於隱微而罔知調攝。疾患生於不測而不獲永年。當其父母初見其無熱無痛。飲食如常。猶私心竊喜以爲不致有意外之虞。殊不知患腺病質。患貧血。患營養不良。患神經過敏者。雖無顯著之症狀惹人以注意而論其實質則已具有虛弱之朕兆矣。惟醫者觀其體質。知其將瀕年抱病。病而不易治。治而不易愈。愈而不免復發。終必至於不能永保其生命也。設於此時而告其父母曰。汝子有疾。鮮有不掩耳不樂聞。一如桓侯之忌醫而拒扁鵲者也。嗚呼。若而人者。豈非所謂

中西會通育兒粹言序

愛之未得其道其愛之適轉以害之耶彼草木之萌芽也必培灌得宜方能期其繁茂蓋當其生機甫露調護維艱遇嚴寒酷熱則或枯經驟雨狂風則不達而至於小兒亦何獨不然者是故宜注意於小兒之飢飽宜注意於小兒之寒燠宜注意於小兒之調養宜注意於小兒之禁忌書云如保赤子心誠求之詩云恩斯勤斯鬻子之閔斯經云不治已病治未病是皆育兒之道實即愛兒之道也愛之不得其道其愛之適轉以害之者則非愛兒之道也吾國古今醫籍多育兒格言且往往與新學說相脗合緣仿昌黎氏提要鉤元之法擇其可以會通之古醫格言釋以新義分哺乳飲食衣服沐浴運動睡眠教育攝生疾病九類編輯既竟顏曰中西會通育兒粹言古今相距數千年中西睽隔數萬里而能新舊學說如同出一轍是可見時無論古今人無論中外境無論貧富家無論貴賤斷無有不愛小兒之父母也世之凡爲父母者對於其所生之小兒當求其所以愛之之道以盡其所以愛之之心於育兒之事實上則得之矣

中西會通育兒粹言

丹徒陳邦賢冶愚著

一　哺乳

乳母當擇無病婦人肌肉豐肥性情和平者爲之如病寒者乳寒病瘡者乳毒貪口腹則味不純喜淫慾則氣不清萬密齋

凡乳母有病時爲病乳令兒黃瘦骨蒸盜汗嗞喃夜哭及生諸疾寶鑑

乳母形色所宜其候甚多不可求備但取不狐臭癭瘻氣咳瘡疥癡癃白秃癧瘍瀋脣耳聾齆鼻癲癎等如無此等疾者便可乳兒也千金方

按乳母須身體康健骨格端正筋肉充實五官完整皮膚無疾呼氣無臭全身無潰爛瘢痕無白帶下無狐腋臭方爲合格

乳兒之母當淡滋味一切酒麪肥甘熱物瓜果生冷寒物皆當禁之又須慎七情調六氣以養太和蓋母强則子强母病則子病母寒則子寒母熱則子熱故保嬰者必先保身保嬰易知錄

按乳婦攝生關係至要若有病症則於小兒大有不利必須厚衣服愼飲食即大小

便泄亦宜有常期且須身體潔淨精神爽適寒暑疾痛不致侵入哺兒方強健也

每見士大夫之家於嬰兒多僱乳母其痛癢毫不相關 周于蕃

按小兒食生母之乳最爲合宜不但小兒有益卽產婦亦因授乳可以增食量收子宮止惡露生肌肉故非萬不得已必不可僱乳母倘因有疾病等則不能不僱乳母也

凡兒因乳母致病者事起於隱微人多玩忽醫所不知故乳母稟受之厚薄性情之緩急骨肉之堅脆德行之善惡令兒相肖大有關係不可不慎也 朱丹溪

按僱乳母宜慎重選擇乳母之年齡以二十歲至三十歲爲合格其分娩已非一次者尤善能與其生母分娩期相近身體健壯乳汁良多性質溫和而少嗜慾聰明而好潔淨僱之最爲合宜

凡乳母有娠孕者爲鬾乳令兒臟冷腹急而瀉 蘭閨口識

按孕婦不宜乳兒否則小兒必腹瀉而病

凡兒吮乳初則乳汁漸行其來尙緩而少久則如泉湧急而多則宜防兒氣弱呑咽不及也 育嬰家秘

按產婦起初授乳當以一手爲枕以一手輕按乳房令其鼻孔無遮塞之患若不留意則小兒呼吸閉塞爲患非淺

凡乳兒不可過飽飽則溢而成嘔吐 千金方

按與小兒之乳次數宜多每次之分量宜少

兒病即宜少與乳食若似驚風即宜斷乳 蘭臺軌範

按小兒患寒熱宜停乳

二 飲食

小兒生半年後宜煎陳米稀粥粥面時時與之十月後漸與稠粥爛飯 保嬰易知錄

按小兒六個月以上可常令食粥使其習慣至八個月哺乳即可停止最長以十二個月爲限

小兒以食乳爲主三歲後方可食糕粥五歲後方可食葷腥 慈幼外編

小兒不宜食肉太早非三歲以上勿食 按摩經

凡兒切忌食肉雞肉尤忌螺螄蚌蜆鰻鱉蝦蟹等類皆禁食 保嬰易知錄

養子眞訣云小兒喫熱莫喫冷喫軟莫喫硬喫少莫喫多自然無恙故黏膩乾硬酸鹹

辛。辣。一、切魚、肉、水。果。浮。麪。燒。炙。煨。炒。煎。煿。難。化。之。物。皆宜。禁。絕。小兒。無。知。豈能。知。節。知節。者。父。母。也。（保嬰易知錄）

按兒。童。期。之。初。動物。品。宜。食。半。熟。卵。牛、乳。柔。軟。而。脂。肪。少。之。魚。類。細切。之。良。肉。等。植物。品。宜。食。米。粥。良。麪。麭。餈。豆。腐。餛。飩。等。稍長。則。與。以。纖。維。較。少。之。蔬。菜。等。薯類。豆。類。易。起。醱。酵。不宜。多。與。海草。菌。類。等。則無。可。與。者。至水。果。爲。小。兒。最。嗜。好。之。物。至第。十。八。個。月。始。可。稍。與。之。至。五。六。歲。則可。與、以、普通。之。食。物。然此。際。尙。不。可。與。以。脂。肪。多。之。硬、肉、類。硬。飯。硬。而。香。之。物。乾。物。鹽。魚、肉。及。酸。味。强。之。物。等。其他。若。種。種。之。酒。類。濃茶。咖。啡。胡。椒。芥子。煙。草。等。皆易。害。神經。系。心。臟。胃。腸。且。酒。能。生。種。種。之。惡。習。慣。故必自。早。切。戒。之。至。其。分。量。度。數。溫。度。等。尤。當。注。意。分。量。須。應。乎。體。力。而無。一。定。之。限。制。度數。當。日。給。少。量。四。五。回。決不。可。一。時。濫。與。之。也。溫。度。宜。冷。熱。適。中。過。冷。之。物。固。不。宜。過熱。物。亦。有。害。於。胃。又。若。冷。熱。之。物。同時。與。之。愈爲。有。害。

三　衣服

俗云。要得。小。兒。安。常帶。三。分。飢。與。寒。此說。甚。譌。要知。小。兒。臟。腑。脆。薄。飢飽。寒。暑。皆不。能。耐。全。賴。調。養。得。宜。若帶。三。分。飢。寒。恐帶。飢。則。多。啼。哭。帶寒。則。多。感。冒。誠不。宜。也。蓋要。得。

小兒安須常調飢與寒大約調養之法只要先飢與食不可過飽先寒與衣不可太暖 傳家寶

按食物爲發育身體之資料小兒之身體各部發育最盛需多量之食物不可過多須應其消化力而與之至衣服氣候寒冷時宜重襲以防體溫之散失小兒因熱之發生力微弱故尤宜重襲也但不可太過

小兒始生肌膚未實宜單衣不宜暖衣宜舊絮不宜新綿 巢氏病原

童子不衣裘裳 曲禮

按小兒着厚衣足以弱皮膚且不能使之熟睡裸背袒胸露臂赤足皆屬惡風固宜戒免而衣裳重疊汗流氣喘亦非衛生之道也

凡養兒寒則加衣熱則除綿過寒則氣滯而血凝過熱則汗出而腠理泄 寶鑑

按小兒衣服宜應其身體之溫度而增減之過薄則易罹感冒過厚則皮膚薄弱

小兒衣裳被褥須用醋炭熏過或日光照過方可衣 錢仲陽

按小兒衣服當清潔忌潮濕免黴菌隱伏於內

四　沐浴

小兒臨浴時須擇無風密處湯須不冷不熱適可而止不可久在水中冬月防其受寒夏月恐其傷熱（醫宗金鑑）

按嬰孩在數月內沐浴之水當在法倫表九十八度至半歲可在九十五度康健之孩一歲可減至九十度浴室宜溫浴時宜短身上濕潤宜速拭乾

五 運動

兒初生形骸雖具筋骨甚柔猶草木之柔條軟梗可曲可直或俯或仰也故百日之內不可豎抱豎抱則頭傾項軟有天柱倒側之虞半歲前不可獨坐獨坐則脊骨受傷有龜背傴僂之疾（大生要旨）

按嬰兒骨骼中礦物質少而動物質多易致屈曲其臥立坐等均須注意

兒生三百日母當扶教兒立周歲之後母當扶教兒行（張渙）

按小兒初步行速者經一年遲者經十六七月將滿二年而尚不克步行者必因小兒極虛弱或骨之發育不良所致步行之初必注意扶助之

小兒宜見地氣尤宜見風日不見地氣風日則肌膚柔軟易得損傷嘗見富貴之家重茵疊被日在懷抱雖數歲亦未能行而田舍小兒終日暴露或飢或寒絕無他病譬如

草木生於深山大澤中容易合抱至園圃奇材異卉縱加培植多有秀而不實者豈貴賤之理有異哉 巢氏病原

若日捧懷抱不見風日不着地氣以致筋骨緩弱數歲不行一失調護疾病乃生此皆保育太過之失 張渙

小兒於天氣和暖宜抱出日中嬉戲頻見風日則血肉因之緊固可耐風寒不致生疾 按摩經

無風日暖當抱出遊戲 馮氏錦囊

按父母過於慈愛使小兒常避風日不爲戶外之運動冬日則屋內煖爐甚熾空氣汚濁以致血質變壞其天年本可壽者恐不及半而夭折矣是曰優柔之保育

六 睡眠

小兒初生宜多睡勿強與乳自然長而少病 保生要法

按安眠爲小兒必要之事故當小兒睡眠時周圍宜靜寂勿使驚覺致擾亂其神經作用若屢於小兒睡眠及半而驚起之必致損其身體之健康初生兒於哺乳以外大抵睡眠睡眠未醒之小兒宜勿哺乳

臥兒。冬用木桶。夏用竹筐。必須直身向明而臥。倘背明向暗。則兒眼仰看亮光。易致目睛上竄。臥旁切近之處。不可有悅目引看之物。致兒側視。目睛左竄右竄。兒帽面前。亦不可用五彩之飾。亦恐惹兒仰視也。察微錄

按覺官之刺戟。不可過強。凡強烈而神速之光線。與朦朧之光線。以及其非正面而射入小兒之眼者。皆有害於眼也。

七　教育

月內小兒。不可聞啼即抱。一啼便乳。大生要旨

凡富貴之家。不宜爲兒新製綾羅華麗之服。琢玉篇

凡小兒於戲謔之物。不令恐樂刀劍凶具。無使摸捉。莫近猿猴。近則傷意。莫抱雞雀。抱恐傷眼。男方學語。勿令揮霍。會坐勿久。致令腰折。行莫令早。筋骨柔弱。雷鳴擊鼓。莫爲掩耳。睡臥須節。須令早起。飲食休過。飽衣勿重。襲常食蔬羹。休哺美味。甘肥酸冷。薑蒜瓜菜油膩生茄。切勿過食。夜莫停燈。晝莫說鬼。睡莫當風。坐莫近水。笑極與和。哭極與喜。笑哭之後。莫即與乳。馮氏錦囊

小兒能言。必教之以正言。如鄙俚之言。勿語也。能食則教之恭敬。如褻慢之習。勿作也。

能坐能行則扶持之勿使傾跌也宗族鄉黨之人則教以親疎尊卑長幼之分勿使媟嫚也言語問答教以誠實勿使欺妄也賓客往來教以拜揖迎送勿使退避也衣服器用五穀六畜之類遇物則教之使其知之也或教以數目或教以方隅或教以歲月時日之類如此則不但無疾而知識亦早矣（育嬰家秘）

小兒玩弄嬉戲常在目前之物不可強奪去之使其生怒但勿令弄刀劍銜銅錢近水火入廟堂見鬼神耳（育嬰家秘）

小兒勿令入神廟恐精神閃灼致生怖畏（按摩經）

按吾國教小兒之法每多不合往往有害於德育智育體育如小兒欲食物則哭索玩物則哭而世人每如其意而與之至後日卽以哭爲詐人之具是長其驕心也小兒偶爲物所傾跌而家人不告以宜處處留心反擊物代小兒出氣以止其哭是長其自是也他如積錢教其鄙嗇以華飾導其奢靡以罵詈教其暴戾皆傷於德者也餘如拜佛喫素叫魂退鬼求籤許願等迷信事以及小兒抛棄食物不諭以惜穀之正理而懼之以雷神小兒不解日月交食學理而謂有物吞噬可以相救小兒好擧物以問輒厭其煩漫應之曰非孺子所知不能詳告之如此類者皆傷於智者也再

如禮法之地每任其跛倚庭院之間反止其跳躍以果餌充饜爲補養以衣履垢敝爲頑樸如此類者皆傷於體者也世之育兒者可不慎哉

八　攝生

古法拭口多用黃連者不知黃連大苦大寒小兒以胃氣爲主安得初生卽可以苦劣之氣相犯致損胃氣則他日變嘔變瀉由此而起大非所宜（張景岳）

按分娩後初出大便帶黃色母乳中確有此作用故分娩後務使食母乳吾國習俗必先使服黃連往往因其質不純含有害物質屢有釀成疾病等事此不可不注意也

小兒無病切忌服藥否則遇疾無效（疾呼錄）

按小兒發育未全如初出之花蕊全賴滋養灌溉不宜摧殘

調攝小兒之法病家能知之者千不得一（寶鑑）

按小兒之病較諸大人則難於發見故小兒病每易於急劇以其初不惹人以注意也

九　疾病

小兒有疾口不能言脈無可診名曰啞科醫者不可不究其病源而病家亦須詳審而明言之愚者拱默而令醫師切脈以試其知病否是以兒命爲鵠也　活幼錫言

未診先問最爲有準　孫眞人

只圖愈疾不欲困醫　蘇東坡

小兒致疾之由有婢媼明知而不敢言者當委曲善詢之若加以聲色是緘其口也　徐靈胎

按診小兒既往症小兒既不能自述又不便詳悉檢查是當追問於其父母或看護者且須詳詢父母健否有無結核之遺傳病姙娠中母體若何小兒之血族生死若何如有死亡者則爲何種病症哺乳之關係若何爲生母耶爲乳母耶爲人工營養法耶生後若干月始發生乳齒其後之經過良否其他詢問姓名年齡生後曾否患痳疹痘瘡等與成人同

右中西會通育兒粹言丹徒陳邦賢冶愚著。陳君冶愚於余爲文字交。自從事於中西醫學。已歷有年所。覃思博覽。致力彌篤。嘗以溝通中西醫學爲已任。著述尤多。近有鑒於吾國之育兒家。保育多不得其道。致小兒之因是而病。病而死者。每歲不可以僂指計。爰特著中西會通育兒粹言。共分九類。一哺乳。二飲食。三衣服。四沐浴。五運動。六睡眠。七敎育。八攝生。九疾病。是書選擇古醫籍之育兒格言。就其中之與近世紀新學說脗合者。薈萃衆說。條分縷晰。并注新學說於每條之後。以互相發明。擇焉而精。語焉而詳。保育小兒之道。悉備於此洋洋數千言中。世之育兒家。所當奉爲枕中秘也。民國三年四月無錫萬青選跋

黴毒與淋病新療法

陽湖李祥麟振軒譯述

淋病 Tripper Gomorrhoe

尿道之長在男子則因陰莖之形狀與大小各人不同。故尿道之長。亦不能一定。其大略如左。

最小値（成人）　一四糎乃至二四糎

平均値（成人）　一八糎乃至二〇糎

初生兒　五糎乃至六糎

一二歲小兒　六糎乃至七糎

五歲小兒　八糎乃至一〇糎

春機發動期　一〇糎乃至二〇糎

今將大人尿道之長。依解剖的部位而區別之則如左。

海綿體部　一七糎乃至一九糎（固定海綿體部六、五糎）

振莖部　七糎乃至九糎

固定部　一〇糎

移行部　〇、三糎

攝護腺部　二、〇糎乃至二、五糎

膜樣部　一、〇糎乃至二、七糎

更加入

故全長爲二〇、五糎乃至二四、七糎。

四五歲之小兒則如左。

固定海綿體部　二、三糎乃至三、四糎

振莖部　三、五糎乃至四糎

固定部　五糎乃至六糎

移行部　〇、三糎

攝護腺部　一、三糎

膜樣部　〇、七糎

尿道之擴張力。以球狀部及攝護腺部爲最大。及至尿道外口則狹小。但尿道外口之直前。稍爲廣大。

在女子則爲二、五粴乃至四、三粴。其擴張力。據奇孟氏之說。謂直徑達於三粴。（在普通則爲二粴）周圍六粴乃至六、二七粴。時有達於七粴者。處女則爲四、七粴。時有達於六、三粴者。

輸尿管之長爲二八粴乃至三四粴。移行部爲四粴乃至六粴。輸尿管隆起部之擴張。於膀胱充盈時則達於四粴。相互輸尿管孔之距離爲二粴。

膀胱容量各人不同。大約爲三六〇瓦

腎臟位於脊椎之兩側長爲一一粴乃至一二粴。幅五粴乃至六粴。厚三粴乃至四粴。容積平均爲一三五立方粴。重量爲一五〇瓦。

泌尿器疾患檢查法

甲　尿檢查

一尿量　男子一晝夜之尿量爲一五〇〇瓦乃至二〇〇〇瓦。女子爲一〇〇〇瓦乃至一五〇〇瓦。平均一五〇〇瓦。

尿量增多。尿崩症、糖尿病、萎縮腎、腎盂炎、病的液體產物之吸收及攝取多量之飲料時來之。

尿量減少。過度之發汗後、激烈下痢之際、滲出物及濾液貯留、發熱、飲用物之缺乏、急性腎臟炎、血壓下降（心臟諸病）等時來之。通尿管插入後或腎痛之際。亦有來之者。

二反應　酸性。

檢定法。青色及紫色力低暮司紙變赤。

酸性增加。尿濃厚時來之。例如發熱、發汗、下痢、病的液體貯留等。蛋白質破壞。例如發熱及攝取多量肉食時。亦有來之者。

酸性減少及消失。水分攝取增加之際。炭酸性或植物性酸亞爾加里攝取之時。胃酸消耗（食後二三時間、胃洗滌及嘔吐）之際。病的液體產物速被吸收之時。亞爾加里組織液混於尿中。或尿起安母尼亞性醱酵時等來之。

檢定法。以青色力低暮司紙試之變赤。赤色力低暮司紙變青者。則爲中性。赤色或紫色力低暮司紙變青。黃色姜黃紙變褐色者。則爲亞爾加里性。尿之安母尼亞性醱酵之檢定法。與亞爾加里性檢定法相同。惟變青之力低暮司紙乾燥後則褪色。此爲其鑑別之處。尿之安母尼亞性醱酵。蓋因尿中存有黴菌之故。

祥麟案安母尼亞本係亞爾加里性。故檢定法同變靑之力低暮司紙褪色者。蓋安母尼亞遇乾卽揮散也。

三色　普通之尿雖多無色有時亦有呈黃色及赤色者。色於尿之濃度增加時及因出血海莫苦洛並吸收時來之。(尿濃厚故)尿稀薄時。如新陳代謝減少之際、(貧血惡液性狀態)一定之腎臟疾患(萎縮腎、澱粉樣變性)等。又糖尿病之際。其色卽減褪。

血色素之化學的證明法　加數滴之加里滷汁。使尿成强亞爾加里性。煑沸之。則生血赤色之浮游狀沈渣。(此反應在亞爾加里性尿甚爲確實)此爲海爾雷兒氏法。尿若不呈酸性。則使變爲酸性。以新鮮之卡野古羅丁幾與的列並底油各等分振盪液用造層法試之。或用希夏氏之混合液。(冰醋酸二〇、蒸餾水一〇、的列並底油、無水酒精、哥囉仿謨各一〇〇、〇)用上法。則於接觸面呈靑色環輪。是爲馮琴氏法。較前者更確實。鹽化鐵之酸化劑及膿亦有呈同樣之反應者。但膿無的列並底油時亦起之。血色素證明之最敏銳試驗法。有賞用使變化成泰衣氏結晶之法。但此法頗費技術。行之非易。

海買託拍爾斐林之化學的證明法　取尿五〇立方糎。以酸化拔僧謨冷飽和液。與一〇％鹽化拔僧謨溶液之等量混合液沈澱之。其沈澱物。先用水。繼用酒精屢屢洗滌之。然後將無水酒精一〇瓦、鹽酸六滴乃至八滴之混合液溫之。數回注加於其內。則呈赤色。更加安母尼亞。則呈黃色。

腎臟出血尿道出血之差異及出血之病理

由尿道而來之出血。爲粗大之血塊。有特異之形狀。膀胱出血之際。含有多量之血液。尤以尿終時爲最多。膀胱洗滌之際。其流出液常帶血液。若由上部尿道發生者。常於洗滌後經數分時現之。(流出液中)放尿時之出血。由尿道而來。尿終時之出血。由膀胱基部或攝護腺而來。其他可以症候小挺子、膀胱鏡、尿道鏡等區別之。

由腎臟而來之出血。用分尿檢查法。各玻璃杯內之尿。皆含平等之血液。且現血液圓壔及腎臟圓壔與腎臟疾患之諸症狀。辨別頗易。最確實之鑑別法。除用膀胱鏡外。無他法也。

當黏膜加答兒之際。於膿球之外。有少量之血液。且在運動後發生。則可疑其爲膀胱結石。若於酸性尿中含有血樣膿狀之片塊者。可疑其爲結核。排泄純粹血液極速於一定時後消失。忽又發現者。可疑其爲膀胱腫瘍。

四清濁　生理的酸性尿。普通多澄明。其溷濁者。因尿道分泌物之混入。或因尿酸鹽類、(此溷濁將尿加熱卽消失)燐酸鹽類、(尿爲亞爾加里性之時則加醋酸消失)蓚酸石灰、(注加鹽酸消失)結晶性尿酸、(注加里滷汁消失)血液、黴菌、精蟲及攝護腺分泌物,(鏡檢知之)乳糜或脂肪(加酒精依的兒證明)等存在之故。

五比重　健康者之尿。在一〇一五乃至一〇二五之間。其低下達於一〇〇一者。卽爲稀釋尿。於萎縮腎、尿崩症、腎盂炎等症來之。反之其上昇達於一〇六〇者。則爲稠厚尿。糖尿病、發熱、下痢、强度之發汗等症來之。

六病的　尿之成分及蛋白與葡萄糖之證明法。詳見內科書與診斷書。

七淋絲　因尿道炎衝結果而來。其形有種種。有自二三粍至二糎者。有如微細之針頭者。有如玻璃而帶彈力。捕捉時。纏絡於白金線者。有一端膨大者。有溷濁如乳者。有帽針頭大短小稍帶淡黃色如，形者。有微細如綿屑者。各種淋絲鏡檢上。見有黏液、脂肪、崩壞之細胞、膿球、上皮細胞、(大扁平上皮細胞多由表面黏膜變化部分而來、移行上皮細胞、由增殖部而來。圓壔狀細胞、由尿道及攝護腺而來)黴菌、精蟲及尿鹽類等淋絲透明者。細胞組織少。黃色者。膿球多細小而屈曲間有透明部分者。鏡檢上見其爲表皮細胞之集簇而成。蓋由攝護腺輸出管而來。一糎乃至一、五糎之細小屈曲。鏡檢上見有精蟲者。主由輸尿管而來同大而較長者由攝護腺而來。

八分尿檢查法　欲知尿道何部分有疾。用此法。卽於檢查前令患者放尿於甲乙二個玻璃杯。先放於甲杯中。俟將完時放少許於乙杯中。如甲杯之尿溷濁。乙杯之尿清澄者。則爲前部尿道炎。乙杯之尿亦溷濁者。則爲全部尿道炎。（詳見後）

乙　泌尿器器械之消毒

一　金屬製器具。（通尿管、擴張器）則置於百分之一曹達水中煑沸後（五分鐘）用之。或用百分之五石炭酸亦可。

二　護謨製器具置於蒸餾水內煑沸後（五分鐘）用之。

三　絹絲製器具。（法國製通尿管）不可煑沸。須用昇汞水或蒸氣消毒。

甲昇汞消毒　先將器具用水洗滌。後置於千倍之昇汞水中十分時後用之。

乙蒸氣消毒　器具包以布片。置於蒸氣消毒器中十五分乃至二十分時後用之。

丙　黏滑劑

凡插入器具於尿道內之第一件事。爲用黏滑劑。使器具滑順。黏滑劑之處方如左。

百分之二乃至百分之五硼酸倔里設林

或

篤頼軋剛塔護謨末（トラガカンタゴム）末 四、五

倔里設林 三〇、〇

水 一五〇、〇

右須消毒殺菌。

丁 通尿管插入法

先使患者仰臥。醫生立於其左方。挾陰莖於左手之第三指及第四指之間。用第一指及第二指將尿道外口引開。以右手所持之通尿管插入之。此際通尿管與腹壁之正中線。須取平行之位置。用左手將陰莖向通尿管一方面徐徐移動。通尿管尖端達於球狀部卽感抵抗之時。將通尿管之後端。漸漸由腹壁晝半圓形。隨晝隨舉以插入之。此時務須忍耐。決不可用暴力。

或將通尿管保其平行位置於左部鼠蹊腺上。至尖端達球狀部感抵抗時。將通尿管

之後端。迴轉至正中線後。照上述插入之亦可。

各論

一　男子淋疾

原因　係那衣在爾氏發見之郭諾壳根爲一種之雙球菌。形如蠶豆相併列。常以二乘數分裂之竄入於膿球中。不竄入於上皮細胞中。

診斷　若不將分泌物染色。置於顯微鏡下檢查。則不能確定。蓋有非淋疾性尿道炎故也。

染色法可用左之三法。

第一　列布氏亞爾加里性美企倫青溶液。

美企倫青	五、〇
加里滷汁	二滴
無水酒精	一〇〇、〇
蒸餾水	四〇〇、〇

右濾過。爲染色料。

用法　於正規處置之標本上。滴加染料數滴。放置數分時。後用水洗之。俟乾燥後。即用油浸裝置檢之。(不用被覆玻璃)其時郭諾売根染成深藍色。歷歷可辨。

第二　古勞氏染色法

尿道中含有數種雙球菌時。用此最妙。蓋郭諾売根因本法脫色。可以鑑別之也。

一　先以濃厚亞爾加里性健質亞那紫溶液一〇、〇及亞尼林水九〇、〇之混合液染之。三分時後。用濾紙乾燥之。

二　浸於沃度與沃度加里液中二分時。乾燥之。

三　用百分之九五亞爾個保兒脫色。乾燥之。

四　用稀薄石炭酸弗克辛溶液(蒸餾水二〇、〇中含石炭酸弗克辛溶液一、〇者)染之。三十分時。則僅郭諾売根染成鮮赤色。其他之雙球菌。則爲暗藍色。

第三　溫那氏及潑朋氏染色法

美企倫綠　〇、一五

四洛賓(ピロニン)　〇、一五

酒精　二、五

倔里設林　二〇、〇

百分之二石炭酸水　七、七〇

用法　以此液滴於標本上。經半分時之後。用水洗滌。俟其乾燥之後。置於顯微鏡下檢之。則淋菌呈鮮紅色。膿球呈蒼綠色。可得美麗標本。

急性淋疾　由尿道漏出膿樣液之時。膿液中已現淋菌者。可即試行頓挫療法。但須合於左之限制。

一　距最終之交接。不過五六日以內者。

二　尿道口無强度之發赤腫脹及疼痛者。

三　雖入旺盛期。而尚未經過二十四時間以上者。

四　分泌液中之淋菌。細胞內細胞外。俱有膿球與表皮細胞。其數相當者。

五　第一杯尿稍溷濁。第二杯尿全清澄者。

患者合於上列各條之時。則先令其放尿。而後注入次之溶液於前部尿道。

亞爾拔兒肯　二、〇

蒸餾水　一〇〇、〇

右尿道注入料。

蛋白化銀	四、〇
倔里設林	一二、〇
蒸餾水	一〇〇、〇

右尿道注入料。

先將尿道口嚴密消毒。後用能容十瓦乃至十五瓦之尿道注入器。注入與體溫同度之藥液。次令患者把持外尿道口。不令藥液外洩。歷三分乃至五分時。然後放手。藥液注入前。可用古加乙涅、握衣加因（オイカイン）等爲痲痺。藥然不甚效。此注入不論分泌液中菌之存在與否尿道及膀胱。如不顯激烈之刺戟症狀者。可於三日內反覆行之。最初之注入。能令尿道過敏。故後二日。以稀釋溶液用伽耐氏法注入之爲宜。患者須教以對於淋病之攝生法。第一宜絕對的安靜。其餘應守之攝生法如下。

一　患者每日須有一二次之大便。

二　嚴禁過度之運動及交接。

三 禁飲酒及刺戟性食餌。

四 食物只能食羹、菜蔬、肉類、脂肪、牛乳、可可、番茶、少量之炭酸水、稀釋葡萄酒等。於就眠前不可飲食。

五 局所用淨水洗滌。一日數次。以保清潔。有膿漏出。則以綿紗或脫脂綿包於尿道口。接觸於局部之手指。須立卽洗滌消毒。

六 本症有檢尿之必要。故受診前。須留尿不放。以待醫生診查。

七 受尿道注入之處置者。於注入前。可以放尿。

八 膿液之流出止時。淋疾並非全愈。交接仍須慎重。

前部尿道三次注入完時。淋菌消滅分泌減退者。於六日內仍須檢尿。如無再發症狀。則頓挫療法蓋已奏功。

感染後。經過在六日以上及自覺障害雖不甚大而病症既已增惡者。皆不能施行頓挫療法。於此則有緩和頓挫療法在焉。

其法。用具有圓錐狀軟護謨嘴管膀胱注入器。及依伽耐氏法洗滌前部尿道。

譯者案伽耐氏洗滌法。詳見拙著泌尿生殖器病學。

一千倍亞爾拔兒肯水
五百倍蛋白化銀水
四千倍過滿俺酸加里水
四千倍依篤洛兒（イトロール）水

以上液二百五十瓦爲一回料。（始終保其爲三十七度）一日一回或二回洗滌之。洗滌之時。患者仰臥爲最便利。洗滌液之高壓。能令外括約筋收縮。因之前部尿道擴張。注射液遍及於全壁也。

已逸時機者。不可應用頓挫療法。

此時以確定病在何處爲最要。可用前述之分尿檢查法。最好用耶泰松氏灌注試驗法。較爲確實也。

耶泰松氏灌注試驗法者。將大納拉頓通尿管插入至球狀部。（即至外括約筋）以硼酸水灌注尿道前部。俟其流出液澄明之後。令其排尿。觀其尿中溷濁之有無。即知其爲後頭尿道疾患或膀胱疾患也。

急性前部尿道淋病。刺戟症狀不劇。無血液漏出。放尿時疼痛亦輕微。第一杯尿溷濁。

第二杯尿清澄者。內服左方。

白檀油　一五、〇

薄荷油　十滴

右一日三回。每回五滴。內用。

重曹　二五、〇

蓽澄茄末　二五、〇

右一日三回。每回一茶匙。和水服用。食前。

長梯兒（ザンナール）　一日三回每回二十五滴

角諸桑（膠囊）　一日三回每回二個

白檀油（膠囊）　一日三回每回〇、五

試行局部注入法。若無刺戟症狀。則可令患者自己亦注射之。一日三回。藥液處方如左。

百分之〇、二五乃至百分之〇、五蛋白化銀

百分之〇、一乃至百分之〇、二亞爾拔兒肯

百分之〇、〇三乃至百分之〇、〇五依比答爾茄涅
百分之二乃至百分之三依比知阿兒
可用十瓦之尿道注入器。有圓錐狀硬護謨嘴管者。（於尿道下裂、則用橄欖形嘴管者）徐徐注入之。注入時。全仗尿道把持得法。以不甚覺緊張及無激痛爲宜。把持得法。藥液容易注入多量。
欲知治療經過。每週用顯微鏡檢視尿中之分泌物（卽淋絲）二次。若經三次顯微鏡檢查。不見淋菌者。則將上記藥液中之一與下列收歛劑之一。交互注入之。

四百倍乃至二百倍	硫酸亞鉛溶液
二百倍乃至百倍	列曹兒聖溶液
四千倍	過滿俺酸加里溶液
五百倍	硝酸銀溶液
四百倍乃至百倍	硫基石炭酸亞鉛液
硫酸亞鉛	〇、二五
醋酸鉛	〇、二五

蒸餾水　一〇〇．〇

右尿道注入料。

如是二週。若不現淋菌。則單注入收歛劑。繼續注入八日。則停止治療。若經過三週。而淋菌尙存在。或於收歛療法之經過中淋菌復顯者。則注入濃厚銀劑。於急性全部尿道淋疾。兩杯尿均溷濁。第一杯尿較第二杯尤溷濁。有輕微之尿意頻數及會陰部疼痛者。則於起始二週間。廢局所療法。專守攝生法。另外每日用溫湯行全身浴或坐浴一次。並投前記之內服劑。

若第二杯尿淸澄者。可徐徐行局所療法。與急性前部尿道炎同。或用伽耐氏法之灌注器及膀胱注入器洗滌之。因水壓能排除括約筋之抵抗力。故不必用通尿管。若括約筋之抵抗强大時。則豫注入百分之一古加乙涅、握衣加因（オイカイン）阿里冰（アリピン）等。用通尿管洗滌之。藥液處方如左。

四千倍　過滿俺酸加里水

一千倍　亞爾拔兒肯

五百倍　蛋白化銀

四千倍　　依比答爾茄涅

患者之大半。無插入通尿管之必要。令患者作放尿之狀。則括約筋自然弛緩。

經過長久之後部尿道炎。用克庸氏法點滴硝酸銀水。（四百倍、乃至五十倍隔日一次）可得良好之效果。

祥麟案克庸氏點滴法。詳見拙著泌尿生殖器病學。

夜間之勃起及遺精。可服左方。

貌羅謨樟腦　〇、二

忽布腺　〇、二

右入膠囊。分爲六個。每次一個。就眠前服用。

臭剝　四、〇

臭曹　二、〇

臭素安母尼亞　二、〇

水　一〇〇、〇

右每次一食匙。就眠前服。

如起膀胱炎有逼迫的尿意頻數。放尿後出血、下腹部疼痛（兩杯尿之溷濁相等）者。則令安靜睡眠。並食牛乳。行坐浴。施溫罨法於下腹及會陰部。整理便通。內服左劑。

撒魯兒　一、〇

或

梯斯篤撥林（チストプリン）　一、〇

或

阿斯必林　一、〇

或

樟腦酸　一、〇

右一日三次。

烏華烏兒矢葉煎　二〇、〇（二〇〇、〇）

右一日三次分服。

或

烏魯篤羅並　一、〇

海篤刺林（ヘトラリン）　一、〇

或

海爾米篤兒　一、〇

右一日三次。

煎劑令患者自製爲便。

近時對於此種之疾患。有用僕洛培爾丁（ボロベルチン）者。用量一日二瓦乃至三瓦。但有生胃腸障害之虞。余常佐以健胃劑而用之。

淋疾侵後部尿道之時。常須行攝護腺診查。攝護腺炎之診查。非僅據局部之疼痛腫脹而已。必須將其分泌液行精細之顯微鏡的檢查。

採取分泌液。可令其放尿。或洗滌尿道。行攝護腺按摩。將漏出之分泌液。置於載物玻璃上細檢之。攝護腺炎時。分泌液中含有列企輕小體與多數之多核白血球及淋菌。

攝護腺炎之療法。除用後部尿道炎療法外。用鎭痛坐藥、坐浴。并以亞爾資褁兒掰路氏肛門冷湯器。冷熱交互用之。又由直腸行按摩術。

莨菪越幾斯　〇、〇二

阿片末　〇、〇二

加加阿脂　二、〇

右爲肛門坐藥。

鹽酸莫比　〇、〇一

加加阿脂　二、〇

右爲肛門坐藥。

副睾丸炎則用提睾帶。并令橫臥安靜。行醋酸礬土水鉛糖水之溫罨法。或熱氣療法。或貼罨布及吸蛭。激痛時。則用莨菪及阿片坐藥。若急性症狀消退。則用絆創膏。或用灰白軟膏纏絡陰囊。至末期則用百分之四育梯翁（ヨチオン）油或百分之六沃度華沙克渥塗布。

企松氏腺之炎衝　用醋酸礬土水罨法。加密爾列浴。燒灼器穿刺。或試以電氣分解。於包皮及外皮之假尿道。則施局處麻痺而切除之。或行電氣燒灼電氣分解。因古伍丕路氏腺炎。會陰部生豌豆大乃至胡桃大之腫瘍有疼痛者。則令患者安靜。施溫罨法。停止尿道注入。

腎盂炎（腎臟部有疼痛、而尿中有腎盂表皮）則停止尿道注入及停服油劑。令安靜。食牛乳。行下腹部之溫罨法。內服烏魯篤羅並、阿斯必林、撒魯兒等。但間有服烏魯篤羅並而起出血者。是因藥劑誘引所致。停服之。則自然消散。不足爲慮。

淋毒性僂痲質斯。可與以阿斯必林或沃度加里。固定患部。使無動搖之狀。行熱氣浴熱湯罨法。於末期則令徐徐試行按摩及運動關節。

慢性淋疾　無自覺障害。大半由尿中之淋絲消息子檢查及攝護腺觸診等方知之。亦有晝間或早晨尿道粘塞漏黃膿者。（於飲酒及交接之後尤著）亦有放尿時。龜頭尿道會陰及膀胱部覺輕微之刺痛者。又有勃起及射精時覺疼痛者。下腹部有異常感覺。便通時。尿道分泌液漏出等者。

診斷　欲確定其蔓延之度及病在何處。先用殺菌水洗滌前部尿道。（最好於洗滌後、注射美企倫青稀釋溶液、青染前部尿道之淋絲、俾與他部淋絲區別）然後令放尿於兩杯。第二杯之淋絲。爲由後部尿道來者。如兩杯均有淋絲及溷濁者。則爲膀胱亦被侵及之證據。其他之檢查方法。如上所述。

攝護腺之檢查　先令患者放尿。繼注入百分之三硼酸水。約五十瓦。後行攝護腺按摩。如是其分泌物。隨硼酸水排泄於外。即爲鏡檢材料。

精囊之檢查法與前同。精囊者在攝護腺之上部。可由直腸觸診之。

欲精確斷定疾患部位者。可用球頭消息子徐徐探其浸潤或狹窄。浸潤及狹窄處。觸時有抵抗之感。由外方觸診。患者常訴疼痛。球頭消息子不能確定時。則用尿道鏡。

（一）甲慢性前部尿道淋疾　用膀胱注入器或灌注器每日洗滌之。洗滌液如左。

四千倍乃至一千倍　硝酸銀水

一千倍乃至四百倍　亞爾拔兒肯水

四千倍乃至一千倍　依比答爾茄涅水

四千倍乃至一千倍　過滿俺酸加里水

若不能洗滌者。用左列之液。每日注入三次。

四千倍乃至二千倍　硝酸銀水

四千倍乃至二千倍　過滿俺酸加里水

三百倍　亞爾拔兒肯水

三百倍乃至一百倍　亞爾克甯水

每週須檢尿一二次。

漏出雖減熄。而分泌液中尙含有淋菌者。注入前。將尿道口嚴重消毒。插入金屬性尿道小挺子。徐徐用手指由外部施行按摩。俾尿道粘膜諸腺之粘塞得以分離之。插入小挺子。而猶不甚奏效者。則用擴張器。

乙後部尿道淋疾　多兼發攝護腺炎。每週行攝護腺按摩法三次。按摩用手指或丕賚華利氏、弗哀雷克氏報告之器械或震動器。並行溫坐浴及用亞爾賚丕兒掰路氏之冷湯器。冷熱交互用之。並施以沃度加里、依比知阿兒之坐藥。

依比知阿兒　〇、二

加加阿脂　適宜

右爲坐藥一個。

沃度加里　〇、五

沃度末　〇、〇五

加加阿脂　適宜

右爲坐藥一個。

或用阿依篤蒙氏之注入器。以百分之四沃度加里水或百分之二依比知阿兒水十瓦。每日一次。注入於直腸。

按摩後。每四日用克盎氏通尿管點注左液二三滴於後部尿道。

百分之〇、五乃至百分之〇、三硝酸銀水

百分之一亞爾拔兒肯溶液

百分之二依比答爾茄涅

精囊炎療法。與攝護腺療法同。

感受過敏之患者。豫用百分之一阿里冰或百分之一古加乙涅。以麻痺尿道粘膜。初行點滴以前。寧以不放尿爲妙。因尿能減少藥液之作用故也。若兼發前部尿道炎之時。則通尿管牽出之際。前部尿道亦須點滴之。

(二)非淋疾性尿道炎　分泌液中含有各種桿菌及球菌。亦有僅爲舟狀窩之炎症者。此種症可用浸百分之二乃至百分之三硝酸銀水之綿撚拭淨之。或注入百分之二乃至百分之三硝酸銀二三滴。數日後卽治愈。不然則用

二萬倍乃至一萬倍昇汞水

二千倍乃至一千倍藏化汞水
六千倍乃至三千倍硝酸銀水
四千倍乃至二千倍依篤洛兒水
每週洗滌二次或以左液每日注入二次。
四百倍乃至二百倍硝酸銀水
四千倍乃至二千倍藏化汞水
七千倍乃至二千倍過滿俺酸加里水

(三)甲非細菌性慢性前部尿道炎　與單純性尿道炎同。即不因感染淋毒而起者。是等尿道炎。障害頗輕。可用一千倍硫酸亞鉛水、四千倍過滿俺酸加里水、五千倍列曹兒聖水、二千倍依比答爾茄涅等洗滌之。或用左液每日注入二次。

醋酸鉛	一、〇
硫酸亞鉛	一、〇
蒸餾水	一〇〇、〇

右尿道注入料。

二百倍乃至四百倍硫酸亞鉛溶液

又分泌物主係粘液之時。則注入四十倍次硝酸着鉛水。表皮之排泄旺盛時。則注入四百倍乃至二百倍水楊酸水。

此洗滌中可行小挺子插入法。治療其浸潤及狹窄。感受過敏之患者。則用橄欖形頭之硬護謨小挺子。普通患者。則用海尼凱氏形及克庸氏之金屬小挺子可也。小挺子每日或隔日插入一次。漸漸由小及大。挨號用之。每次插入至少須放置三十分時以上。小挺子插入之日。因豫防侵染細菌。令內服烏魯篤羅並。其所以有效者。因用塗布硝酸銀軟膏(百分之一之二分之一乃至百分之二)小挺子之故。是藥劑療法與器械療法合用之益也。

乙非淋疾性後部尿道炎　常兼發慢性攝護腺炎。

療法　與淋疾性攝護腺炎略同。唯以百分之二乃至百分之一〇硫酸銅溶液點滴法代硝酸銀爲不同耳。

本法自初治至全愈。無屢次反覆施行之必要。令患者嚴守攝生。或試行水治療法即可。局所每二三個月診查一次。按摩法則三四個月行十回乃至十二回。後行點滴法。

二　女子淋疾

欲確定其診斷。可以鋭匙採取尿道與子宮頸部之分泌液。用美企倫靑或派彭哈伊謨氏液及古勞氏法染色。

療法　安臥。每日行溫坐浴二次。淋疾性尿道炎。有尿意頻數及放尿時感灼熱者。則內用白檀油、長梯兒、角諾桑、蓽澄茄等。局所則用左液。每日注入一二回。

二百倍蛋白化銀液

五百倍亞爾拔兒肯液

注入用通常之尿道注入器。或用諾富凱尿道桿。塗以百分之一蛋白化銀、百分之〇、五亞爾拔兒肯及百分之一乃至百分之三依比知阿兒等而插入之。或以蒲雷弗耶氏消息子。用百分之一乃至百分之二硝酸銀水或百分之二〇依比知阿兒倔里設林。揩拭尿道。

假尿道則依電氣分解法。

陰門炎　行醋酸礬土水或鉛糖水之罨法。或行加密爾列坐浴。

拔爾篤里氏腺炎　用怕拉懷賚芝氏注射器。注射百分之二乃至百分之三硝酸銀水一、二瓦於腺內。若於同時發腺周圍炎者。則施亞麻仁罨法。起波動者。則立卽切開。施沃度仿謨塞栓及濕綳帶。

膣炎 用一萬倍乃至五千倍過滿俺酸加里液。每日洗滌三次。炎性強衝者。先用百分之一石炭酸鉛糖水洗滌之。繼用福爾買林溶液（水一立得耳、福爾買林半茶匙）洗滌之。

洗滌時。令患者橫臥。用左手之拇指與示指壓迫大陰脣。使膣口全行塞住而施之爲最便利。平顧斯氏梨子形洗滌器。亦應用於本症。

子宮頸口之淋疾。大半併發膣炎。急性者不行頸部局所療法。唯行膣洗滌以排泄分泌液。在必要時。行醋酸礬土水塞栓法。症狀不甚劇烈者。塗百分之二亞爾拔兒肯或百分之二乃至百分之五硝酸銀水於頸口。每二日一次。并插入百分之一〇乃至百分之二〇依比知阿兒倔里設林塞栓。

子宮及附屬器之淋疾療法。屬於婦人科。茲編略之。

不良少年體格檢查上之注意點

泰興張介侯譯

不良少年者。精神之異常及變質之謂也。如癡愚、白癡等自精神發育之障礙而成精神衰弱者。又如早發癡呆、躁病等之早期發病及變質者。其主要者也。故當體格檢查。依其言語及舉動。而精神異常之著明者。得於短時間之診斷而知之。精神狀態於短時間而知之。其困難甚多。而如斯不良少年之身體發育及形態之異常者。謂之變質畸形。由此而推知何等精神之異常焉。茲舉其大要者如左。

身體發育異常者。左右之發育不平均。四肢軀幹之不平均。侏儒、長人。小兒樣體格。男而如女之體格。或女而如男之體格。脊柱彎曲、鳩胸、生來性脫臼、多指及多趾、指趾之癒著、指趾末節之過與不足等是也。

全身營養不良。殊於貧血症爲多。顏貌乏於表情。舉動之緩慢者亦不少。

頭形　頭形爲變質徵候最宜注意之點。而頭蓋測定之點。述之如次。

一頭圍(周圍)　將前頭結節　(眉間)　及後頭外結節爲起點。與頭顱橫側之周圍。

(五五、〇六乃至五二、七二)

二耳前頭圍　自一側之外耳孔前緣。經過前頭結節。至他側之外耳孔前緣之距離。

不良少年體格檢查上之注意點　　二

(二九、八二乃至二八、二七)

三耳後頭圍　自一側之乳頭突起之前緣。經過後頭外結節。至他側乳頭突起之前緣之距離。(二三、四〇乃至二一、九六)

四耳顱頂圍　自一側之顴骨弓上緣。經過顱頂上部。至他側之顴骨弓上緣之距離。(三六、三三乃至三三、九三)

五耳下顎圍　自一側之外耳孔。繞下顎緣。至他側之外耳孔之距離。(三〇、三六乃至二七、九二)

六前後徑(縱徑)　鼻根與後頭外結節之間之距離。(一九、八九乃至一七、一六)

七左右徑(橫徑)　左右顱頂結節間之距離。(一五、〇六乃至一四、五三)

八鼻根後頭圍　自鼻根經過顱頂中央。至後頭外結節之距離。(三五、三七乃至三三、四四)

九耳孔徑　兩側之外耳孔間之距離。(一二、四九乃至一二、〇二)

十前頭骨顴骨突起徑　前頭骨之左右顴骨突起間之距離。(一〇、八一乃至一〇、五〇)

十一耳孔鼻棘徑　自外耳孔至鼻棘之距離。左右分別而測定之。（一一、六四乃至一〇、八一）

十二耳高　外耳孔與顱頂之間之距離。左右分別而測定之。（一二、七六乃至一二、二四）

十三橫徑示數　以百乘橫徑而以縱徑除之者。謂之橫徑示數。

附言。括弧內之數。男及女之平均數。而以仙迷示之者也。

橫徑示數以七十五乃至八十爲中顱。（普通頭形）七十五以下爲長顱。八十以上爲短顱。

測定之則以卷尺、頭顱計及頭蓋計。以卷尺（紐尺）測定者。則爲一二三四五及八。以頭顱計（兩脚器）測定者。則爲六七九十十一及十二。若十三則以頭蓋計測定。

頭形異常者。小顱、大顱（水頭）長顱、短顱、斜顱（頭顱之左右發育不同者）高顱、（又稱塔顱以其似塔形）鞍顱（沿冠狀縫合而陷沒如鞍狀者）等是也。此外又有頭顱之凹凸者額部之陷沒者、及後頭部發育不良者等是也。

顏面　顏面之形狀異常者。有下顎之突出、下顎之陷沒、上顎之突出及左右發育之不平均等。

眼　宜注意之點。卽斜視、生來性盲、眼球之過小、位置之異常、眼裂不正、虹彩缺損症、眼球震盪、虹彩色之不同、生來性脈絡膜缺損、網膜中央動脈之異常、瞳孔之形狀異常等是也。

鼻　鼻梁之陷沒者及低、斜、闊三者是也。

耳　耳之畸形亦多。如耳殼之過大及過小、左右形狀不平均、耳輪之缺損、耳橫輪之上部尖小者。耳朶之形狀異常等是也。

口　口之畸形。卽過大及過小、口唇之厚薄、兎唇、口蓋及懸雍垂之分裂、口蓋之狹及高者是也。

齒　齒列不整、出齒、乳齒之殘存、犬齒及門齒之缺如、齒形異常、齲齒等。宜注意之。

生殖器　生殖器之發育不良、包莖、半陰陽、睪丸之缺如及過小、子宮之過小及缺如與其他形狀異常等。亦宜注意之。

其他變質畸形。有副乳、乳房之異常、毛髮之發育異常、(產毛白毛旋毛等)肥滿症等。

以上爲變質徵候之主要者。此外尙有五官器障礙、感覺及運動障礙、反射機能等。亦不可不檢查之。半身或一部分之感覺鈍痲或過敏等。特於歇斯的里之少年少女爲多。偏頭痛亦宜注意之。

痙攣者。於少年少女爲多。癲癇、歇斯的里等及種種之筋肉攣縮亦不少。各部（眼球手舌言語等）之震顫。亦當注意之點也。

言語　如吃訥、失語、錯語、發語不明、詢語、譎語、膩滑言語等。與精神作用之表示。有深厚之關係。故聾啞等亦宜注意之。

反射機能者。於膝蓋腱反射亢進最多。而筋器械的刺戟性之亢進亦不少。

又如血管運動神經障礙、（皮膚紋畫症等）分泌異常等。於檢查上亦爲必要之事項也。

結核之日光療法

無錫孫祖烈譯

鹿氏從九年間七百例以上之外科結核。應用日光療法之經驗。意謂不問其結核之時期、病型、年齡之如何。在行外科的療法全不能奏效之時。則應用高山之日光。自能有治愈之望。此從經驗上以立言。實爲一種確乎不拔之學說。由此觀之。日光能照射全身。且患部能同時直射。結核之宜行日光療法。緣日光非特有鎮痛之效。並有强力之殺菌作用及硬化作用。日光療法須四季通行。最初從一肢一定之時間直射。漸次直射部位與時間逐漸擴張。而成習慣。遂可行全身日光浴。日光浴者。能使皮膚生一種色素。其抵抗力亦因之而增進。該色素終沈着於全身之表面。如色素之沈着非常迅速。則結核之治愈亦非常迅速。有斷然矣。且日光療法之最奏卓效者。爲骨及關節結核。患部不宜用ギブス繃帶。宜使日光直射。如股關節炎之不貽運動障礙者。亦能治愈。膝關節炎亦屬於同樣。淋巴腺集塊融合滲出液能使吸收。肺結核之第一期及第二期。既得以治愈。而在肺結核之第三期。要亦有顯著之輕快焉。

傷寒論之新註釋

熊鳴旭

旭素多病稟質單弱喜涉獵生理化學各書藉求衞生之術歲癸丑忝任敬業小學之幾何格致講習課餘取仲景傷寒論讀之非爲業醫計也祇欲於學術上添一新智識已耳乃細覽各家註釋與吾之心理毫不相及格格不入者久之已而專讀原文偶有得焉爰作讀傷寒論書後一首以公同志然是書意深旨遠決非區區短篇所能闡明今歲首取日本南涯吉益先生删定原本一一釋之且以證前言之可採而挽醫權於將來有當與否維海內同志共正之

太陽之爲病。脈浮。頭項强痛而惡寒。

脈何以浮經脈充血管壁因形擴張有以致之也惟擴張而表部神經爲所壓迫遂發不舒之輕症所謂頭項强痛是已惡寒者經脈血運不靈末梢管腔反現貧血故皮下小血管收縮太過非復平時之可比然不久仍當充血而發熱也凡人對於外界溫度之變化本有調節體溫之能力體外之溫度雖昇降體溫決不爲其所左右第調節之機能有限苟遇外界溫度變化之强大則不能不失其調節作用以至體溫生異常之變更故人失調節之能力則外界之冷熱必爲害於吾

人。太陽者。經脈充血之代用名詞也。其脈內通心房。外連皮下。赤管。與外界有直接之關係。仲景著太陽篇。而先於此總提大綱。使人一望而知致病之外因。以後隨證用藥。庶免胸無成竹之弊。

太陽病。發熱。汗出。惡風。脈緩者。名爲中風。

體溫因體內組織（筋肉及腺臟器）之酸化燃燒。營化學的分解而成。一方以皮膚及肺臟爲放溫之器。溫之生成量與放散量相平均。始得以維持一定之體溫（此體溫之生成與放散之機轉。共在於神經系支配之下）否則體溫上昇。卽爲熱之標徵。中風症。蓋因風邪（卽病原菌）作用於血管壁。致體溫之產生因之加增。放溫之機能。亦卽因之旺進。發熱汗出。此其故也。惡風者。恐外界之冷度。有以妨礙其放溫也。惟因其放溫加多。故雖產溫過常。其脈浮而必緩。與惡寒脈緊之傷寒不可同日而語矣。

太陽病。或已發熱。或未發熱。必惡寒。體痛。嘔逆。脈陰陽俱緊者。名曰傷寒。

此與前所異者。因末梢動脈收縮。使血量與溫度。突然減少。故無論發熱與否。必起惡寒戰慄之狀態。體痛者。神經之被壓較甚於前症也。嘔逆者。消化之機能。略受障害之徵也。脈陰陽俱緊。蓋迷走神經中樞大爲興奮。而其心力及血壓尙亢進。而未衰減也。仲景於太陽一篇。又分中風傷寒二主證。以見前者之熱爲體溫產生放散之並增。後者之熱。爲體溫放散之減少。由有汗無汗之異而主治判然。後世學者以風寒分傷營衞。互相爭執。安可謂善讀仲景之書哉。

右三章一節。論太陽病初起狀。而分太陽風寒證也。

太陽中風。脈陽浮而陰弱。嗇嗇惡寒。淅淅惡風。翕翕發熱。鼻鳴乾嘔者。桂枝湯主之。（一從千金方陽浮上加脈字從活人書删陽浮者以下十二字蓋註文也）

中風病理前已詳。其大略至此。乃立方曰桂枝湯主之。考桂枝湯中桂枝。生薑能令動脈血管運動神經興奮而血運靈通。惡寒與風。及浮緩之脈。尤爲其對症。甘草大棗潤劑之一種。能治肚腸尿管內皮生炎。於發熱之初期。頗昭效用。芍藥殺菌。令身涼爽。且性稟收歛。故有解熱止汗之能。五者合用。由是邪除而肌熱自解。啜粥微汗。使放溫之機能適宜。不致有過不及也。主之云者。謂以此湯爲主而加減之。蓋仲景之方。均從經驗得來。故其用藥雖則數味已足。敗其致病之由。使復其固有。丁仲祜嘗言。吾國古書所述之病理。其思想之高。在同時往往突過西人。

余讀仲景書。深信其言之不誣也。

太陽病。頭痛發熱汗出惡風者。桂枝湯主之。

此承上文而推廣桂枝湯之用。陳修園云。不問其爲中風傷寒雜症。但見此病。即用此方。於仲景立方之通例。揭出無餘。眞善讀仲景書者。

太陽病。項背強几几。反汗出惡風者。桂枝加葛根湯主之。

此悉如桂枝湯證。惟加一項背強。乃頭痛項強之劇症。經脈充血之甚者也。葛根爲孫脈血運之興奮藥。加之可除傳入陽明之害。張令韶曰。桂枝湯解肌。加葛根以宣通經絡之氣（氣者血運流行之總稱）蓋能同桂枝直入肌絡之內。而外達於膚表也。此說近似。

右三章一節。論表位氣之變。而辨劇易證也。

以上二節一段。論正病不經汗吐下者。

太陽病。下之後。其氣上衝者。可與桂枝湯。若不上衝者。不可與之。（從玉函經千金方刪方用前法四字）

當孫脈血壓過高。及心力亢盛之時。所應用者。下之以輕卸血運。太陽病非所宜。

也。然。誤。下。之。其。氣。仍。復。上。衝。則。猶。不。失。爲。經。脈。之。充。血。證。故。仍。可。以。桂。枝。湯。而。補。救。之。若。誤。下。其。氣。不。復。上。衝。知。已。陷。三。陰。之。貧。血。非。太。陽。桂。枝。湯。之。對。症。矣

太陽病。三日。已發汗。若吐。若下。若溫鍼。仍不解者。此爲壞病。桂枝湯不中與也。觀其脈證。知犯何逆。隨證治之。(從千金翼桂枝下加湯字)

皮。膚。閉。縮。則。宜。發。汗。消。化。困。疲。則。宜。涌。吐。血。壓。過。高。則。宜。攻。下。與。鍼。刺。數。者。皆。非。太。陽。中。風。所。有。也。施。之。必。現。他。證。現。他。證。而。桂。枝。湯。不。中。與。矣。脈。證。二。字。乃。全。書。主。腦。不。獨。此。條。爲。然

太陽病。發汗。遂漏不止。其人惡風。小便難。四肢微急。難以屈伸者。桂枝加附子湯主之。

前。言。太。陽。中。風。係。體。溫。產。生。之。加。多。非。體。溫。放。散。之。減。少。故。以。桂。枝。湯。解。肌。可。也。發。汗。則。甚。不。相。宜。今。既。汗。矣。放。溫。之。機。能。由。是。亢。盛。遂。漏。汗。而。惡。風。末。梢。之。神。經。亦。由。是。興。奮。故。四。肢。有。微。急。之。狀。小。便。者。放。溫。器。中。之。一。也。水。分。既。由。皮。膚。過。泄。於。體。外。則。小。便。焉。得。不。難。附。子。爲。收。斂。而。兼。麻。醉。神。經。之。品。其。性。能。減。少。體。溫。之。放。散。量。因。有。平。腦。平。脈。止。痛。止。汗。之。功。加。入。桂。枝。湯。中。以。救。此。汗。後。亡。陽。誰。曰。不。當。

太陽病。下之後。脈促胸滿者。桂枝去芍藥湯主之。若微惡寒者。桂枝去芍藥加附子湯主之。(從宋板及玉函經去芍藥上加桂枝二字削方中二字)

前言太陽誤下其氣上衝者可與桂枝湯此言下後之脈數中一止發現促狀者則知心臟之收縮必經一定時期而休息一次於靜脈還流大起障礙致患胸水而覺滿桂枝湯除芍藥能減體溫之生成量外餘皆有催進血運振脈止炎之功以治此病殊為對症至若誤下之後脈不見促而見微身復惡寒者則又為心臟衰弱即陽虛之謂也設以前方治之尚恐薑桂之力微因之而再加附子以閉溫庶興奮於內而收歛於外猶之加薪而閉其釜也觀仲景立方確係醫界中之妙手。

右四章一節。論壞病而辨急逆症也。

太陽病。初服桂枝湯。反煩。不解者。先刺風池風府。却與桂枝湯則愈。

桂枝湯為中風證之主方然偶有初服而見煩狀者乃血壓微亢神經由是不舒非服桂枝湯之過也先刺風池風府二穴以減血壓則煩自除再與桂枝湯而諸證亦自解矣

服桂枝湯。大汗出後。大煩渴。不解。脈洪大者。白虎湯主之。

此與前章同意。惟煩症較重。非刺風池所能除之。蓋服桂枝湯。當取微似有汗爲佳。今既逼取太過。而大汗矣。故血管由是擴張。充血。脈之浮緩。一變爲洪大無倫。血壓既高。煩症自大。卽諸腺器且失分泌之機能。而見口渴便秘等象矣。白虎湯中知母爲解熱劑。性能恢復諸腺器之分泌者也。石膏爲鹽類利尿藥。能令血中毒質由尿管引之外出。又能使腸內糞質增其稀度。二者合用。再加甘草粳米以和緩之。則血液一清。血壓一平。諸證亦自消失矣。惟是脈洪大而無煩渴等證者。則仍以桂枝湯主之。此方切忌妄投。

服桂枝湯。若下之。仍頭項强痛。翕翕發熱。無汗。心下滿。微痛。小便不利者。桂枝去芍藥加茯苓朮湯主之。（或字改若字去桂枝改去芍藥幷說在精義又刪白朮之白字古者朮無蒼白之別說在藥徵以下倣此）

此與太陽病下之之後。其氣上衝者。可與桂枝湯。相暗照。其去芍藥而加苓朮者。因無汗。腹滿。有忌芍藥收斂之功。小便不利。正需苓朮利尿之品。仲景立方。諸如此類。

傷寒。脈浮。自汗出。小便數。心煩。微惡寒。脚攣急。反與桂枝湯欲攻其表。此誤也。得之便厥。咽中乾。煩躁吐逆者。作甘草乾薑湯與之。以復其陽。若厥愈足溫者。更作芍藥甘草與之。其脚卽伸。若胃氣不和。讝語者。少與調味承氣湯。若重發汗。復加燒鍼者。四逆湯主之。(從宋板及玉函經燥作躁四逆湯疑脫四肢厥逆證乎)

脈浮。自汗。小便數。惡寒。脚攣急。與前汗出亡陽症相似。而實不同。蓋前者近虛寒。而此則陽亢也。醫者不察。亦以桂枝加附子治之。由是陽盛於內。四肢反形厥冷。以血壓過高。神經系異常障害。故煩躁吐逆者。胃黏膜之知覺過敏。消化機能。又復衰弱。故將未消化者。全排出之。亦因各分泌腺之機能停止。有以致之也。觀咽中乾。是其明證。方先以甘草炮薑以除其四肢之厥。次作芍藥甘草以清其血分之邪。若猶讝語。然後少與大黃芒硝以平其血壓之亢進。仲景於此曲折輕重。愼而又愼。使陽亢亡陽之變證。可治愈矣。末二句復申言虛寒亡陽之治法。以別之。以爲診斷之參考焉。

右四章一節。論桂枝湯服後之變。立方以救治也。

以上二節一段。論壞病有急逆虛實證也。

人參之醫療應用

節譯日本治療新報　古歙江周海

人參古來推爲根治萬病之靈藥。漢醫家目爲興奮强壯劑。凡衰弱、癆瘵、虛性熱等賞用之。而在多數病後。欲使身體復原。勃發氣力。多服用之。其他如婦人於生產後。亦有服用者。美國則目爲家庭藥。廣被應用。且爲胃腸病、神經痛之特效藥。由斯米斯氏以人參爲發汗劑、强壯劑、興奮劑、收斂劑、緩和劑等。且對於虛弱、夢遺、虛弱性出血、消化不良之婦人、慢性麻拉利亞(瘧疾)與其他熱病之下降時及傳染病等。皆奏卓效。故日本猪子博士使用人參爲興奮强壯劑。而在危急之時。則毫無作用。惟持久至數日間或數週間。始認爲營養稍佳良云。其他三好理學博士謂自家之重症僂麻質斯。服用高麗人參越幾斯。得全治愈。田中博士以之注入於慢性淋疾患者。奏效顯著。山田博士謂生殖器疾病、僂麻質斯病、神經衰弱等。用人參製劑。有特效云。

佐多氏在東京山田病院。對於諸種之疾患。用人參製劑。得下之諸效果。

(一)人參對於僂麻質斯有效。與患者以人參煎劑或人參錠。外用則用人參越幾斯或人參精。

(二)人參越幾斯及人參精。塗布於神經痛者。認爲有效。

(三)人參在陰萎症(不能勃發)似覺無效。然對於遺精。諒能奏效云。

(四)人參製劑久服數月時。無罹消化器障礙之患。亦不呈不快副作用。

(五)吾人實驗範圍極狹。以上所述諸項。目爲推考人參之醫療作用。雖不足觀。然如在中國朝鮮之尊重人參稱爲偉大起死回生之靈藥。恐亦不足信也。雖然。人參尚有應用於各種之疾患。而確定其作用與效能者。誠有興味事也。

譯者按吾國以人參爲起死回生之靈藥。本草所載。殊無價値。今此篇載諸醫學博士所實驗。尚屬可信。然此藥必有對於他種疾病而治療有效者。所望醫家之實地研究而發明之也。

十二指腸潰瘍之診斷及療法

古歙江周海譯

本症雖爲屢發見之疾患。然因診斷困難。比較的罕見。診斷上必要者。爲下之症候。

(甲)週期的疼痛發作。繼續三週乃至六週間。其或延至數月之久。此疼痛起於食後三時間乃至四時間。繼續數時。爲痙攣狀疼痛。或因食事緩解或消散。其特有者也。且疼痛發作。恒起於晚間。屢次反覆時。本症益重云。

(乙)胃酸過多。

(丙)患短時日(數日)著名之羸瘦。

(丁)間代性之高度胃運動機能不完全。此爲阿布氏所試驗。食後之胃。以肉眼的及顯微鏡的檢查。見食物顆粒。由此知澱粉消化高度之障礙。因有分芽菌故。此運動機轉不完全。起於間代性。因幽門痙攣而生。著者以此爲本症特有合併症。此外尚有數條。亦舉如下。

(戊)疼痛之部位及放散方向。

(已)腹部及背部之壓痛點。

(庚)腹部膨滿。

(辛)全身血管障礙。

(壬)嘔吐。

(癸)出血。(不定之症候)

療法　內科的療法不奏效時。除外科手術外。無他療法。內科的療法。施持續壓迫的溫罨法。數週間。令患者嚴重就牀褥。營養品用多量牛乳穀汁加牛酪卵黃及其製品砂糖加生卵粥等。

余之養病法

姜常材

（一）信佛　人既患病。則心中必有無量恐怖。能信。敎則信根既深。恍若舉此身歸諸敎主提攜保抱之中。得大無畏。得大解脫。自有無量受用。佛敎爲羣敎之主。故余所信仰者。乃佛敎也。

（二）靜坐　三敎皆有靜坐一法。門佛之靜坐也。以見性道之靜坐也。以修元。儒之靜坐也。以澄心以養病。家眼光觀之。皆養病之絕好法門也。可以聚神氣。生智慧。掃雜念。滅心意。而余腦筋抽搐之病。至靜坐中。亦覺大殺其劇烈之勢焉。苟能加增其靜坐功夫。則余之病。或竟能愈。未可知也。然此事非持戒不可。

（三）持戒　佛敎以淫殺爲最重之戒。然斷殺猶易。斷淫最難。此事非下死功夫不可。由戒生定。由定生慧。一定之理。故靜坐必先以持戒也。

（四）運動　余在日本。聞日本體育家之言。運動只要有恒。不必多費時間。譬如每日能向空力搠一拳。亦是運動。苟能日搠一拳。久之。此拳之筋肉必見發達。由此觀之運動恒德最要。而不必劇烈。漸進爲宜也。

余之運動法分三。

(甲)十二段錦　晨起後夜臥時行之日間幷略習體操按照啞鈴練習法而不用啞鈴幷減少其次數每式以五次爲度

(乙)園藝　此事可以運動軀體且可以得空氣日光與得賞自然之美焉

(丙)散步　以在曠野爲宜其益與上園藝同

(五)呼吸　行深呼吸分二

(甲)規定的　每日晨起後行之以十次爲度

(乙)不規定的　於園藝散步時行之無一定次數

(六)滋養　滋養料分二

(甲)飲食滋養　素食滋養料頗足此衛生家之公言非余佛教徒之偏論也

(乙)藥物滋養　以散拿吐瑾爲最溫和之品然不宜多服多服將成習慣也

(七)看書　每日看佛典一二葉而中間宜爲多數短期之休息如是日精神不好則不宜看

(八)交友　宜專交佛教中友卽他教中人亦可交惟談論時刻均宜短

(九)沐浴　分二

一熱水浴　至浴堂中浴之約每星期一次為度。

一冷水擦身　此事大難。余行之數年。至今未成。此後宜定一漸進法。謂先以冷水擦面。行之一二年。既成。乃以之擦胸。行之又成。乃漸次擦及全身也。

(十)賞美　英語有所謂 Natural beaty 者。在日本人繙之謂自然之美。此自然之美。固指天然之景物而言。然果能於靜坐功夫著力。使胸中皎洞。不留一物。將見四圍之物。無一不呈自然之美。故余於警策時覺眼簾所觸。無非圖畫。耳鼓所接。無非音樂也。曾點之暮春行樂。寒山拾得之廚竈放歌。雖往聖胸次。非下士所敢窺測。然其神通游戲。心超然於塵網之外。而身仍不離於塵網之中。要不外乎能賞自然之美者。此境雖不可學而致。然苟能學到一二分。豈非受用。人生轉瞬耳。苟能賞事事物物自然之美。庶不虛過此一生焉。

耿懋豫字毅之年二十八歲江蘇江都縣人江蘇第五師範學校講習科畢業生現充私塾教授研究中西醫學不遺餘力

孫印川年三十一歲福建思明縣人福建公立專門學校法律科畢業生研究醫學心得頗多

王則棠字臥廬年三十六歲福建閩縣人承父可釗傳授尤精於喉科函授新醫學講習社優等畢業生全閩醫學會會員歷充衛生局一等醫官內務司施診員兼任醫學講習所講員生平耿介自持篤志好學熱心濟世研究中西醫學極有心得素以改良醫學爲己任誠醫界中之翹楚也

李逸亭年四十二歲河南臨汝縣人研究中西醫學歷有年所孟晉不已洵醫界中有志之士也

汪纘祖字佑仁安徽歙縣人前清茂材幼年學醫自行道迄今已閱二十年富於經驗活人無算博觀古今醫籍爲人診病不避艱險蓋其學問深邃故自信力自增也無論遠近咸稱頌之不衰

嚴柱字址石年三十七歲江蘇南匯縣人前中國教育器械館理化專脩科畢業生精

究中西醫學

孫維榕字石香年二十五歲浙江嘉善縣人浙江省立第二中學校畢業生曾充嘉善北市小學校西塘公立小學校求益兩等小學校等教員四年私立正義女校發起人三世習醫家學淵源精於內科爲人所景仰近復研究西醫孜孜不倦以期會通中西醫學

姬紹康字仰釗河南孟縣人研究泰東西新醫學孟晉不倦其篤學有非常人所能及者

陳鶚字膺先年四十二歲江蘇吳縣人爲子雲先生之次子王吉安先生之高足前充工程營一等軍醫近精研中西醫學專心致志造詣日精求諸近今醫界中誠不可多得

楊翼寰字侶鷗年三十八歲原籍江西豐城縣前清癸卯舉人現寄寓長沙經理商業品行純良學問優長素爲時論所推崇暇輒研究中西醫學銳意講求於各種新醫書無不購而讀之其醫學之進步駸駸乎有竿頭日上之勢而對於衛生一項則尤爲注意

TRADE MRAK 'VAPOROLE' 商標

發帕兒 商標

蝶鞍棚膏

（蝶骨鞍棚之液）

PITUITARY (INFUNDIBULAR) EXTRACT

發帕兒蝶鞍棚膏之於腦力猝衰或脫失

此蝶鞍棚膏用於外科施手術時。或既施後。及產後等所有腦力猝衰。此膏爲最妙反激品。其成效業已久著。能使血壓加增。心摯緩而有勁。其所發生效力。迅速而且堅持。此膏之所以得此美名。實在發帕兒蝶鞍棚膏之有信賴價値。

用法

外科腦力猝衰或腦力脫失。一西西用空針注射肌內。隨後用盃射鹽水術。

心力軟弱。半西西至一西西空針射入肌內。後若需時再射。

掊流血與掊弛。一西西空針射入肌內。後若需時再射。

腸輕癱。一西西射入肌內。後若需時再射。

每支渾合玻葫蘆內有〇。五西西與一西西無穉流質。每盒內裝六支。各著名西藥房。均有出售。

英京 寶威大藥行監製 上海

厄米汀那

與阿米巴痢

Emetine in Amœbic Dysentery

此藥之正確服量有良好之純粹與効力

TRADE MARK 'TABLOID' 商標

大寶來商標

厄米汀那綠鹽

EMETINE HYDROCHLORIDE

Gr. ½ (0.03 Gm.)

半釐 (〇.〇三瓦)

內服之扁丸也

裹以膠衣使其作用專施於腸內

每瓶貯二十五扁丸

TRADE MARK 'VAPOROLE' 商標

發帕兒商標

厄米汀那綠鹽

EMETINE HYDROCHLORIDE

0.02 Gm. (Gr. ⅓)
0.03 Gm. (Gr. ½) in 1 c.c.

〇.〇二瓦
〇.〇三瓦 每一西西

此渾合玻葫蘆內之無穉藥消水作空針注射皮膚之用

每盒裝十玻葫蘆

TRADE MARK 'TABLOID' BRAND

HYPODERMIC EMETINE HYDROCHLORIDE

大寶來商標厄米汀那綠鹽空針藥輪

三分之一釐 (Gr. ⅓) 與半釐 (Gr. ½)

凡有妨礙或擾亂此藥作用之堅存實質盡行解除

溶化迅速既化藥水亦可煮沸以滅穉

每支貯十二藥輪

以上數品乃治阿米巴痢用之最廣者

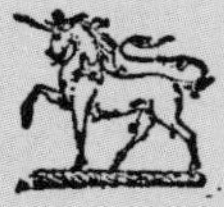

寶威大藥行

倫敦

紐約 蒙特利爾 悉尼 開普敦 米蘭 上海 阿根廷京城 孟買

中華民國三年五月出版

中西醫學報

第四年　第十期

本期之目錄

本報全年十二冊本埠八角四分外埠九角六分上海英大馬路泥城橋西首龍飛馬車行西間壁三十九號丁福保醫寓發行

上海咪吔洋行經售各種良藥

謹啓者本行經理德國柏林哥努爾立德大藥廠各種原質以及藥丸藥片藥水等均備如蒙惠顧請移玉本行或通函接洽均可

○哥那生白濁丸○專治男女五淋白濁此藥屢經萬國醫士深加研究服之不但立能止濁且可益精健體

○信石化路多時○信石一物華人未敢用者因其含有毒質在西醫精於化學而有實行之研究不獨無害於人藉能治人身血氣受虧皮膚不潔筋絡不活等症

○固本壯陽片○此藥片乃德國名醫發明專治陽事不舉精神困倦服之立見奇效亦可開胃潤脾

○檀香白濁丸○此藥丸專治五淋白濁並能開胃益神固精健體屢經考驗其效如神本行實爲欲除此惡症起見非敢云牟利也

○金鷄納霜藥片○本行向在德國柏林製造正牌金鷄納霜藥片已有百餘年精益求精各國諸醫士均共認爲第一之上品其品質之佳妙功效之神速除瘧之靈驗誠衞生之要藥也

上海南四川路咪吔洋行謹識

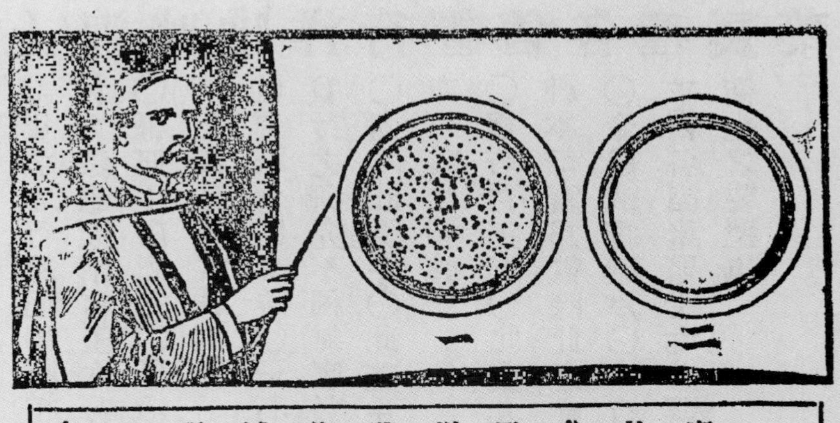

福美明達如何醫治喉痛

喉痛一症、諸醫者知爲微生蟲之故也、此種微生蟲浮沉於空氣中、最易吸入喉際、故欲療治或欲脫免此症之法、莫要於先殺滅此種微生蟲也、福美明達 Formamint 所有殺滅微生蟲獨步之功能、已常有人爲之作證、即如柏靈最著名之格致家、披阿可司該君、曾悳最新奇之證據、用圖說以表明之、其法以玻璃二片、均塗以微生蟲最蕃盛之物質、其中一片、再塗以福美明達所融化之口津、然後將兩片玻璃露於空氣中、越二日後驗之、見第一片上所有使喉痛及傳染等病之微生蟲、其數倍增、而第二片上之微生蟲毫無滋生、且所有之微生蟲、盡被福美明達所殺滅、此第二玻片、即表明凡服福美明達者、其口與喉所有之喉痛及他種傳染症之微生蟲、亦若是之消滅殆盡也、然購者務須購買眞正華發大藥行之福美明達 Formamint 蓋天下惟有此藥、有如是之功效、此藥爲倫敦華發大藥行所獨製、每瓶五十片、整瓶出售、並不零賣、

最要警告

保安大衆

近來上海馳名火險公司副經理某君乃商界之偉人也被奸商所欺矇彼會患瘋濕骨痛重症膝蓋腫痛其痛連足骨乃繼及脊樑有友人見其如此慘苦勸其服用韋廉士大醫生紅色補丸以冀亦若他友之獲愈也不料遣人向商店購辦韋廉士大醫生紅色補丸該店因祗顧厚利即以紅色補丸名目相同之影戤藥丸相混售迨數瓶誤購之藥丸服完之後非但無濟於事而病反加劇細察之而已貽誤矣於是亟購眞正韋廉士大醫生紅色補丸服之始得十分全愈請記以下數端爲要

一　韋廉士大醫生紅色補丸係韋廉士大醫生藥局獨得之秘方故凡商店如云他藥與之相同實相欺也因彼等何由而知敝局之秘方耶

二　韋廉士大醫生紅色補丸通行歐洲美洲非洲澳洲已歷二十餘年且已曾治愈中華各處男女老幼數萬人矣

三　此丸適合華人體質並無嗎啡鴉片等類各種上癮之雜質以害身體也

四　凡購藥者宜立定主意必求自己之康健勿聽讒言所惑即如商店云此與彼無異或曰此實相同也等語請勿聽必要購用眞正韋廉士大醫生紅色補丸而後已

不費分文可得小書閱之大有趣味

敝局新編精美小書一卷名曰遊歷溯源五彩畫圖封面內有天下最緊要名勝圖甚多特備此券請填寫姓名住址剪下寄至上海四川路八十四號韋廉士醫生藥局原班寄奉不取分文

住址……

姓名……

此券從何報剪下……

請將此券貼於明信片上寄來可也

黑龍江省陸軍二路正軍醫官劉斗南君近來中國著名之西醫也潛心中西醫學曾充萬國紅十字會戰地醫員於日俄交戰之時閱歷甚深停戰後充法庫門官立衛生醫院醫士於宣統元年充吉林雙城府防疫局總醫官據云韋廉士大醫生紅色補丸爲彼常用之良

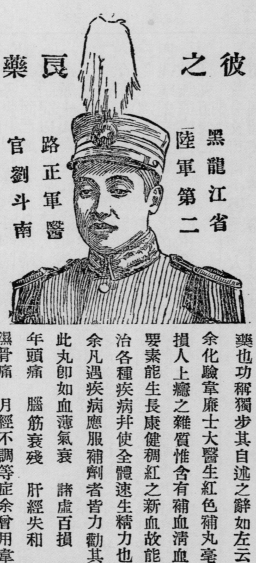

彼之良藥

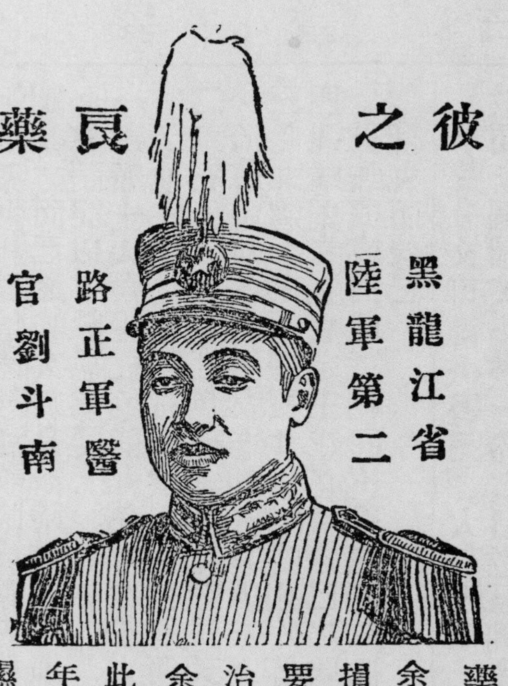

黑龍江省陸軍第二路正軍醫官劉斗南

藥也功稱獨步其自述之辭如左云余化驗韋廉士大醫生紅色補丸毫無損人上癮之雜質惟含有補血淸血之要素能生長康健稠紅之新血故能療治各種疾病幷使全體速生精力也故余凡遇疾病應服補劑者皆力勸其服此丸卽如血薄氣衰　諸虛百損　常年頭痛　腦筋衰殘　肝經失和　風濕骨痛　月經不調等症余曾用韋廉士紅色補丸治愈以上各疾故余深信無疑矣韋廉士大醫生紅色補丸凡經售西藥者均有出售或直向上海四川路八十四號韋廉士醫生總藥局函購每瓶英洋一元五角每六瓶英洋八元郵費一概在內

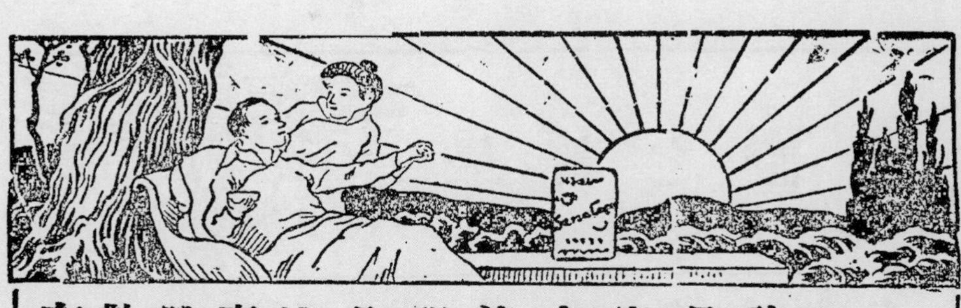

飼養病人

世界名醫皆核定散拿吐瑾Sanatogen延年益壽粉、爲無論病勢輕重、及患病初愈者、無上之食品也、其藥係用最純潔滋補之食物、與最有力滋補之藥料所修合、而實成爲補益腦部、及全體腦筋所必需之質料、所以散拿吐瑾延年益壽粉、有滋補調養之功、而能扶助病人速得復原也、　藍色脫新聞紙云、曾有許多證據、以證明散拿吐瑾延年益壽粉、爲使病人身體復原之食品、凡患諸虛百損等症者、服之更有裨益、　馮雷騰醫學博士云、余在醫院診疾、或出外行醫、常最喜用散拿吐瑾Sanatogen延年益壽粉、與身體軟弱之病人服之、所奏功效、非常滿意、散拿吐瑾Sanatogen延年益壽粉、各藥房均有出售

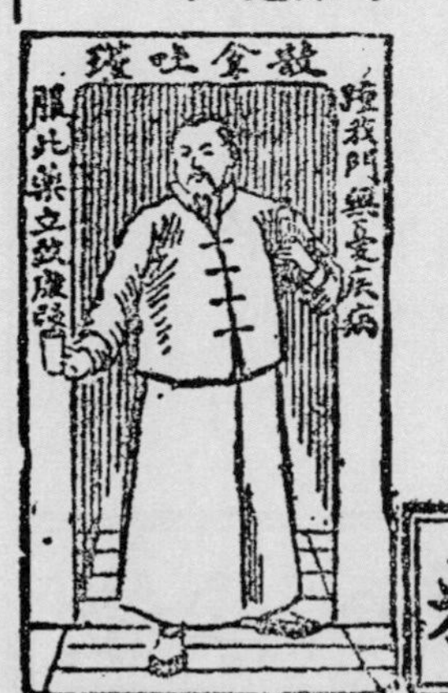

散拿吐瑾延年益壽粉

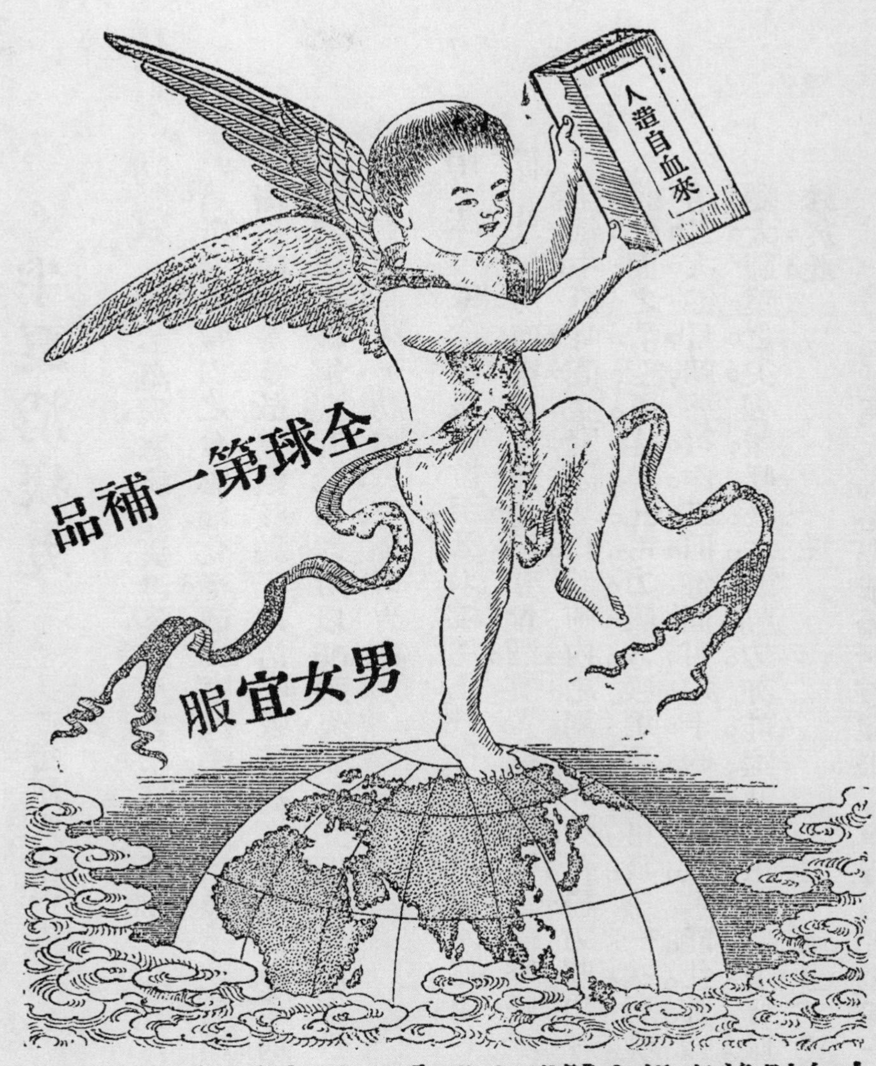
人造自血來
全球第一補品
男女宜服

半夏消痰丸

每瓶大洋一元

功效　一治溫痰、寒痰、燥痰、濕痰、以及老年痰多等症。　二治各種痰之不易吐出者。能將氣管內之分泌液化薄。故爲袪痰藥。　三治晨咳、夜咳、燥咳、寒咳、勞咳、以及傷風咳嗽等症。故爲鎭咳藥。　四治呼吸器病之喘息。及心臟病之喘息。故又爲呼吸困難之緩解藥。有此四端。所以咽頭炎、氣管支炎、肺勞病、百日咳、流行性感冒、氣管支喘息、肺炎、肋膜炎、等。皆可治之。

用法　每食後服四粒、至五六粒爲止、一日三次、用開水過下、

衛生　房內空氣宜流通。嚴禁煙酒。宜習練深呼吸法。深呼吸者。在日光下潔淨之空氣中。挺身直立。緊閉其口。將肺內之濁氣。從鼻孔盡力呼出。呼至不能再吸。於是將外面之清空氣。從鼻孔用力吸入。吸至不能再吸。第一次行完後。休息片時。再行第二次。每日朝暮可作二回。每回可作十餘次。其效果能使肺臟擴張。肺內之容積變大。肺葉之尖。因深呼吸之鼓動力。亦能盡其功用。以營其呼吸。預防肺病之法。莫妙於此。

無錫丁氏監製

上海英大馬路泥城橋西首龍飛馬車行西間壁第三十九號醫學書局

肺癆病之天然療法

無錫丁福保仲祜譯述

叙曰試問各國以何種病爲最多必曰肺結核試問吾國以何種病爲最多亦必曰肺結核試比較中外各國患肺結核者之多少則必曰以吾國爲最多蓋以吾國人之習慣隨處吐痰致結核菌散布於各處其平日間之起居飲食又與天然療法之理相背謬故全國之人健康者少虛弱者多虛弱者他病較少而肺癆尤多患肺癆者生者較少而死者尤多往往一家十餘人有盡死於肺癆者傷心慘目莫過於是今欲設法挽救之務使人人知肺結核初期之病狀而早爲之備又使人人知天然療法（即營養療法、空氣療法、日光療法、精神療法）及肺結核之衛生法而按法實行由是而無病者身益健康有病者不必服藥而易於復元余以爲此種肺癆病之普通智識及天然療法比各種之學問爲尤要凡小學校中學校以及專門師範高等各學校中均宜先以此種智識輸入各學生之腦中并使人人按法實行再由各人推廣於家庭中則吾國之肺癆病必可減少矣然各省之握教育權者尚見不及此而齊民之不能實行更可知矣此吾國肺癆病所以多於各國之原因也或謂是書一出於肺癆病人大有關係焉然耶否耶

肺結核之初期不易斷定往往誤認爲他種小病然肺結核若在初期已發覺之施以相當之治療其病必愈故詳述其初期之症狀以備各人之採擇焉

肺結核之最初期爲貧血症狀患者易覺疲癆不安瘦弱身體及精神懶於動作乘胃不消化體重減少等

若在下半夜發盜汗者已有患肺結核初期之疑

大抵患咳嗽然亦未必常發其咳嗽時甚覺勞力或因寒煖驟變而有發咳嗽者

凡易患感冒之人大抵易成肺結核因屢患感冒之後其感冒雖愈而肺尖之水泡音則永遠存留也

初期咯痰甚少雖肺尖之水泡音甚著明時尙無咯痰者有之或有少量之咯痰每朝因輕度之咳嗽刺戟而咯出者從此以後終日已不咯痰

在肺結核之初期其病狀毫無一定或以爲胃不消化或以爲萎黃病或以爲感冒

因無咯痰不能檢查其結核桿菌然其體溫之狀態極宜注意如有肺結核之疑者若散步一時間之後其腋下之溫度已至三七、七度以上其口腔之溫度已及於三十八度以上其人已爲肺結核初期之證

在初期時即患咯血者甚少如有咯血者其血大抵極微與痰相和而成血線或有咯出一茶匙許之純血者患者每因此而憂慮遂成神經衰弱症亦有之夫肺結核之初期雖有咯血症若速受相當之治療豫後佳良不然則起貧血及精神沈鬱其豫後不良矣

凡有肺結核之疑者宜詳查其既往症若從前有腺病性症候（眼炎、頸腺腫、頸腺化膿）則患結核尤易

肺結核初期之症候最要者爲肺癆體質即顏面蒼白皮膚上之靜脈顯而易見眼光炯炯頸小而長胸廓扁平而肋間腔廣吸氣時胸廓之擴張甚微弱肋骨弓下降甚低有下達於腸骨櫛部者脈搏亢進稍勞働則尤速顏面潮紅或蒼白色

兩手纖弱。如此者。謂之肺癆體質。易罹肺結核。然亦可謂已罹肺結核之症候之一部分焉。

肺結核自初期之後。以上所述之各症狀。日益加重。久咳略痰。痰中含膿球血液。發熱。氣促。不寐。多怒。日益衰弱。故最要者。在初期時實行營養療法。空氣療法。日光療法。精神療法。及患者之衛生法是也。如能按法實行。久而不倦。或佐以種種之藥物療法。肺結核必能治愈。使身體日益健康焉。

營養療法

肺結核患者。可由佳良之營養與空氣。得達治愈之狀態。此乃前世紀已證明者也。詳言之。患結核症之人。因體力之消耗。易於吸收結核病竈所產出之毒素。以致有自然之硬結形成。妨治愈之機轉。且促結核菌播布於周圍。故使肺癆患者之營養佳良。不獨爲對症的療法。且能使血液之成分。因之佳良。體細胞之抵抗力。(對於結核菌而言)因之增進。卒至撲滅結核菌。達治愈之狀態。無待言矣。惟結核患者之食餌。非如健康體之僅供其飽足而已。食物務多。且須食富於滋養之食物。欲達此目的。必須隨患者之嗜好。滿足其食慾而後可。

食事時刻果如何規定乎　肺結核患者。須食多量之食物。既有如前述。但吾國。之習俗。每日之食事共三次。實不充足。每日必須有五回或六回之食事而後可。最須注意者。食事之時間須有一定。不可有數分之差。何則。蓋食事之時間一定。能令胃有攝取食物之習慣也。且食慾有交感的增進。食事之間加以談笑。患者。便非常愉快。得終其食事最爲緊要。克路氏所慣用之食餌表如左。

第一朝食　七時至七時半

四分之一或半立得耳之牛乳。與一二枚之雞卵相混和者。此外如混合澱粉之肉汁或肉類亦可。但均須副以麵包。

第二朝食　九時至九時半

四分之一至半立得耳或十分之一立得耳之葡萄酒。亦須副以麵包。

食事之前。須有十五分至三十分時間之休息。

晝食　午後一時

肉汁、燒魚肉、獸肉、鳥肉與野菜相混和者。孔剝篤(果實甘漬數月而後食)及撒拉篤(細切生菜加酸及甘)澱粉汁乳酪及乾酪十分之一立得耳未酒或四分之一立得耳麥酒。

晝食之後須有半時間或一時間休息或暫時睡眠。

中食　午後四時

四分之一立得耳至半立得耳牛乳。混入一二枚之雞卵麵包及蜜蠟。

晚食之前須休息十五分或半時間。

晚食　午後七時

燒肉、野菜、冷肉、油製馬鈴薯、麵包、蜜蠟、十分之一立得耳葡萄酒或四分之一至半立得耳皮酒、牛乳。

午後九時

四分之一至二分立得耳牛乳。或蜜蠟點心。

以上之食事表應用於我國。間有不適宜之處。醫家當就地方之狀況與患者之階級製成食餌箋。最爲緊要。日本柴山博士所製之食餌表。大畧如左。

五時半至六時（限於夏季）

牛乳五勺至一合。混以咖啡。

三十分後　朝食
雞卵二枚、醬汁、米飯。
食後若服用炭酸結列阿曹篤。飲牛乳五勺或一合。
八時半至九時半
牛乳五勺至一合。水飴(甜汁果之一種)或點心適量。
正午一時　晝飯
燒魚及生魚片等、或牛肉及燒魚、米飯。
食後若服魚肝油或結列阿曹篤。則飲牛乳五勺至一合。
四時
牛乳五勺至一合、點心或水點心。
六時至七時
燒魚或煑牛肉。或汁物或鳥肉。加以適量之葡萄酒、米飯。
食後若服魚肝油或結列阿曹篤。則飲用牛乳五勺至一合。
八時至九時

牛乳五勺至一合。水飴或點心。

以上所記述之表。適用於胃腸強健者。

非收容於療養所或病院之患者。欲嚴守正規之食餌表。非常困難。故爲醫師者。對於私宅療養之患者及其家族須就食餌表一一說明之。且宜屢次質問以正其誤謬。

食物之種類。究須如何選擇如何配合乎。余就其最普通者略述之。

蛋白質　含有蛋白質最多者。爲動物性食品。卽各種之肉類。夫動物之種類既異則肉類所含之蛋白質。自不得不有多少之差。鳥肉最富於蛋白質。其次爲哺乳獸。獸肉魚肉最少。然尙含有百分之十八之蛋白質。

肉類適於消化。易於吸收。攝取肉類百分之九十六。得移行於營養。其中以牛肉爲最適於消化之品。燒肉而煑沸者次之。

牛乳。牛乳爲有熱患者之唯一食物。各種之患者。亦可使用。在肺結核患者之食餌表中。尤占重要之地位。故牛乳實爲完全之食品。哺乳動物生後之一定時期內。專食乳汁。得遂完全之發育。其營養之佳良。蓋可知矣。至於成人。欲專恃乳汁以維持生活非食大量之牛乳不可詳言之每日必須食二、五至三立得耳（一升三合至一升五合）方可然如我國之人一日之中欲食一至一、五立得耳（五合至七合）之牛乳非難事也

空氣療法

肺結核之自然療法上與營養療法相並馳占重要之價値者空氣療法是也易言之結核患者宜日夜在佳良之空氣下蓋空氣療法之目的對於肺結核患者宜令其呼吸新鮮清潔之空氣也然則清潔之空氣對於肺結核究因何故而奏治療之功用乎尚未有一定之學說概言之新鮮之空氣含誘發炎症（結核菌、釀膿菌及各種之炎症）之細菌甚少且化學的有害之成分亦較屋內空氣爲少也時至今日肺結核經過中之混合傳染漸漸了解故對於空氣之含有菌叢喚起吾人之注意也試觀皮膚上之一創傷面若曝露於不潔之空氣中則病菌附着爲佳良之培養地漸漸播殖惹起化膿狀態吾人之肺亦何獨不然惟肺之創傷在肺氣胞細菌之侵害較爲稀少云

自統計上觀之細菌之數閉鎖之室內及衆人羣集之室內最多街上較室內少

十分之一至百分之一且不特細菌為然空氣中之塵埃及有害瓦斯之多寡亦有同一之關係考其原理蓋衆人羣集之室內酸素之量減少炭酸及其他之有害瓦斯蓄積較多故也新鮮之空氣對於人體有興奮作用故吾人在新鮮之空氣中有爽快之感且食慾增進是蓋人所共知者也

健康者對於新鮮之空氣尚有莫大之利益則肺結核患者之在新鮮空氣中享莫大之利益乃理之當然者也惟肺結核患者之在空氣中不限於溫暖淸朗之天候即陰雲險惡之天候雨天夜間冬季均須在空氣中而營呼吸惟風力較强之或濃霧滿天之日往往誘起患者之咳嗽發作當暫時中止患者欲行規律的空氣療法當住於有一定設備之專門肺療院日夜受醫師之監督患者在家庭亦可惟患者與患者之家族須有忍耐性也

患者呼吸空氣以橫臥為佳步行之時亦可結核患者若發急性之炎症及高熱則須絕對的安靜不可輕於動搖宜常臥於病牀然有此種病竈之患者縱使發熱甚輕亦以安臥為佳病症輕快體溫如常越一週之久方可令患者行屋外之運動

行空氣療法之時其最不可缺者爲橫臥療法各肺結核病療院均設適於此療法之橫臥療法館其位置開放南方及東西三面側方設障壁以障風屋面鋪玻璃以防雨且有一定之裝置避日光之直射臥牀之牀脚附以滑車得轉易其位置其臥臺得上升下降當着手療法之初時間宜短蓋最初之時患者若呼吸新鮮之空氣過久有種種之不利點反令體力弛緩并發不眠眩暈全身違和等咳嗽之發作增劇療法行之稍久是等之症候漸次減少終至消失若橫臥療法中有食事步行等之必要暫時離牀此後復繼續橫臥療法則延長時間橫臥中須注意外氣溫度之變換與以適當之保護過冷之時用毛皮或湯婆溫暖之使患者不感惡寒最須注意要之關於空氣療法之時間醫師當日夜監視隨患者之狀態而規定不可怠忽貧乏之患者不幸而不得入療養院則於自宅內選擇東南向之房於相當之處置寢椅子日出之後外氣漸溫暖即橫臥其上至日沒爲止若患者不能離牀礙除風力過强之日外當廣開窗戶惟患者之身體常宜包裹不與外氣相接觸空氣療法除氣候酷寒之地方外冬季亦可行之蓋外氣之溫度影響於肺結核治療上竟出諸世人意料之外也蓋肺癆一症四季流行氣

候。溫暖之南方海濱氣候。酷寒之北方山間均有之。北地之經過頗緩慢。南方之經過頗急劇。是乃統計上確定之事實也。德國高地療養所之溫度雖低。其成績頗佳。良較諸南方溫暖地之療養所毫無遜色。例如克洛倍兒地方。(出海面五百六十一邁當)之療養所雖攝氏十二度之寒冷。患者得悠悠散步於室外。故療養上無須定一定之溫度也。

夜間亦以開放窗戶爲佳。蓋夜間之外氣。益形新鮮。且屋內空氣之不潔。夜間較晝間爲少。惟險惡之天候。及夜間不宜開放窗戶之日。苟依然開放窗戶。往往誘起喉頭及上氣道之加答兒。是乃不可不注意也。對於此等之患者。惟天氣清朗之日。行空氣療法。漸漸養成一種之習慣。後對於寒冷之外氣。有相當之抵抗力方可試行。病症減輕之肺結核患者。當行試驗的運動。若體溫不因之異常昇騰便可行適宜之運動。此時若因運動而發熱。便爲運動過度之證。若不發熱。便爲患者體力恢復。能堪運動之證。體力薄弱之患者。先於平地試行運動。當於晝飯前行之。十分時斯可矣。患者之身體漸漸强壯。可步行於高邱或小山。是乃合理的良法。(一曰地形療法)何則。蓋以愼重之注意。行此法之時。可達操練肺臟呼吸及增加心臟筋力之目的既恢復一定度之抵抗力之患者勵行此法絕不發呼吸困難心悸亢進眩暈發汗等症若發是等症候卽行中止故患者之步行山路當舒徐不迫營規則嚴正之呼吸實有莫大之利益據屋葛洛退氏之法式患者步行一步營呼吸一次此呼吸當自鼻行之固無論矣本療法之限度雖強壯之患者一日不可越三時間一日中行二次一次於午前行之一次於午後行之

日光療法

考埃及時代皆於屋上設身體曝日之裝置誠以日光於療病上極有效力日光有穿透組織之性能使赤血球之色素增加能使消化力增加能使新陳代謝之機能旺盛肺臟爲日光所照則足以障礙細菌之發育又肺臟長接於光線則漸起充血而組織之機能可得佳良之影響故日光療法於結核腺病以及神經病腎臟病心臟病生殖器病全身病等均有裨益

全身可浴於日光之中惟腦部宜戴草帽以防腦膜發炎試行日光療法者宜注意之

有三人罹結核性腹膜炎藉日光療法而痊愈今有肺結核患者六人行日光療

法後。其效果雖不若腹膜炎患者之顯著。然余確信其有效。茲述之於左。

按余之經驗觀之。有小兒若干人。自五歲至十二歲。於一千九百十一年之七月至九月間。實行治療。施日光療法之時間。最初十五分時。增加至一時間或二時間。最長者爲四時間。行此療法之後。有一患者之皮膚著色。倣若行愛克斯光線療法者然。此種之日光療法。每日二次。於朝夕行之。亦有每日清晨行一次者。行日光療法之際。先令患兒裸體。脊部與顏面。漸次曬以日光。惟頭部倚於椅子。蔽之以布。施日光療法之間。時時飲水。行日光療法既終。兒體若有汗汁。則拭除之。靜臥半時間。日光療法之溫度。以三十五度至五十五度爲適當。其間之四十度最佳。超過五十度。患者有不快之感。或覺疲勞。

第一例　李氏兒五歲

數月以來。咳嗽。發三十八度前後之不定熱。診視之。氣管枝淋巴腺腫脹。并有汎發性氣管枝炎。咯痰中無結核菌。惟接種於皮膚。有結核反應。行八十八次之日光療法。體溫下降。體重增三瓩。一般之症狀減退。無咳嗽及咯痰。

第二例　王氏兒六歲

有結核性潰瘍診斷之下。受手術後。尚有稽留熱。右肺尖有吹狀之呼吸音。行六十二次之日光療法後。熱遂解。歷二月半之久。體重增加三瓩。全屬無熱。

第三例　周氏兒十一歲

生後之八個月。罹重症之氣管枝肺炎。三歲罹肋膜炎。行穿刺。近時又患肋膜炎與同側之氣管枝炎。有膿狀之咯痰。惟不發熱。行日光療法二十二次。體重增加六瓩。疾病全治。

以上之三例。其效果最著

第四例　薛氏兒十一歲

是兒患肺氣腫及右側氣管枝炎。有膿狀之咯痰。結核菌屬陰性。映以愛克斯光。見肺門部之淋巴腺腫起。體溫如常。手指呈鼓桴指。行日光療法三十七次。咳嗽及咯痰。略行減少。體重略行增加。

第五例　曹氏女十二歲父以肺結核死

兩肺尖有空洞症狀。咯痰中有結核菌。皮膚反應屬陽性。并有喉頭加答兒及陳舊性中耳炎。發不定型之熱。映於愛克斯光下。見兩側肺尖有陰影。左側尤甚。行各種之療法。均屬無效。施行日光療法至七十日之久。無顯著之效果。亦無增劇之傾向。惟體溫畧昇四五分而已。

第六例　吳氏兒九歲

有間歇性之發熱。喀痰甚多。內有結核菌。行一時間半至二時間之日光療法。約十次。絕無效果。患者反有疲勞之感。遂中止。

以上之六例中。前三例效果最著。第一例竟達全治之境。第四例不過稍形輕快而已。第五第六之例。絕無效果。由是論之。各種之重症。凡他療法所不能奏效者。行日光療法。其奏效雖不可定。然決無增惡之不良影響也。要之日光療法者。即所謂日光浴也。此可爲肺結核之療法。馬爾氏分日光浴爲二種。以溫度爲標準。即日光溫浴與日光冷浴是也。日光之溫度。較肛門內測定之體溫爲高。曰日光溫浴。不然便曰日光冷浴。日光冷浴。能冷却皮膚。誘起喀血。必注意焉。

精神療法

患肺癆病之人其性情每多鬱怒舉天下可憂可患可悲可憤之境交集於一人之身鬱鬱然朝唏而暮喈其精神最不安寧由此而病勢日益加劇者比比皆是故肺癆病人宜專注意於精神療法

一　病中須生大解脫心

試入劇場觀演劇者窮通得喪離合悲歡外像宛然而心內坦然彼優伶何所得而能不動心若斯彼明知形像假做情境假作頃刻互換而無損益於已也吾人處世宛如優伶之登臺演劇彼以半小時爲一齣其時短故能知其假我以數十寒暑爲一齣其時長故妄以爲眞妄以爲眞迨鑼鼓一歇則種種幻態皆歸於無與短劇之結果何異故吾人在數十寒暑中須知富貴貧賤萬緣皆假一切日用供給之品皆假中之塵垢也胡爲乎與凡庸之輩爭多寡較美惡於塵垢間哉精神療法者須於病中生大解脫任其生死莫起恐怖人生能有幾時石火電光貶眼便過世間榮華富貴不過片時厄難苦惱亦不過片時將身外事幷此身四肢百骸盡情放下使空無一物若必不可歇者亦權且歇下待後日處之視田宅金銀器皿衣服等物如水上浮萍風中飛絮聚散無常來去皆幻過去如幻現在

如幻未來如幻自此心華湛然一切聲色無礙知見頓空此心一絲不掛萬緣俱寂空空洞洞不知有身不知有世幷不知我今日所患之病果能如是則體力必漸復而病魔必漸退矣不急求愈乃速愈之良方也

二　病中須生大歡喜心

病爲衆生之良藥人於病中當生大歡喜一切不如意處莫起煩惱宜竭力使中心快樂飾爲笑顏自有融融洩洩藹然如春之致久之自習慣而成自然矣

境無苦樂從心所起同一花晨月夕有心曠神怡之人卽有感極而悲之客昔人云神仙無別法只生歡喜不生愁然非胸襟曠達者不足以語此

苦悶之可懼如滴水然一滴之水勢不能穿疊縞滴之不已則岩石可斷偶爾苦悶爲害誠細然累之積之則能弱體而傷生蓋苦悶之力足礙消化害營養傷腦細胞其害之及人雖非如揮劍斷脛演血雨之慘劇然冥冥中實刻刻縮短其生命猶碎首而抉其腦不絕以小槌敲擊之也腦病學者云前世紀中以苦悶死者實多於戰死之兵士其害誠烈矣哉

凡事胥能感人而快樂何獨不然人當傷時感物憂憤塡膺之際親知不能勸醇

酒不能消無端而覩小兒之一笑未有不爲釋然者蓋快樂之感人至深實有不能自已耳且快樂之爲用如燭火然燭火未嘗因分光於他物而減損其光故吾人以己樂而樂人既有利於人而己亦一無所損也則發一二笑樂之語以樂人亦人生之義務耳

昔有某國王鍾愛太子特甚而太子時戚戚無歡王憂之爲市千里之駿馬營華美之宮室書策琴瑟玩好珍寶名姬冶女苟黃金可致王權可得者靡不具而太子無歡如故有技師某進於王曰臣能致太子樂敢乞厚賞王曰諾唯卿所欲遂退而取白紙繕字其上顧無色不可見也獻於太子曰請燃之太子如言炎炎作紫色甚麗太子爲一破顏諦視之燃痕寖現字形曰每日請和藹接人於時一祛故態而歡焉終其身蓋快樂者亦一習慣也心欲樂樂斯至矣

又有某婦者送夫從軍後悲其夫戰鬬之苦恒怏怏一日出外攝影技師布置畢入黑幕中請婦曰請毋滯汝容婦諾之而容之戚戚如故技師再三請婦怒曰余心中苦貌何能樂也且外容之苦樂寗人力所能爲者汝眞妄人哉技師曰否心欲樂而外容自樂請更試之婦人如其言而色果喜婦心大奇之歸後攬鏡自窺

容之。忽苦。忽樂。果唯心所使也。婦逢人輒道其事。人亦莫不奇之。觀此則心意之關係於容貌者。顧不大哉。

三　病中宜勉爲大笑

塵世。一苦海也。人生。一悲劫也。沈浮靡定。成敗無常。憂嗟之時多。歡娛之事少。一年之中。驪然開口而笑者。能有幾日。古人曰。人自呱呱墮地。即挾畢生之憂患而俱來。諺有之曰。人生不如意事。恒十居八九。以是而思。盛孝章之多憂。阮嗣宗之痛哭。豈無故哉。雖然。決不可憂。決不可哭。且當以快樂代憂嗟。以歡娛代悲哀。以嘻笑代號咷。人而能是。天壤間何事不成。何功不就哉。

笑爲健體之良劑。病者以之而愈疾。孱者以之而延年。昔有某婦。遘幽憂之疾。終日鬱鬱。不能自釋。後忽有所悟。決志不論何如。每日須大笑者三。久之而身體日強。精神亦百倍舊時。其夫亦從而效之。兒輩見父母如斯。皆無端而相聚大笑。一門之內。熙熙然如登春臺。殆不知人間有愁恨事。每日其夫自外歸。必以曾大笑未爲問。而每問必笑答。時再笑。問後更繼以大笑。後不唯彼婦夙患之頭痛灑然若失。一家之人。皆神清體健。忻忻然任事無倦容。蓋笑由肺及膈膜。而發足令內部之諸機關皆爲完全之運動血液循環可因而完全呼吸可因而調整胸膈可因而擴大內部發生之有毒氣體可因而排出身體各部之活動可因而調和而健全人身之作用猶機械之運轉也機械失油則運轉中梗矣人之悲哀憂悶不眠及種種疾病猶機械失油而運轉不靈也一注以笑油則全體活潑矣

昔富豪汪達比氏曾設一譬云下淚六次若值六百圓則發笑十二次當值二千四百金圓蓋一笑之值二倍於哭也

笑之利益如此故醫士之快樂其已病之效實有數倍於藥石者蓋對於患者之歡然一笑其效果之良藥籠中物決不能逮其十一商人招徠顧客律師招徠訟者及不論何業苟一工笑術人無不欣然就之如水赴壑如鳥歸林是猶對鏡而怒鏡中人亦報以怒對鏡而笑亦必報以笑也

故吾人夙善笑者當益益大笑不幸而寡笑者亦當努力學笑以養成大笑之習慣習之既久其效當可與前述之大笑者相比並要視其能努力與否耳

西國有樂天家台莫克嗒其人者天晴亦笑天雨亦笑得志亦笑失志亦笑中國有樂天家汪介人其人者其言曰余平日有喜色無愁苦色有笑聲無嗟嘆聲竊

謂屈原之九歌梁鴻之五噫盧照鄰之四愁六恨賈誼之長太息揚雄之畔牢愁殷深源之咄咄書空皆其方寸偪仄動與世懟惜不與介人同時爲作曠蕩無涯之語以廣之之二人者吾何間然哉雖然世固有蹭蹬抑落而抑鬱而嗟傷甚至發癲癇而畢世者人何術而能免是無他一笑而已矣

人曷以而憂蓋以審利害計得失過度故耳夫人情世態孰一非假面具者脫認爲廬山眞面何事不足以發人之牢騷陷人於憂鬱故吾人當覰破世上之假面任無量數可哭可泣可悲可恨艱難困苦之事叢集於一身無不以一笑付之常保我身心中固有之新鮮快樂之精神如是而肺癆病有不可治者吾不信也

唐白樂天之詩曰蝸牛角上爭何事石火光中寄此身隨富隨貧且隨喜不開口笑是癡人

獨笑子曰世上無萬病皆治之大補藥（市上所售十全大補丸、百病主治藥等、皆以欺愚人者也）惟笑一之味粗足以近之蓋笑可使人之血脈流通腦氣活潑胸部因之廣廓呼吸因之自在身內各經無不因笑而增其力而胃經之消化更與之有密切之關係俄國渠博士曾實驗之而知一犬飽食之後如其性情怡悅則胃中之消化作用進行不止苟以法激之使憤怒則其消化之功驟止惟人亦然食後喜笑顏開則所納之食物易於消化而精液入血遂達周身否則食物存滯胃中久而不化卽爲致病之原因矣西諺有曰笑爲席上最佳之羹湯誠有味乎其言之也吾國古哲所稱道或曰常作歡喜想或曰保存太和天氣俱能延年益壽者蓋卽此理也

人能平時常存喜氣旣可卻病於無形而於旣病之後苟能尋求快樂常作開口之笑又能返弱爲強轉疾成健此非嚮壁虛造之語也美國某村一婦染肺結核病醫者告以種種調治之方勸以必行顧婦念己力不足以遠出惟能家居因思醫言心思暢快可助疾之速愈此固不難乃時時自尋樂趣述說笑談久而成爲習慣凡其所在之處時聞吃吃聲不止一二年後其病竟愈婦以爲他法固不可少而此尋笑一端尤爲緊要云又一婦得癇症醫者診爲不治婦念他法已無能爲向聞有笑療法不妨試之遂日搜索笑話數則以供獨笑午飯之際子女自學校歸餐因向而述之諸兒大笑及昏其夫自肆中回家婦又覆述之闔家因此哄堂如是者日以爲常其夫與諸兒又向友伴轉述以取笑樂久而村中大小爲所

傳染恒以相聚笑談爲樂亦時往彼病婦室中與之同笑於是喜氣時充於病室而婦疾亦終愈美國之某癲狂院專畜一小丑居院取笑打諢以娛狂徒而靜其性情後有一大漢入院其面常作愁容不露笑態與尋常之狂者不同當衆皆笑樂之時彼獨向隅偶一日因衆大笑亦附和而笑十五分時不止笑竟而暈倒久之乃蘇其狂疾竟若失法之名醫某診人心中憂鬱之病每曰子無須服藥祗往某君處聽其笑談可也石天基傳家寶曰笑一笑少一少可與此意相發明

夫人之處世不能一路順風自少至老中間不免多少憂患夫憂患固不能免而處置之法則存乎其人如因而煩惱憂憤則其苦不覺益增而難於擔負如能自尋排遣苦中作樂則憂患失其鋒芒而不難承受排遣之法尤以笑情自娛笑談自怡爲最佳昔美之林根毅然以釋放黑奴爲已任釀南北美五年之大戰身兼國主與大元帥之任軍書旁午一日萬幾而彼專以笑談自娛且以娛人隨事隨地演成笑談供人絕倒友人或叩之曰君之道德學問吾無間然獨不解何以專喜作笑談引人捧腹未免有失儀容之嫌林根答曰唯唯吾否吾之笑話吾之救名丹也夫人生如弓弦久張而不弛則其絕之也甚易吾今日當萬事之要衝無

論官私叢積思慮憧憧卽外來之譏彈衆人之評罵已足使吾腦力受無限之激刺如茲之張其急已甚於此而無法以弛緩之則吾墓之木久已拱矣此吾所以時時取笑而不倦也且善戲謔兮不爲虐矣君子又何病哉聞者嘆其言之有理故世所傳林根之笑談最多編成卷帙美人俱喜讀之某說部記一士博學能文而貧無立錐囊筆走四方以餬其口嘗客某處逢除夕獨坐荒齋大笑不止聲震四壁友來訪者於戶外聞之心輒詫異款關入問則士方溫舊笑談以自取樂消此佳節若此者可謂善得排遣之法者矣西諺曰笑爲世間最廉價之供奉物而人不知取以自奉又何爲哉

患者之衛生

肺結核患者於寒冷之季節宜常著厚袴及套袴雖在夏季厚袴亦不可去衣服宜寬闊不可緊縛胸腹部

強練法

肺結核患者易罹感冒是蓋由於病患之作用以致分布於皮膚之末梢神經不能隨外溫之影響營調節作用也況肺癆患者常爲異常之皮膚蒸發（發汗及

盜汗）所苦。醫家對於患者。須注意皮膚之攝生。不可怠忽。患者之皮膚若薄弱。蒼白。屢有發汗之傾向。則患者宜臥於粗糙之牀布上。幷纏絡之。醫師用平手摩擦至全身呈赤色爲止。此乾性摩擦法連續行之。經數日之久。然後試行濕布摩擦。論其方法。先用浸漬酒精之濕布。次用浸漬酒精及水之濕布。漸次水分增加至等量爲止。其次用微溫湯。其次用冷水。灌水法不可濫行。惟體力強健絕無合倂症之人方可用之。僅有結核素質者。亦可行之。有結核素質之人。彼游泳騎乘等之運動法。雖可爲豫防法。然旣罹結核之後。雖體力強壯。病症有停止之狀態。亦以不行爲佳。此種患者。宜行十分時間之微溫浴。一週中二次。浴後卽行乾性摩擦法。休息於鄰接浴室之溫室內。約十分時間之久。入浴之時在一日中。雖無一定之限制。惟摩擦法必須於淸晨行之。有強度之盜汗者。乾性摩擦法。朝夕二次。

咯痰豫防法

咯痰消毒法爲現今肺結核豫防法中之唯一方法。然世間之人。徒知結核患者之咯痰爲肺結核感染之傳播者。不知其有直接之危險及於肺結核患者之自身也蓋肺結核患者以爲自己之體中既有巨萬之結核菌則空氣內混有二三之結核菌雖吸入之亦屬無妨嗚呼是謬見也不觀夫虎列拉患者及腸窒扶斯患者乎其全腸管內既充滿病原菌若復嚥下二三之同種菌其結果亦不過如此猩紅熱亦然天然痘亦然梅毒亦然何則蓋是等之患者全血液中已充滿病原菌也至於結核症則爲限局性疾患故一經吸入之結核菌與略出痰塊中之同種菌不可同日而語若此吸入之結核菌附著於一空洞內之乾酪化病竈確無大害然此吸入之結核菌大抵不入於乾酪竈而入於他之健康組織部是乃希臘依培兒氏所證明者也此種之結核菌一達不甚健全之氣胞便形成結核其危險當何如耶爲醫師者當將此旨告知患者打破上述之惡習慣不可怠忽又腸結核之豫防以禁止略痰之嚥下爲最要詳言之略出略痰之後必畧有一小部分殘留於口中故食物之前必須含漱以手指清洗之是亦不可不注意也

個人豫防法

對於有結核的素質（例如遺傳及結核的胸廓）之人體果如何而能禁止結核之發生是乃醫師所屢遇之質問也故本節述肺結核症之個人的豫防法。

有肺結核素質之人第一須避感傳之危險不與結核患者相交通不久留於衆人稠集之所(例如學校劇場等)必久在空氣中是乃豫防結核發生之最有力者也強練法亦有偉效冷水浴及灌水(攝氏十五度爲止)爲幼兒時卽可行之著衣不可過暖住屋及寢室亦不可過暖旣成長之小兒行游戲體操水泳等年齡稍長則試行自轉車騎乘漕艇等體操適於運動呼吸筋之目的成績頗佳蓋日日施行之呼吸操練於肺結核之豫防上實占重大之價值現今之呼吸操法非常進步發明種種之方式惟旣罹結核症之人體不可行是等之操法身體及呼吸以安靜爲佳何則蓋激急之深呼吸往往將咯痰吸入於肺之健康部或播布病竈或破壞有限界之病竈增加白血球之滲潤催進組織之崩潰也又有結核素質之人須注意營養多食滋養品肉食者之罹肺結核較菜食者爲少有結核素質之人所營之職業須於新鮮之空氣中爲之且不令身體起過大之疲勞例如船醫燈臺監視人山林監視吏農業家園藝家獵夫船員野外作業監督者郵便擔夫等是也

咯血調養法

咯血者。肺臟或氣管枝粘膜出血。因咳嗽而略出也。其原因雖不一。大抵以肺癆病爲最多。血液之狀態。或爲絲狀。或爲點狀。以混和於痰中。或爲純粹之血液者亦有之。病人但知亟用藥物以止其血。而不知調養法。尤爲重要也。

（一）關於衣食住者

甲　衣服宜寬。忌緊迫。腰部束帶。忌緊縛。被宜輕鬆。足部宜溫煖。

乙　食物飲料。宜微溫。忌太熱。太熱。則血液循環加速。易從破裂處滲出。

丙　堅硬咀嚼之物。宜勿食。宜食流動液體者。如牛乳、半熟雞蛋、稀粥之類。每日回數。宜多。食量。宜少。

丁　不食刺戟性食物。如酒、煙、酸、辣之類。

戊　臥時上身宜高。身體。宜安靜。不可起坐。安動。無論朝。夕。均宜。靜臥。

己　臥室內之窗戶。宜四面開放。以通空氣。惟不可直接當風。恐罹感冒。

庚　室內溫度。宜保平溫。不可過冷過熱。

（二）關於動作者

甲　精神。宜安靜。萬勿恐怖。

乙　切戒。言。語。過。多。能不。語。尤。佳。

丙　喉。頭。作。癢。欲。咳。嗽。時。宜。勉。强。忍。之。萬。勿。任。其。多。咳。

丁　大。小。便。宜。在。牀。上。不。可。坐。起。尤。忌。用。力。猛。掙。宜。服。輕。瀉。藥。以。通。利。之。

戊　不可用深呼吸法。

（三）關於治療者

甲　胸。部。宜。用。冷。水。布。覆。之。法。用。布。二。大。塊。浸。於。水。中。以。一。塊。絞。乾。覆。於。胸。部。約。十。分。時。其。布。已。稍。熱。再。將。水。中。之。布。更。換。宜。屢。換。屢。覆。不。可。怠。忽。

乙　咯。血。多。時。以。三。錢。五。分。食。鹽。化。冷。開。水。食。之。有。止。血。之。效。或。食。小。冰。塊。亦。佳。

丙　咯。血。止。後。須。安。臥。至。七。日。後。方。可。起。坐。及。步。行。

丁　咯。血。極。多。時。宜。以。布。帶。緊。縛。其。四。肢。約。半。時。至。一。時。以。減。少。其。還。流。於。心。臟。之。血。液。量。去。其。布。帶。時。宜。緩。緩。去。之。不。可。急。劇。

注意　咯血。者。如。用。嗎。啡。則。痰。不。易。出。病。毒。必。瀦。留。於。肺。內。故。以。不。用。嗎。啡。爲。是。

案肺結核之藥物療法。詳新撰虛癆講義、肺病救護法。茲不贅。

安眠法

無錫丁福保仲祜譯述

敍曰。安眠法既脫稿。余校閱一過。蓋不禁三復而太息也曰嗟乎安眠之不易實行也久矣豈不誠然乎哉竟夕不眠第五倫之有私也（後漢書第五倫傳）十日不眠阿那律陀之啼泣自責也（楞嚴經）昔昔夢爲人僕吟囈呻呼徹旦始息尹氏之心營世事形神俱疲也（列子）是知心有所累者入夜則往往不眠或雖眠而不能安此皆失眠之本意而其天不全矣吾嘗讀古人之詩而知其所蘊者深有非淺夫小儒所能解者鼓腹無所思朝起暮歸眠此陶淵明之安眠法也既得安穩眠亦無顚倒夢此白樂天之安眠法也主人勸我洗足眠倒牀不復聞鐘鼓此蘇東坡之安眠法也放翁不管人間事睡味無窮似蜜甜此陸放翁之安眠法也吾願世之研究安眠法者衆師淵明樂天東坡放翁之胸懷淡定則藝也而進乎道矣然此豈近世之士夫所能行哉此余之所以三復而太息也。

睡眠之研究

睡眠一事。歐洲之學者。今尙時時調査而研究之。實爲吾人生活上所不可缺者也。人生一日三餐。苟或缺之。則覺飢餓而妨其活動。食物之重要如此。而睡眠者。自古與食物並重而合謂之眠食者也。其關係亦可不言而喻。

身體及精神疲勞。即思休養者。自然之勢也。故運用精神勞動身體後。必思睡眠。解其疲勞。恰與飢則求食者同一原理。如是則已疲之神經及筋肉。始漸恢復其作用。迨睡眠適可而醒覺。則動作一新。有全身輕快之概焉。

以睡眠爲休養神經及筋肉之不可缺者。舊說也。最近之學說。則謂吾人運用身體體內。即生有害之疲勞物質。此疲勞物質。必藉充分之睡眠。始得排出於體外。由是而有一新發明之說。其說惟何。即腎臟之休養是也。

腎臟之功用。無論何人。咸謂其晝夜無頃刻之休養者。而孰知其不然。蓋腎臟至夜亦圖休養者也。

故夜間睡眠不足。翌日必覺精神恍惚。身體倦怠。而全無生氣。申言其理。則以睡眠不足。腎臟亦隨而不眠。腎臟不眠。即不能繼續其次日之動作。前日生於體內之有害物質。不克排出體外而積至次日。次日復有有害物質產出於是。積二日分之有害物質循環於體內。故精神之作用。身體之動作。無不懶且鈍焉。由是觀之。睡眠之於人。不綦重哉。

睡眠不足之學齡兒童

德國小學校嘗調查生徒虛弱之原因。此小學校爲貧民而設。就各方面研究之。其初以爲由於食物粗糲或食物告乏。不足供給身體之養料。遂至於此。其後調查漸進。乃知其虛弱非全由食物之不良。睡眠不足。亦爲厲階焉。

貧乏多子之家。其兒童常閒遊而無拘束。日暮則歸。羣集於狹室。就眠之際。二三人共寢一榻。或多至四五人。此時兒童雖疲乏已極。亦不得安眠。蓋羣兒共寢一室。其中有一兒醒覺。則他兒之睡眠。亦爲其妨害也。兒童本須久睡。若每夜睡眠不熟。則有害於健康。乃理之固然者。加以體外所生之有害物質。不能正當排出。能無身體精神均至疲勞而不得完全發育乎。家有兒童者。愼勿使兒童睡眠不足。而陷於虛弱也。

貪睡

睡眠固不可少。然亦不可漫無限制。睡眠過度。大害健康。彼甘作渴睡漢者。實有百害而無一利。

譬諸食物。固可以養身。苟放量食之。無所限制。則必貽害腸胃。睡眠亦然。

安眠法　四

睡眠過久。心地反覺惡劣。凡身歷者。類能言之。如是貪眠日復一日。則因運動較少。以致肥滿過度。而腦之思考力亦漸次薄弱。蓋天下萬事皆有一定之程度。過與不及皆非所宜。睡眠亦然。故適當動作。適當睡眠。乃至要而不待言者。

適當之睡眠。其量隨年齡而各異。下文述之。

兒童之睡眠

注意兒童之睡眠。實爲哺育上最要之問題。若妨害其安眠。夜中屢屢醒覺。則終必大害兒童之健康。故兒童若已就寢。在其旁之父母等務宜設法使之熟睡。熟睡之時間亦不可忽。隨時留心。乃爲合理。

德國博士納推兒氏。嘗研究兒童之睡眠。舉其所得。公布於世。謂普通之兒童衞生書。動言若干歲之兒童。應爲若干時之睡眠。實則刻舟求劍。行之維艱。大概兒童之睡眠。取其適可足矣。不必強其如限也。其論頗有深趣。

就大體言之。其睡眠時間宜定爲。哺乳兒二十時間。二三歲之嬰兒十四時間。十歲前後之小兒十時間。其取十時以上之睡眠者。并晝寢計之。已有十四時間之久。然曠觀世間無數健兒之睡眠狀態。四五歲之兒童。無晝寢之習慣者有之。夕陽甫下。不問已否晚餐。卽垂頭而寢。或晚餐之際。坐而假寐者亦有之。則是兒童之睡眠時間雖大體似有規定而欲其符合定法而强其睡眠實至難之事也若夫身體薄弱或病後虛弱之兒童其睡眠時間宜較平常之健康者更久此衛生上所不可缺者然則此等兒童之睡眠時間將如何而定耶曰安置兒童於臥榻較安置普通健康之兒童爲時宜久聽其自然睡眠則其睡眠時間自較普通健康之兒童爲多矣簡單之法莫過於此

答客問

客有造余而問者曰。今日小學校敎師。訓戒兒童。謂夜宜早睡。朝宜夙興。又申言之。謂夜分就眠。有益於衛生。而日高未起者。毫無裨益。斯言也。與吾人歷來實驗之睡眠法。全相矛盾。敢問其法可謂得宜否乎。

余應之曰。吾人遇有要事。或看護病人。常通宵不眠。迨破曉之際。熟睡一二時。則覺睡眠之時間已足。翌日動作如常。不覺疲勞。此種況味。吾輩屢嘗之。是則破曉時之睡眠。較初夜時之睡眠。更爲重要。

夜中初入睡鄉之際。周圍稍有騷動。或呼之再三。亦酣睡而不易醒覺。迨熟睡及於五時後。卽不復有如是之深睡。是則夜中之睡眠時間已足。可以無須曉眠。故小學校使

安眠法

兒童夜必早睡。朝必夙興。余亦贊其合於衛生也。兒童於夜中熟睡而不覺。且不遺尿。是乃視其親之注意如何。並其使用法之巧拙者。試每日置兒童於旁而養育之。則自能辨此中之秘訣矣。

老人與睡眠

睡眠之不可缺。如前所述。誠以睡眠充足。可保其身體之健康也。是故體質薄弱者。病後虛弱者。常罹疾病者。及年老者。其睡眠較諸健康之强壯者。尤宜充足。

老人之睡眠。每不能足。蓋以老人大都不能眠而早覺也。故務宜早就寢榻。以圖久臥焉。

午餐後就榻鼾睡一次。亦爲苦不成寐之老人休養最良之法。

雖然。尙有宜注意者。凡臥具之製法。周圍之安靜。皆足以誘致睡眠。而除其妨害老人之睡眠。以不背此法爲要。故使老幼安眠之法。於次述之。

小兒成寐視其母誘掖之法

由小兒之發育上言之。安靜睡眠。實爲最要。而安撫小兒。循循然使之入睡。則視其母之誘掖。其母誘掖得法。則小兒絕不啼泣。漸入於黑甜之鄉矣。七八個月之哺乳兒未知世情之若何者。誘掖不費苦心。亦能安然就睡。迨積時既久。至於成長。則無知之小兒。亦稍覺世情矣。於是其母之誘掖法。苟不能和洽其意。即啼泣不止。及狂啼自止。而種種之要求以生。故萬一就寢前。其母不善誘掖。小兒不克償願。必至終夜開眼。耿耿不寐焉。

是以小兒之安眠與否。與其母誘掖之法大有關係。世間爲父母者。恒言其小兒夜分不能安眠。殊爲焦灼。是無異自宣其不能駕馭小兒。可恥孰甚。

世人欲使小兒安然就寢。絕不啼泣。或環抱而搖之。或謳歌而誘之。其稍能解語者。則教以淺易歌謠而導之。此等方法。雖亦爲誘掖小兒安眠之良法。然余以爲不如省之之爲愈也。

蓋小兒於思睡之際。不謳歌。不低唱。置於臥榻。亦能安然成寐。人之善惡。都由習慣而成。俚歌多粗俗。小兒習聽之。甚非養成善良之道也。

明室與喧嘩

室之明暗。與睡眠有至深之關係。諒爲人所共知。然自小兒之睡眠言之。則寢於明室。不能強謂其有害於衞生。明室暗室。皆與小兒無關。俗謂明室不能安眠。非確論也。

家之四周。聲音嘈雜。每足擾人清夢。然於小兒之睡眠。亦絕無妨害。假令家之附近。建有工場。或設有劇場。而騷然不靜。吾以爲小兒亦能安眠也。

不思睡眠時之準備

小兒昏夜早眠者頗少。斯時。欲其安然就睡。則必乘其尚未思睡之際。使之晚餐並換着寢衣。以待睡魔之至。如是注意。則小兒漸有睡意。即傾首而睡。安然入夢矣。若於小兒思睡後。與以晚餐。或迨其假寐時。始令換着寢衣。則小兒非常憤恨。寢臥不安。開其思睡之眼。而終不得酣眠矣。爲父母者。其注意之。

就睡與運動

世之爲父母者。苦小兒不能安眠。常於晝間使小兒時時運動。以爲運動則疲勞而易睡矣。不知是乃誤也。

徵之吾人歷來之經驗。凡兒童既赴運動會、入旅行團後。則運動太過。其晚睡眠亦較平日爲難。輾轉反側。不得酣眠。可知强使運動。以圖安眠者。實非得計。縱使運動之後。得因疲勞而熟睡。必有遺尿等事。

小兒不能安睡。其母呵斥而威嚇之者。世間亦有其例。夫小兒不眠。其親不以溫語慰藉而出於威嚇。其親之焦急可知。不知。愈。焦。急愈威。嚇。小兒。愈不。能。安。寢。且至。泫。然。啜。泣。縱。令。由。是。得。寢。而。其。寢。也。實。爲。懊。惱。而。寢。者。必。不。能。安。席。焉。故。小。兒。若。如。是。而。寢。亟。宜。起。自。臥。榻。且。玩。且。歌。使。之。改。入。於。善。境。然。後。再。置。於。寢。牀。威嚇之舉非特於小兒之睡眠上所應禁忌自保育上視之亦宜。避。而。不。爲。也。

神經質之小兒

凡神。經。質。之小。兒。不能安眠者。世間往往有之。然其。神。經。質。有成。於。其。周。圍。之。景。象。者。將。成。神。經。質。之。小。兒。其周圍有訓戒之者。則其。神。經。益。亢。進。無論何時亦難。入睡遂成不。能。安。眠。之。習。慣。矣。若此之小。兒。其母更宜。發。其。慈。愛。之。心。設。法。使。之。安。睡。焉。若其。母。曲。迎。其。意。而。猶。憤。恨。焦。慮。不。易。就。寢。則宜。請。醫。師。診。察。焉。雖。然。其。母。處。理。過。急。雖。如。何。受。醫。師。之。診。治。乞。適。當。之。救。濟。亦無大效。蓋平。心。息。氣。不。厭。繁。瑣。乃。對。付。神。經。質。小。兒。之。最。要。者。也。

寢牀之注意與醒時之食物

欲。使。小。兒。安。然。就。睡。寢。牀。亦。宜。注。意。炎。熱。已。過。寢。牀。忽。冷。實。有。妨。於。偃。仰。蚊。蚤。亦。能。擾。人。清。夢。此。種。障。害。務。宜。速。去。

安眠法 十

寢前給食以悅其意乃事之不可不禁者朝來小兒初醒在牀給以食物亦是惡習長此不改貽誤實非淺鮮蓋一次給食則明日後日亦將援例以求如或不與即致啼泣斯時欲改此習慣已非易矣故無論何時何地寢前醒後咸以不與食物爲宜

就寢前之入浴與離牀

寢前入浴乃使小兒安眠之一法無有不宜

小兒年甫二三齡者清晨醒覺在牀雖不令其起亦無所妨若至可入小學之年齡則宜醒後即使離牀

小兒睡眠之注意。略備於斯矣。竊望爲父母者。臨機應變而處置之也。

壯年時代之睡眠

壯年時代血氣旺盛。不必特增其睡眠時間也。古人有言子臥寅起者。人或疑其睡眠時間稍短。實則此時若成習慣血氣方剛之少年已不患其少矣

壯年之人。常貪睡眠。且有晝寢之癖。是實有害而無利。凡食欲不進體軀過肥靈敏之神經變而爲癡鈍者咸由此時代貪眠而來可不愼歟

世有因夜不成寐。而寢時飲酒。藉酒力以强眠者。此爲最應禁忌之事。若有寢時飲酒

之習慣則無有不爲衞生之大害者

壯年時代運用其身體精神而適當者必能熟睡安眠夫所謂夜不成眠者不過因憂慮傷神或運動不足故耳

近世事變益多腦力之耗費亦益甚或朝爲榮華夕爲鶵領或黍離麥秀心傷故國或門祚衰薄生不逢辰以及勞人思婦孤臣孽子之儔凡此數者大抵咄咄書空輾轉反側長夜耿耿申旦不寐將持何法而使之安眠哉姑略述如下

一洗足療法　每夜臨臥時用熱水洗足使留滯於腦內之血液下引至足部易得安睡

二默數療法　夜中不眠時心內默數一二三四等字以至數百或數千即得安睡

三深吸氣療法　房中空氣須潔淨於不眠時宜爲深吸氣數十次或數百次即得安睡

四精神療法　不眠起於煩惱煩惱生於妄想或追憶數十年榮枯恩寃及種種閒情此過去妄想也或事到眼前可以順應而患得患失猶豫不決此現在妄想也或期後日富貴子嗣榮顯與夫不可必成不可必得之事以興奮其精神此未來妄想也

若能將三種妄想消滅則安眠矣

凡喜怒哀樂勞苦恐懼之事只以五官四肢應之中間有方寸之地常時空空洞洞朗朗惺惺決不令之入所以此地常覺寬綽潔淨予製為一城將城門緊閉時加防守惟恐此數者闌入亦有時賊勢甚銳城門稍疏彼間或闌入即時覺察便驅之出城外而牢閉城門令此地仍寬綽潔淨（節錄張文端語）入夜則遽然一夢冥然塊然無有天地日月與酬酢往來以及災祥禍福是非美惡榮辱得喪皆無之斯時則若忘若迷其神則寧其天則全其體則休以適此之謂安眠法

五藥物療法　如用以上各法而無效者。則服藥。惟安眠藥多至數十種。大抵皆為麻醉毒藥。不可久服。茲選最平穩之催眠藥三種。

第一種臭素曹達Bromide of sodium　臨臥服五分。用開水化服。此藥可以連服四五日。

第二種阿斯必林 Aspirin　此藥本為極平和之退熱止痛藥。然用以催眠亦甚佳。臨臥服二分。開水化服。可以連服四五日。

第三種阿特林 Adalin　此藥為最新最好之催眠藥。其價甚貴。臨臥服一分。用冷開水化服。

老人之睡眠

年高之老人其睡眠時間宜較少壯者稍增老人雖不易成寐然遲至夜分十時必須就寢朝則務宜晏起蓋久臥牀褥無論何時必有睡眠之機會因此則就寢時間亦必增多

陳設老人之寢牀宜擇靜謐廣大之室不宜與小兒鳴禽等同室室中又不宜置香氣郁烈之植物若晝間置於其室則夜間宜遷於他處

臥具被褥之類宜用輕軟而溫暖者以毛布與鴨毧被褥爲最良褥上之襯單亦宜敷以毛布或敷毛布於其下秋冬之際輕軟而溫可以適意睡眠盛寒之際寢牀既冷則用湯婆以溫之

枕低則宜於眠又以軟而長者爲最良若是者適當其肩冬夜寒風不能侵入至爲佳妙

夜分苦思不能成寐之時宜追憶既往之樂愉快之事自能促其睡眠若適思入睡忽爲惡夢所驚覺則宜與在其旁者稍事閒談而後復眠如是卽克安眠矣

午後就寢亦所不禁。午睡宜在午膳既畢之後。若因午睡而妨夜睡。則宜戒止。此外就寢前入浴按摩。或爲之談小說雜誌等愉快之作。亦爲使老人睡眠之一法。

附錄

東坡謂李方叔與李祉言曰。某生平於寢寐時。自得三昧。吾初睡時。且於牀上安置四體。無一不穩處。有一未穩。須再安排令穩。既穩。或有些小倦痛處。略按摩訖。便瞑目聽息。既匀直宜用嚴整其天君。四體雖復有痾癢。亦不可少有蠕動。務在定心勝之。如此食頃。則四肢百體。無不和通。睡思既至。雖寐不昏。吾每日五更初起。櫛髮數百。頮面盥服衣裳畢。須於一淨榻上再用此法假寐數刻。其味甚美。無涯通夕之味。殆非可比。平明吏徒既集。一呼卽興。冠帶上馬。率以爲常。二君試用吾法。自當識其趣。愼無以語人也。天下之理。能戒然後能慧。蓋慧心圓通。必從戒謹中入。未有天君不嚴而能覺悟圓通者。此也二君試識之。

弁陽老人曰。飽食緩行初睡覺。一甌新茗侍兒煎。脫巾斜倚繩牀坐。風送水聲來耳邊。丁崖州詩也。細書妨老讀。長簟愜昏眠。取簟且一息。拋書還少年。半山翁詩也。相對蒲團睡味長。主人與客兩相忘。須臾客去主人覺。一半西窗無夕陽。放翁詩也。讀書已覺眉稜重。就枕方欣骨節和。睡起不知天早晚。西窗斜日已無多。吳僧有規詩也。老讀書文興易闌。須知養病不如閒。竹牀瓦枕虛堂上。臥看江南雨後山。呂滎陽詩也。紙屏瓦枕竹方牀。手倦拋書午夢長。睡起莞然成獨笑。數聲漁笛在滄浪。蔡持正詩也。余習懶成癖每遇暑晝。必須偃息。客有嘲孝先者。必哦此以自解。然每苦枕熱。輾轉數四。後見前輩言荆公嗜夏月常用方枕。或問何意。曰睡久氣蒸枕熱。則轉一方冷處。此非眞知睡味。未易語此也。杜牧有睡癖。夏侯隱號睡仙。其亦知此乎。又云花竹幽窗午夢長。此中與世暫相忘。華山處士如容見。不覓醫方覓睡方。然則睡亦有方耶。希夷之說。不過謂舉世以爲息魂離神不動耳。遺敎經。有煩惱毒蛇睡在汝心。睡蛇既出。乃可安眠之說。近世西山蔡季通有睡訣云。睡側而屈。覺正而伸。早晚以時。先睡心。後睡眼。晦菴以爲此古今未發之妙。然睡心睡眼之語。本出千金方。季通特引之耳。

組織學總論

日本醫學博士二村領次郎原著。晉陵下工譯述。書共二章。第一章論細胞。而詳載細胞之發見、細胞之定義、與其形狀、大小、生活現象、生活期限、及其相互之結合。第二章論組織。而詳載上皮組織、支柱組織、筋組織、神經組織、於血液及淋巴亦詳載無遺。組織學者。講究人體構造極微細生活小體之學科也。於醫學上有緊要之關係。非極深研幾不可。是書繁而得當。其筆雅而能達。實組織學中最新穎最詳密之書。是書一出。吾國組織學有專書。而得以從事研究。至圖畫之精良。裝釘之完美。猶其餘事。　每部大洋一元三角

西洋醫學史

西洋醫學之發達。至於今日。殆已造絕頂矣。考其古代醫史。崇尚理想。迷信神權。與吾國醫界之醉心於陰陽五行無以異。察其進化之由。則去華務實。循序不紊。有非意料所能及者。吾國各科學之進步。素號遲滯。即醫學一科。亦復觀望不前。醫界績學之士。非不求先聖之道日躋於光明。無如識塗無馬。指南無車。前路茫茫。不知所至。有志莫償者居多焉。是書爲無錫丁福保所譯。共分上下兩編。上編爲內科學史。下編爲外科學史。西洋醫學之變遷。胥在乎是。可爲改良醫學者之先導也。　每部大洋五角

漢藥實驗談

晉陵下工譯述。全書共十九章。第一章强壯劑。第二章健胃劑。第三章下劑。第四章利尿劑。第五章收斂劑。第六章祛痰劑。第七章通經劑。第八章興奮劑。第九章吐劑。第十章發汗劑。第十一章解熱劑。第十二章解毒劑。第十三章止血劑。第十四章驅蟲劑。第十五章鎮痙止痛劑。第十六章腐蝕劑。第十七章變質劑。第十八章緩和劑。第十九章雜劑。每藥必詳載其基本形態、成分、效能、製法、貯法、用法、禁忌、用量。而於處方則尤爲詳備。是書以日本藥劑師小泉榮次郎所著書爲原本。而益以所未備。以海外之經驗。證中華之藥物。原原本本。殫見洽聞。有志醫學者。不可不家置一編也。　每部大洋一元七角

種牛痘法一夕談

無錫丁福保譯述

種痘法者。用纖細之穿刺法。移殖牛痘漿於表皮下。是爲天然痘之豫防法也。

種痘之時期。施行於生後一年以內。然不可於三月內行之。是因此時期內之種痘。往往歸諸無效故也。由種痘而得之免疫效力。漸次減弱。故在學齡期卽十二歲之時。須復行種痘。至丁年期。尙須接種。當種痘之際。發生兩個之膿疱。固已得其眞價。若不發生膿疱或發生一個。則須行通稱之自體再種痘。Autorevaccination 卽取此膿疱之內容物。移殖於切創。或復行正規之種痘。種痘一事。普通於春秋二期行之。夏期宜避。應種痘之小兒。若罹腸加答兒、呼吸器病及皮膚疾患。則當延期。天然痘流行之際。必須種痘。

種痘之準備　行種痘法之際。擇一清潔之室。應接種之人。清潔其身體。且着清潔之肌衣。術者背光線而坐。置檯於其傍。接種用刀、貯痘漿之玻璃皿、小酒精燈及消毒綿等。均備之。折痘漿管之兩端。注於消毒之玻璃皿。或吹出而徑置於接種刀。

接種用之器械。賞用林台伏倫(リンデンボルン)氏白金依里胄謨(イリヂウム)接種刀。備四至六個。依次排列。既使用者。燒灼而冷却之。置此器械於酒精燈之上。歷

種牛痘法一夕談

第一圖

接種用之朗攝篤

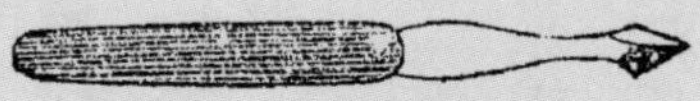

第二圖

華伊喜氏接種刀

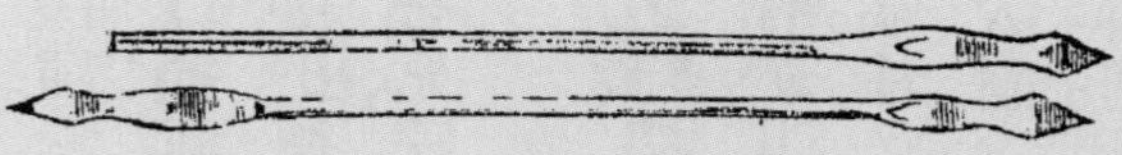

第三圖

鋼鐵製接種刀

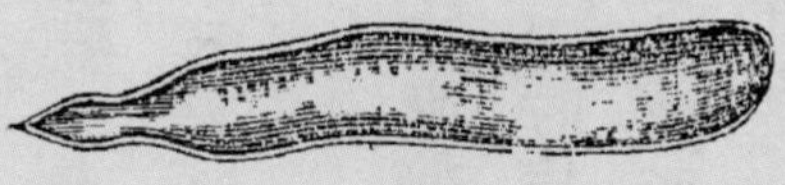

五秒時而紅熾取出後。經三秒時而冷却。若尖端已鈍。則磨之而令其銳利。其他接種用之朗攝篤(ヲンセット)(第一圖)或華伊喜(ワイヒハルト)氏接種刀。(第二圖)均可用之。近今所使用者。係極廉價之鋼鐵製接種刀。(第三圖)頗形便利。遇必要時。將數刀同時消毒。種痘一人。使用一刀。消毒接種刀之法。用赫健滿(ハーゲマン)氏消毒器(第四圖)此器有酒精燈及回轉之圓盤。將接種刀插入於此圓盤。每一回轉。畫六分之一之環。

皮下接種之法式　行接種之際。術者先將自己之手。嚴密消毒。及種痘部及器械亦消毒。然後用左手把握上膊外側之皮膚。稍令其緊張。初回之種痘。於右膊行之。再種

第四圖
赫健滿氏消毒器

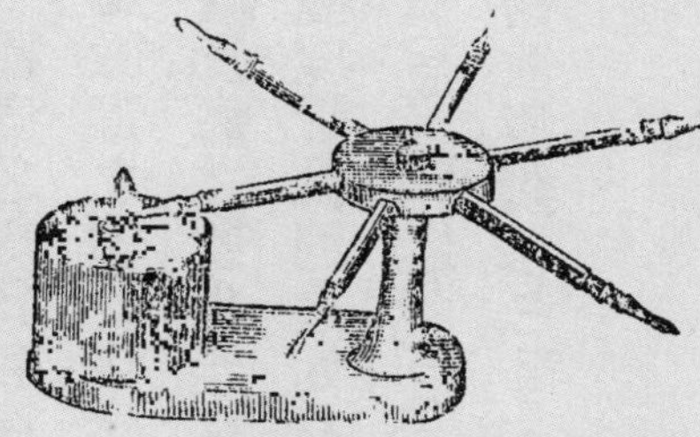

第五圖
接種切傷法之圖

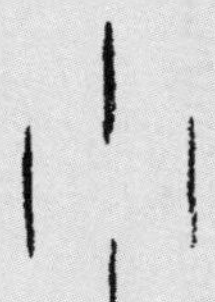

痘則於左膊行之。術者執接種刀。如執筆者然。將其尖端插入淋巴管中。當三角筋等高之部分。刺四個以上之淺表切創。長徑約一仙迷。如圖造成。(第五圖)此切創須有一二仙迷之距離。所以防膿疱之融合。又防强度之出血。不可有過深之切創。然亦不可過淺。創底見有血腺。最爲適當。詳言之。切傷須貫皮膚之角層。至乳嘴體之最上層。用刀面或刀尖擦入痘漿於切創。此切傷於五分時之後乾燥。然後着衣服。普通之綳帶。無須施用。若發赤腫脹。則行冷罨法。又搔破之候。塗布硼酸軟膏。

種痘既終之後。將接種刀於滅菌水內洗滌之。復用浸漬酒精之綿揩拭之。有消毒器之際。可無須此種之手續。

種痘奏效之時。第一日僅呈赤色。第三日至第四日。有小結節狀之腫起。并呈赤色暈。

第五日至第六日。生水疱。第七日體溫上昇。至三十九度者有之。至第八日。水疱之發育。達最强度。周圍之皮膚呈炎症。腋下腺腫脹。此時水疱之內容物溷濁。至第十日則全成膿汁。第十日至第十二日。膿疱遺留黃色之痂皮而乾燥。第十五日至第十六日。痂皮脫落。遺留赤色之瘢痕。

第二次之種痘。發上記之症狀較輕。比之初次之種痘。經過頗短。

後發病　種痘之時。發各種之皮膚炎。時或發淋巴管炎及蜂窩織炎。豫後不良者。雖有丹毒及黴毒之續發症。然使種痘之時。嚴行防腐法。且自種痘所製出良質之淋巴液。則此續發症之發生。非常稀少。

各種之種痘漿區別之如左。

一　原質(眞性)痘漿Origináre(genuine)Lymphe係牝牛之淋巴。自該痘之膿疱製成。

二　動物性痘漿　Animale　Lymphe　自牝牛接種於牝牛或自犢牛接種於犢牛而得。

三　人化痘漿。Humanisierte Lymphe乃人體痘漿。先將原質痘漿接種於人體。自其膿疱內容物而得。

第六圖

痘漿管及痘漿毛細管

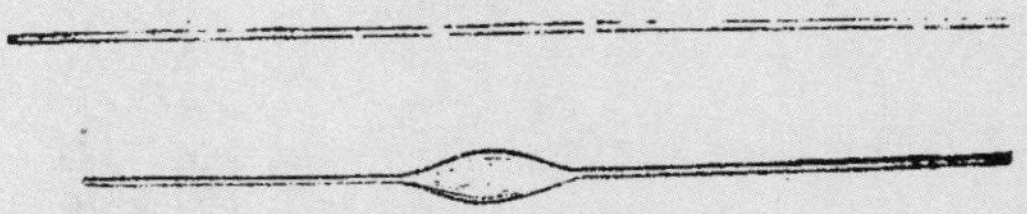

往時用人化痘漿。即開成熟之痘疱。取其流出之淋巴。置於接種刀上。行接種法。約言之。自小兒接種於小兒也。然自動物性痘漿發明之後。大都用動物性痘漿。又痘漿之中。加入倔里設林。所以防黴菌之侵入。且增大其保存力也。

動物痘漿之攝取法及製法。取生後十週至十二週之犢牛。拘縛於製痘所內之特製桌上。剃去腹部之毛髮。消毒之後。然後施並行切創而接種。詳言之。用匙子狀之器械。攝取原質犢牛痘漿。(或規則的攝取之犢牛痘漿)與皮膚中流出之血精相混。嚴密擦入於皮膚中。除去痘漿。在第四日與第六日之間。其中之最普通方法。用鋭匙搔出發生之痘疱。其次於瑪瑙石乳鉢中。細密研磨之。加入倔里設林及水。振盪而使之混和。然後貯於已殺菌之玻璃瓶內。接種之動物。於製痘所設一特別之場所而飼養之。最爲佳良。所製成之痘漿。須證明動物之健全後。方可送之於醫師。

貯痘漿用痘漿細管。Lymphröhrchen 即長徑五仙迷至十仙迷之毛細管或紡錘形之玻璃管。（第六圖）其容積約一立方仙迷或一立方仙迷以上。一端閉塞。他端則用封蠟密封之。貯於冷所。則經月餘之久。尚不失其效力。使用之際。除去封蠟或折破其毛細管之一端。注痘漿於清潔之玻璃皿內。每接種一人。必須將接種刀浸於其中一次。

古昔之時。用人化痘漿。卽開成熟之痘疱。將流出之淋巴。盛於接種刀。自此小兒接種於彼之小兒。現今動物痘漿。足供給吾人之應用。故專用動物痘漿。

舞蹈病之療法

江周海譯

罹舞蹈病之小兒。恒爲種種精神的興奮舞蹈病樣運動。日漸增惡。此固世人所素知也。故患者當輕症時。宜禁其出外過勞。豫防發揚。終日避惡戲。設以處罰譴責懲之。反增惡果。宜和平勸導之。在中等及較重之患者。以就褥療法爲要。最好令患者獨居。如此一方面使精神的興奮減少。一方面使其同胞模倣罹患者。且有利益患者令就愉快簡易之職業。食餌以富於滋養分者爲佳。選易消化而味淡者。嚴禁香料及酒精飲料。不適於肉食。甯用野菜牛乳果實等。加以水治療法。效果愈爲顯著。二十八度至三十度之微溫全身浴、冷水摩擦、持續性半身溫浴後之乾性、摩擦、全身溫纏絡法（三十六度之水）等。皆適用之。器械的療法及其他諸種之方法（按摩、電氣療法）皆無何等價値之可言。藥劑的療法。惹起不眠時。用催眠劑（抱水格魯拉兒）臭素（臭素一名貌羅謨、又名貌魯繆謨）劑。爲不可少之藥劑。砒素劑效力最佳。又有恒用亞砒酸加里液（亞砒酸加里液一作亞砒酸加僭謨液、又作亞砒酸加里水、一名信石水、又名法列兒水）者。在貧血患者。宜併用鐵劑。五六歲之小兒。自四滴至十滴。漸次增加。一日每回與以二滴。每隔一日。增一滴至八滴。每回遞減二滴。四日至六日間歇。再施行前法。

處方一　亞砒酸加里液　五、〇

桂皮水　一〇、〇

右一日二回。反覆與以二滴六滴至八滴。

處方二　亞砒酸鐵丸

右一日三回。每回一粒。

處方三　亞砒酸加里液　五、〇

林檎酸鐵液　二五、〇

右一日三回。反覆與以四滴至八滴。

處方四　亞砒酸加里液　四、〇

蛋白鐵液　一〇〇、〇

右一日三回。每回一食匙。

處方五　亞砒酸　〇、一

黑胡椒　一、〇

甘草根　　五、〇

右用亞拉毘亞護謨。爲丸百粒。每日三回。每回一粒。

亞砒酸應用於水治療法、就褥療法。如至十四日間。而尚未奏效時。則與以臭素劑或阿斯必林。（一日數回〇、二至〇、五）

女子膀胱無力症之療法

江周海譯

膀胱無力症者。爲一種之疾患。此種疾患。於女子常見之。推其原因。蓋因於膀胱括約筋之括力微弱。致當咳嗽、噴嚏、高笑、便通等腹壓之亢進時而遺尿。於是局處患濕疹。終則至於膀胱萎縮。

原因　主因子宮後屈、膀胱頸部變位、子宮頸及膣穹窿部下垂、膣穹窿部之瘢痕、腫瘍、子宮頸及膣前壁下垂、分娩、膀胱內容物之化學的異常。且主强亞爾加里性尿等。其他尚有不明之原因。

豫防法　在產褥期。宜避膀胱過重及腹壓亢進之動作。

療法　年長之女子。用收歛劑。行膣洗滌。或施塞入豫防法。塞入綿之大者。不可擴張至膣穹窿部。收歛劑用明礬硫酸亞鉛。

羞恥與潮紅

無錫孫祖烈譯

精神感動劇烈之時。循環器、呼吸器、筋肉、分泌腺所現之各種情狀。雖不能一一知其原因。然其中必有數多之屬於遺傳性者。數多之屬於習慣性者。彼犬、貓、馬等諸動物。亦各有習慣性。不獨人類爲然也。其他尚有起始時隨意而後日不隨意之數例。（步行、噴嚏、咳嗽等起始時得隨意行之、其後遂爲無意識或反射的舉動）然則羞恥時之顏面潮紅。果因何故而起乎。約略言之。羞恥之時有一種特別之情緒發露。顏面起一種之注意。因之該部之血管擴張。起始時尚能隨吾人之意。其後遂爲一種之反射的舉動。但注意之部位既變。潮紅之部位亦變。彼色情發動時之恥部充血。其明證也。

人身之毛有髓質與角質髓質爲毛中心而司營養角質則成毛之形毛所生之際有皮脂腺其周圍有毛根鞘此等皆所以保護毛髮者也

人皆以爲髮白因色素缺乏余悉心研究此事者十餘年知因色素缺乏而髮白者甚少大抵因皮脂腺及頭皮中保護毛根之組織變質而生氣泡於髓質內蓋空氣由皮脂腺入於髓質遂生氣泡其髮乃見白色也有偶見白髮一二莖拔之卽已者亦有拔一莖白髮而傷其鄰髮之根使鄰髮變白卽再拔之其根不能盡出遂爲殖白髮之基者

又有拔不白之髮致損壞其周圍之組織因之而生氣泡於其內遂變成白髮者拔頷下之髭而致生赤髭亦此理也

惟以脂肪分泌過多致毛根周圍起炎熱而妨毛母之機能者則卽不生色素而成白髮此則純爲色素缺乏所致頭花(卽頭屑)多而生白髮之人皆屬此類故頭花亂落而不能清潔者白髮必易生老人白髮大率由此

昔人有言一夜而髮盡白此實有之事也精神感動太劇往往有此現象

白髮生斷不可拔常用綠石鹼（即綠肥皂、外國藥房中有之）之類洗其頭頂又頭花多之人則用規那丁幾五、〇頼槎爾輕三、〇酒精二、〇水一〇〇〇、〇混和而塗之則髮白者自漸黑

老人髮禿則塗前所言之藥再撒以以太二月以後其細髮之白者可黑

無頭花而髮白之人則用頼槎爾輕三、〇蓖麻子油二〇、〇酒精八〇、〇混和而洗頭一日一回可漸反黑

若權欲速黑則用鉛糖一、〇硫黃華三、〇倔里設林二、〇水五〇、〇塗之十餘日成灰色漸反於黑

上等之香水香油爲有鑛物性之油皆足以害毛髮欲保護毛髮最妙之法則混樟腦或龍腦百分之一於胡麻油使胡麻油無惡臭以之塗髮可以養之最爲有效

婦女豫防白髮則於洗髮前一日多塗蓖麻子油於髮及明日洗之其髮自黑而美

常食海草類亦可使毛髮之色純黑日本關西之人常食昆布故髮黑關東人不食海草類故髮多赤

療肺良方

世人每以藥物療肺不知此病發諸天然非藥物所能奏效去年美國開萬國療肺博考會皆贊成天然治法其法以僻居山林人跡鮮到之地不三月此種肺病立愈近日以獲效而勸病家用此法者滿載報紙

標師

我國技勇古有研究近代雖不甚貴重然方之日本武士道猶非其所能幾及惜士夫學子右文之習已久故惟有一種保衛行旅貨財受人聘雇以爲生活名標師者尚精其藝聞天津巨商徐某嘗攜標師并其徒衆數人於途適一賣菜傭釋筐道旁假寐被標師馬誤蹈翻菜傭怒痛毆之標師飽其老拳不拒亦不言徐惶急呼其徒往援徒衆笑不應徐惑不解少頃菜傭力欵坐道旁喘息標師乃徐謂之曰菜傭能得幾何何必暴怒乃爾今幸遇我稍有膂力否必爲汝所斃汝倘遇我輩中氣盛者汝亦不得生全矣傭怒視不能答標師乃目視其手則右臂靑腫已不能屈伸乃出藥以贈復償以菜値更多予千錢曰此臂半月始能愈持此歸作養傷費也菜傭狼狽而去如標師者卽我國技勇家所謂內功者歟

牛乳與氣溫之關係

牛乳酸敗之遲速。與氣溫之高低有密切之關係。人皆知之。徵諸美國農事試驗場之試驗結果而益信。該試驗場之實驗。將被試牛乳分爲二份。其一半貯於溫度五十度（冰室之溫度）之室。他一半貯於溫度七十度（普通之氣溫）之室。經二十四時間後。比較其結果。前者則一個之細菌。增殖五倍。後者則增殖至七百五十倍。又貯藏於九十五度氣溫中之牛乳。經十八時間卽行凝結。若以之貯於七十度之氣溫中。雖經四十八時間。絕不凝結。以之貯於三十度之氣溫中。雖經二週間以上。亦不凝結。由是論之。溫度有莫大之影響及於牛乳之貯藏上。蓋可知矣。夫牛乳初榨出之後。細菌雖不繁殖。經時未久。卽漸漸繁殖。蓋九十度之氣溫中。細菌無繁殖之時期甚短。經三四時間。細菌繁殖之速力甚大。故十二時間以內。乳汁便酸敗。但保七十度氣溫之牛乳。右之無繁殖期。繼續至六時間之久。其後細菌漸漸繁殖。十二時間後。已達數百萬之多。經三十六時間而酸敗凝結。若牛乳榨取後卽行冷却。貯於五十度之氣溫中。則四十時間之內。細菌絕不繁殖。四十時間後之繁殖。亦極遲緩。由此觀之。牛乳之貯藏上所最有關係者。乃氣溫。榨取後。其中細菌之多寡。實爲氣溫之高低所左右。然牛乳中細菌之數。不特關係於溫度之高低。卽榨乳管理與乳汁品質之良否。亦稍有關係也。

醫史研究會小啟 附簡章

陳邦賢

史以紀事。政治有史。文學有史。各科學有史。醫學亦何獨不然。東西洋醫學昌明之國。莫不有醫學史。疾病史。醫學經驗史。實用史。批判史等。以紀其歷朝醫事之沿革及其進化之理由。吾國昔時亦有李濂醫史。甘伯宗名醫傳。發皇往哲之奧窔。然其體裁。咸秉傳記。謂爲美備。竊恐未能。蓋吾國醫學上稽太古。下迄近世。其間雖多支派。而脈絡隱然相通。傳記體惟紀個人事略。不能紀歷朝醫事之沿革及其進化之理由也。掌籍有闕。貽笑萬邦。擁護國體。是在我輩。邦賢寢饋醫典。歷有年所。擬輯中國醫學史。蒐集羣材。閱兩寒暑。今大致已就。惟念一人學殖有限。滄海之珠。不無遺落。爰設醫史研究會。邀我邦人諸友。入會磋磨。俾吾國歷朝醫事之沿革及其進化之理由不致湮沒。醫史光榮。勝於異國。想亦海內諸君子所樂襄厥成者也。是爲啟。

一定名　本會之宗旨。在研究歷朝醫事之沿革及其所以進化之理由。確定醫史唯一之資料。編輯中國醫學史。故名醫史研究會。

一會員　本會會員。以自願研究醫史、協助本會進行者爲合格。凡願入本會者。請將詳細履歷住址寄下。本會即認爲會員。其欲出會者。可自由出會。本會不登報聲明。

一會費　本會會員。概不收取會費。其一切經費及刊中國醫學史經費。均由發起人擔任。

一職員　本會不設會長職員等名目。其編輯會計庶務書記等一切職務。均歸發起人擔任。

一義務　凡本會會員有應本會諮詢商搉歷朝醫事得失之義務。有協助徵求歷朝醫政傳略病史學派等之義務。

一權利　凡本會會員。有討論醫史之權利。有應徵得贈品之權利。有將姓氏刊入醫史研究會會員題名錄、附於醫學史後、以表紀念之權利。

一會期　本會不定會期。凡有關於醫史之問題。或須徵集者。隨時通函商酌。

一消息　本會假中西醫學報爲交通機關。並商該報每期登醫史研究會消息一頁。以資靈通。

一會址　本會暫假上海鐵馬路圖南里五百四十七號張寓爲通信處。如有通信者。請寄該處交陳治愚收。

一附則　本章程如有未盡善處。當隨時删改布告。

附本會徵求條例

一徵求前清雍正以後之醫政。例如清立太醫院官制、設院使及左右院判吏目御醫等官、及官醫軍醫警醫法醫校醫等制度。以及病院防疫衞生等事。無論巨細。均所歡迎。

一徵求歷朝著名醫學家傳略。若太古之神農黃帝、周之扁鵲、漢之倉公、後漢之仲景華佗、晉之王叔和皇甫謐、唐之孫思邈王燾、宋代之龐錢許陳輩、金元之劉張朱李輩、以及明清之李時珍吳又可喻嘉言葉天士徐靈胎陳修園尤在涇等事實。敝處均已搜集。請不必再寄。惟缺李士材張隱庵柯韻伯高士宗汪訒庵王孟英吳鞠通沈金鰲陸九芝等數人傳略。如蒙抄錄。或自撰寄下。尤爲感荷。

一徵求借貸各省通志災異門之關於疫癘者。倘蒙慨借。以一月爲期。錄後當隨時由郵局保險奉還不誤。如不能借出。卽請抄錄寄下。亦甚歡迎。

一徵求前清各醫家之學派。例如金元有四派。劉河間爲寒凉派。張子和爲攻伐派。朱丹溪爲滋陰派。李東垣爲溫補派。明清有三派。如薛立齋張景岳張石頑趙養葵爲溫補派。徐靈胎黃載坤陳修園爲信古派。喻嘉言葉天士吳鞠通爲趨時派。乞詳敘

醫史研究會小啟　　三

各醫家學派之變遷及流弊。

一徵求關於醫學上之軼事。例如扁鵲見齊侯遇長桑君故事。華佗爲關羽刮骨療毒。又如葛可久途見一患熱病者。狂奔郊外。葛執之至河干沐浴。浴畢。病遂霍然。又如葉天士設青菓葉以醫友貧之類。(按此類多見於筆記中亦間或見於各府縣志)

一茲將所擬目次披露於下。其有未盡之處。尙希不吝賜教爲幸。

附擬中國醫學史目次

第一章　太古之醫學

(一)總論

(二)有史以前之醫學

(三)醫藥之鼻祖　如神農氏辨别催吐促瀉之植物不作食料並用催吐之草木以治心窩苦悶之患用促瀉草木治便閉腹脹之患是皆爲醫藥濫觴之類

(四)神祇時代之醫學　如太古民智未啟時皆以疾病爲鬼神所祟以媚鬼神尙祈禱爲療病之類

(五)神祇時代之醫術　如上古醫者稱苗父以管爲席以芻爲狗北面而視僅發十

言之類

（六）參攷書目略記

第二章　三代之醫學

（一）三代之醫政　如周時醫師掌醫之政令之類

（二）三代之醫學家　如和緩扁盧之類

（三）三代之學說　如陰陽風雨晦明之類

（四）三代之藥學　如伊尹創煎藥秦和始爲醫方之類

（五）疾病史

第三章　秦漢之醫學

（一）秦漢之醫政　如漢有醫丞藥丞方丞之類

（二）秦漢之著名醫學家　如倉公仲景華佗之類

（三）醫學之進步

（四）醫學之極盛時代　如張仲景著傷寒金匱華佗精外科手術如庖丁解牛揮刀而肯綮無礙之類

(五)疾病史
(六)疾病之名目
(七)醫學書目錄要

第四章 兩晉至隋之醫學

(一)兩晉至隋之醫政 如隋有尙藥局太醫署藥藏局之類
(二)兩晉至隋之著名醫學家 如王叔和皇甫謐等之類
(三)診斷學 如王叔和自撰脈經發明脈理之類
(四)疾病史
(五)醫學書目錄要

第五章 唐之醫學

(一)唐之醫政 如唐太醫令掌諸生醫療之法其屬有四皆有博士以敎之之類
(二)唐之著名醫學家 如孫思邈王燾之類
(三)佛敎與醫學之關係
(四)隋唐醫學之結束 如千金方外臺秘要集隋唐大成爲之結束之類

（五）學派之變遷
（六）疾病史
（七）醫學書目錄要

第六章　宋之醫學

（一）宋之醫政　如宋元豐中書備對太醫局九科學生額三百人乾道重修置疾醫助教之類
（二）宋著名醫學家　如龐安時錢仲揚許叔微陳日甫陳無擇嚴用和之類
（三）宋代之醫派
（四）疾病史
（五）醫學書目錄要

第七章　金元之醫學

（一）金元之醫政　如元立醫學十三科其程試科目每三年一試期以八月中選者次年春二月赴大都省試之類
（二）金元著名醫學家　如劉守眞張子和李東垣羅天益成聊攝朱震亨戴原禮之

類

(三)金元之醫派　如寒凉派攻伐派滋陰派溫補派之類

(四)學派之爭競　如觀元好問傷寒會要序知河間之學與易水之學爭觀戴良作朱震亨傳知丹溪之學與宣和局方之學爭之類

(五)疾病史

(六)醫學書目錄要

第八章　明之醫學

(一)明之醫政　如明太醫院設院使一人院判二人御醫四人吏目一人生藥庫惠民局各設大使一人副使一人凡醫家子弟擇師敎之三年一試五年再試三試不第乃黜退之之類

(二)明著名醫學家　如李時珍吳又可等之類

(三)明代之醫派

(四)藥物學

(五)疾病史

（六）醫學書目錄要

第九章　清之醫學

（一）清之醫政　如清太醫院設院使院判御醫吏目等官以及官醫軍醫警醫法醫校醫等制度之類

（二）清著名醫學家　如喻嘉言葉天士徐靈胎陳修園尤在涇之類（生存者不錄）

（三）清代之醫派

（四）西洋醫學之輸入

（五）日本醫學之輸入

（六）新醫派之發剏

（七）學派之變遷

（八）疾病史

（九）醫學書目錄要

第十章　民國之醫學

（一）民國之醫政

（二）民國之醫事教育
（三）新學說之盛行
（四）學派之紛歧
（五）實行解剖之發瓶
（六）醫報之統計
（七）醫學書目錄要

第十一章 中國醫事年表

按以上所擬目次係屬草訂諸多未備容當隨時增删以期完善特此附告

附本會會員應徵規約

一應徵者。其著作權卽歸本會所有。無論採錄與否。原稿恕不奉還。
一應徵者。本會接到稿後。其採錄者。當陸續披露於中西醫學報。並備贈品。以酬厚貺。
一本會擬仿姚明輝先生編地理書例。於書後附刋應徵會員姓氏。以誌紀念。
一應徵者。請郵寄上海鐵馬路圖南里五百四十七號張寓交陳冶愚收。並請詳示住址。俾贈品可以直寄。

中華民國三年六月出版

中西醫學報

第四年第十一期

本期之目錄

本報全年十二冊本埠八角四分外埠九角六分上海英大馬路泥城橋西首龍飛馬車行西間壁三十九號
丁福保醫寓發行

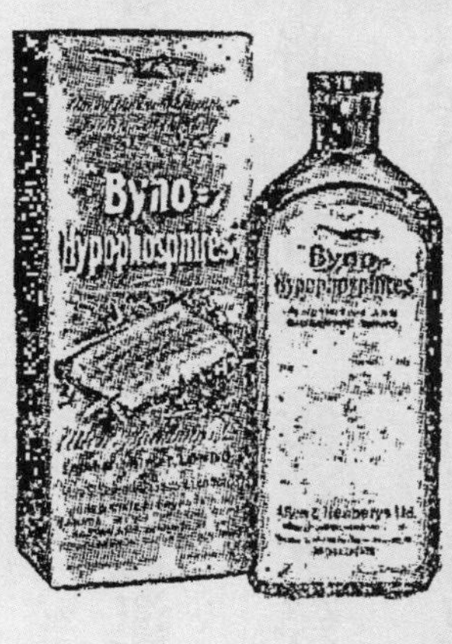

Byno
Hypophosphites

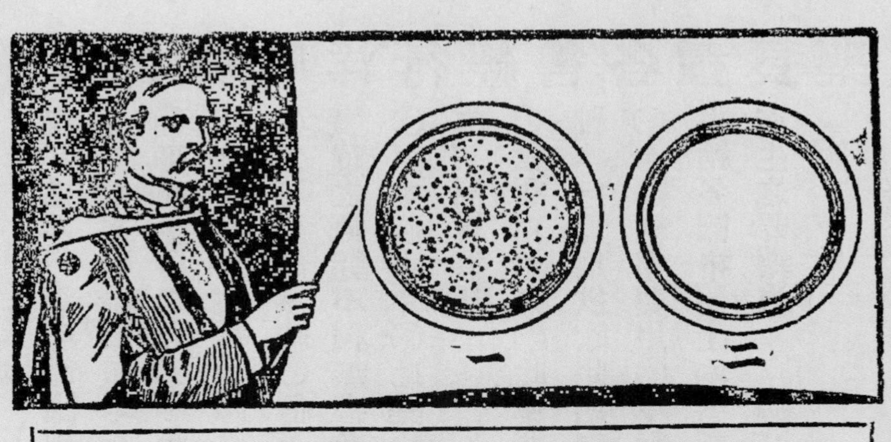

福美明達如何醫治喉痛

喉痛一症、諸醫皆知爲微生蟲之故也、此種微生蟲浮沉於空氣中、最易吸入喉際、故欲療治或欲脫免此症之法、莫要於先殺滅此種微生蟲也、福美明達 Formamint 所有殺滅微生蟲獨步之功能、已常有人爲之作證、即如柏靈最著名之格致家、披阿可司該君、曾惠最新奇之證據、用圖說以表明之、其法以玻璃二片、均塗以微生蟲最蕃盛之物質、其中一片、再塗以福美明達所融化之口津、然後將兩片玻璃、露於空氣中、越二日後驗之、見第一片上所有使喉痛及傳染等病之微生蟲、其數倍增、而第二片上之微生蟲、毫無滋生、且所有之微生蟲、盡被福美明達所殺滅、此第二玻片、即表明凡服福美明達者、其口與喉所有之喉痛及他種傳染症之微生蟲、亦若是之消滅殆盡也、然購者務須購買眞正華發大藥行之福美明達 Formamint 蓋天下惟有此藥有如是之功效、此藥爲倫敦華發大藥行所獨製、每瓶五十片、整瓶出售、並不零賣、

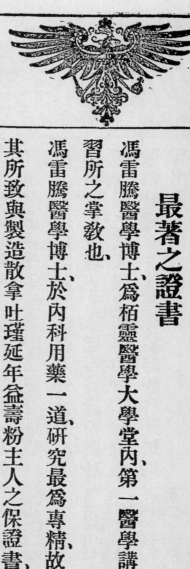

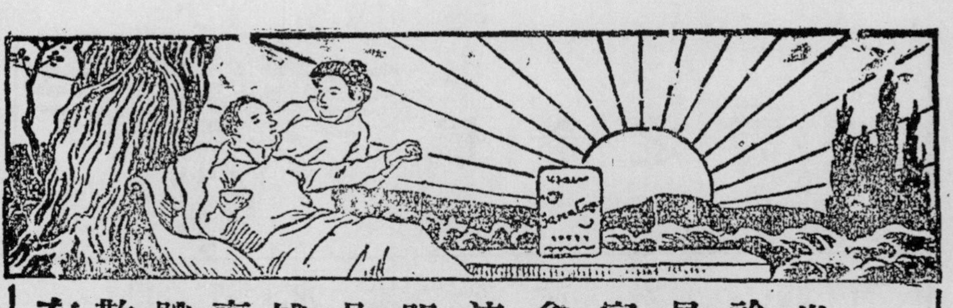

飼養病人

世界名醫皆核定散拿吐瑾Sanatogen延年益壽粉、爲無論病勢輕重、及患病初愈者、無上之食品也、其藥係用最純潔滋補之食物、與最有力滋補之藥料所修合而實成爲補益腦部、及全體腦筋所必需之資料、所以散拿吐瑾延年益壽粉、有滋補調養之功、而能扶助病人速得復原也、　藍色脫新聞紙云、曾有許多證據、以證明散拿吐瑾延年益壽粉爲使病人身體復原之食品、凡患諸虛百損等症者、服之更有裨益、　馮雷騰醫學博士云、余在醫院診疾、或出外行醫、常最喜用散拿吐瑾Sanatogen延年益壽粉、與身體軟弱之病人服之、所奏功效、非常滿意、散拿吐瑾Sanatogen延年益壽粉各藥房均有出售

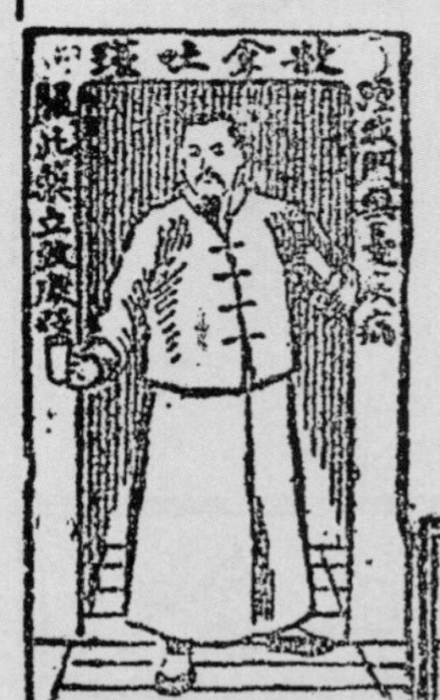

散拿吐瑾延年益壽粉

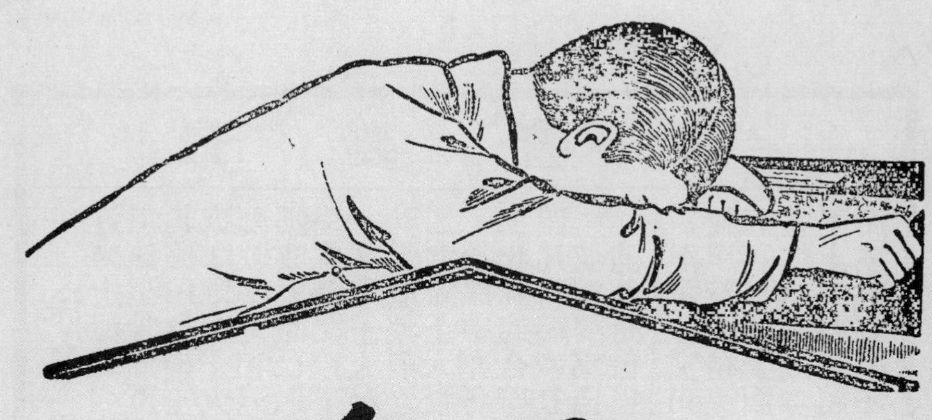

腦疲身弱

操勞過度爲腦衰殘全身乏力精神疲弱之先導也滿洲阿城勸學所書記長焦省三君來函云○余因勞心過度曾患頭暈目眩夜少安睡胃不消化房事無能腰背疼痛膝蓋足腕自覺緊硬足骨痠痛難以站立適余友陳壽山君過訪於余見余困苦若此力勸余購服韋廉士大醫生紅色補丸迨服完三瓶奇妙藥丸之後胃納漸增諸恙悉平痛苦全消且精神强健故逢人竭力薦舉韋廉士大醫生紅色補丸乃濟世金丹並無他藥可能比擬也○韋廉士大醫生紅色補丸曾經治愈無數之患腦筋衰殘　血薄氣衰　胃不消化　房事無能　或婦科各症以及一切血毒腦疲所起諸症也凡經售西藥者均有出售或直向上海四川路八十四號韋廉士醫生藥局函購亦可每一瓶大洋一元五角每六瓶大洋八元遠近郵費一概在內

敝局尚有一種小書名曰游歷溯源五彩畫圖封面內載天下最緊要名勝圖甚多特備此券請塡寫姓名住址剪下寄至上海四川路八十四號韋廉士醫生藥局可也

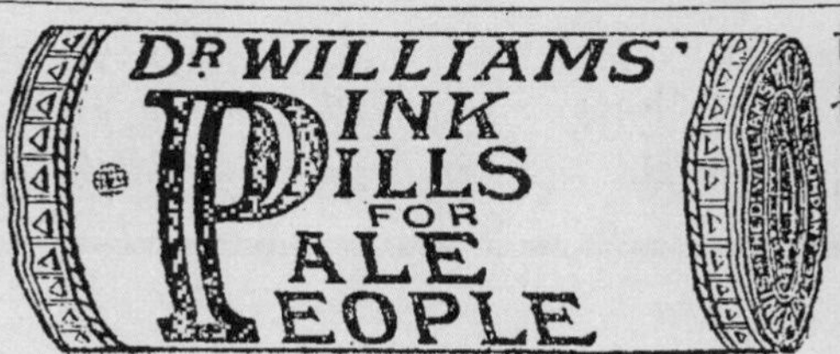

住址

姓名

最要警告

保安大衆

近來上海馳名火險公司副經理某君乃商界之偉人也被奸商所欺矇彼曾患瘋濕骨痛重症膝蓋腫痛其痛連足骨繼及脊樑有友人見其如此慘苦勸其服用韋廉士大醫生紅色補丸以冀亦若他友之獲愈也不料遣人向商店購辦韋廉士大醫生紅色補丸該店因祗顧厚利即以紅色補丸名目相同之影戤藥丸相混售迨數瓶誤購之藥丸服完之後非但無濟於事而病反加劇細察之而已貽誤矣於是亟購眞正韋廉士大醫生紅色補丸服之始得十分全愈請記以下數端爲要

一　韋廉士大醫生紅色補丸係韋廉士大醫生藥局獨得之秘方故凡商店如云他藥與之相同實相欺也因彼等何由而知敝局之秘方耶

二　韋廉士大醫生紅色補丸通行歐洲美洲非洲澳洲已歷二十餘年且已曾治愈中華各處男女老幼數萬人矣

三　此丸適合華人體質並無嗎啡鴉片等類各種上癮之雜質以害身體也

四　凡購藥者宜立定主意必求自己之康健勿聽讒言所惑即如商店云此與彼無異或曰此實相同也等語請勿聽必要購用眞正韋廉士大醫生紅色補丸而後已

不費分文可得小書閱之大有趣味

敝局新編精美小書一卷名曰遊歷溯源五彩畫圖封面內有天下最緊要名勝圖甚多特備此券請塡寫姓名住址剪下寄至上海四川路八十四號韋廉士醫生藥局原班寄奉不取分文

住址…………

姓名…………

此券從何報剪下…………

請將此券貼於明信片上寄來可也

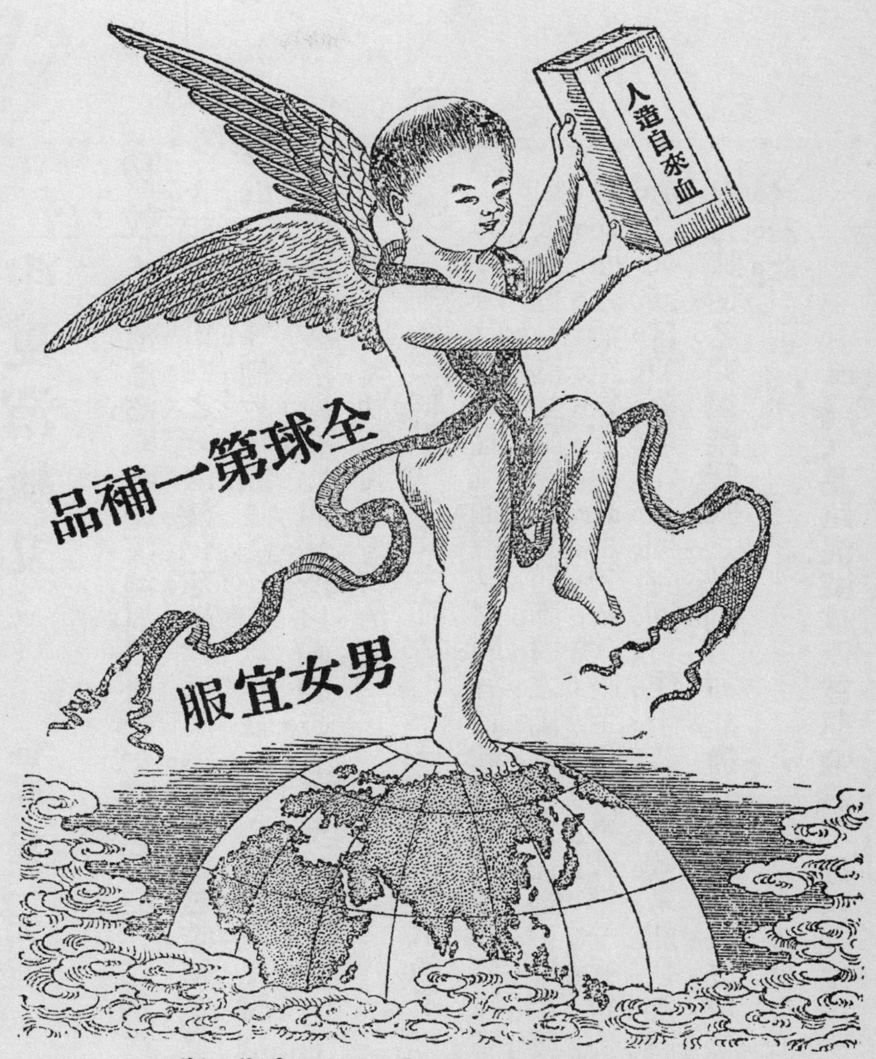

人體之強弱關乎血液之衰旺血旺則百病不生精神煥發造物必永其壽血衰則疾病繼起精神自餒腦筋亦失其功用欲求體軀康健精神充滿到老無病舍服自來血斷難收美滿之效果吾願海內外男女同胞有患貧血病者請服人造自來血

大瓶二元每打二十元

小瓶一元二角每打十二元

發行所上海四馬路

五洲大藥房

半夏消痰丸

每瓶大洋一元

功效　一治溫痰、寒痰、燥痰、濕痰、以及老年痰多等症。二治各種痰之不易吐出者。能將氣管內之分泌液化薄故爲袪痰藥。　三治晨咳、夜咳、燥咳、寒咳、勞咳、以及傷風咳嗽等症。故爲鎮咳藥。　四治呼吸器病之喘息及心臟病之喘息。故又爲呼吸困難之緩解藥。有此四端所以咽頭炎氣管支炎肺勞病百日咳、流行性感冒、氣管支喘息、肺炎、肋膜炎、等。皆可治之。

用法　每食後服四粒、至五六粒爲止、一日三次、用開水過下、

衛生　房內空氣宜流通。嚴禁煙酒。宜習練深呼吸法。深呼吸者。在日。光。下。潔。淨。之。空。氣。中。挺身直立。緊閉其口。將肺內。之。濁。氣。從鼻。孔。盡。力。呼。出。呼。至。不。能。再。吸。於。是。將。外。面。之。清。空。氣。從。鼻。孔。用。力。吸。入。吸。至。不。能。再。吸。第。一。次。行。完。後。休。息。片。時。再。行。第。二。次。每。日。朝。暮。可。作。二。回。每。回。可。作。十。餘。次。其。效。果。能。使。肺。臟。擴。張。肺。內。之。容。積。變。大。肺。葉。之。尖。因。深。呼。吸。之。鼓。動。力。亦。能。盡。其。功。用。以。營。其。呼。吸。預。防。肺。病。之。法。莫。妙。於。此。

無錫丁氏監製

上海英大馬路泥城橋西首龍飛馬車行西間壁第三十九號醫學書局

少年進德錄

世道日漓。人心不古。一般青年學子。日流於淫佚驕奢。放蕩邪僻之途。推其弊因無去爲存誠之心學。以陶淑其性情無化民成俗之專書。以矯正其趨向所致無錫丁君福保有鑒於此。特編纂少年進德錄。計約十萬餘言。以餉吾國少年。舉凡吾人處世立身之要道。悉備於此。且讀之足以引起其道德上之觀念而消滅其不道德之行爲。浮薄之少年。得一變而爲意誠心正身修之君子。則是書誠少年之換骨金丹。其最寶貴而最有價值。初無待贅言。書共二十七章。第一章總論。第二章幼學。第三章孝友。第四章修身。第五章立志。第六章愼獨。第七章改過。第八章刻勵。第九章愼言。第十章勤儉。第十一章戒殺。第十二章寬和。第十三章救濟。第十四章讀書。第十五章懲忿。第十六章窒慾。第十七章知足。第十八章治家。第十九章治事。第二十章交際。第二十一章處世。第二十二章志節。第二十三章理財。第二十四章閒適。第二十五章衞生。第二十六章貽謀。第二十七章達觀。綜觀以上各章。薈萃前人至理名言。輯爲成書。無一語不有益於身心。并無一語不切中於日用。而其精警透闢處。直如當頭棒喝。能喚醒癡迷。如暮鼓晨鐘。能發人猛省。凡吾國少年。所急宜購置座隅。以爲朝夕省察克治之資也。　每部大洋六角

病原細菌學

日本佐佐木秀一原本。丁福保譯述。第一編爲細菌生物學。內分四章。第一章細菌形態學。第二章細菌生理學。第三章細菌病性學。第四章免疫學。此編皆關於學說者。其第二編爲細菌檢查法。內分八章。第一章細菌檢查法一般。第二章檢查細菌之用具用品及試驗藥。第三章滅菌法。第四章懸滴檢查法。第五章染色檢查法。第六章培養試驗法。第七章動物試驗法。第八章免疫法及血清反應檢查法。此編皆關於實習者。其第三編爲病原細菌各論。內分四種。一消化器系病原菌。二呼吸器系病原菌。三皮膚系病原菌。四生殖器系病原菌。其第四編爲細菌以外之病原微生體。內分四章。第一章分歧菌屬。第二章芽生菌屬。第三章絲狀菌屬。第四章原生動物。其第五編爲病原不明之傳染病。歐美細菌大家之學說。靡不兼收並採。鉅細無遺。材料既富。而選擇尤爲精當。圖畫亦極精緻。　每部大洋三元　總發行所上海英大馬路泥城橋西首龍飛西間壁丁福保醫寓　外省買書者書款從郵局匯寄

偉人修養錄

人當少年時代。心志未定。知識未充。雖有長者之訓誨。若無良書之誘導。以養成其高尚偉大之志。往往蕩檢踰閑。漸入於小人之域。江陰徐君。慨焉惜之。乃迻譯日本嘗綠蔭氏所編之偉人修養錄。以餉吾青年。書凡三編。曰立志編。詳述吾人立志之必要。曰處世編。詳述處世之要訣。曰健康編。詳述健康之要道。各編語語切要。足爲成大事立大業者之模範。而學生又當奉爲圭臬也。　每部三角

西洋古格言

吾國先哲之格言夥矣。而泰西之格言無聞焉。江陰徐君。譯西洋古格言共分三十五章。漢文列於上。西文列於下。薈萃各國之精理名言於一編。誠洋洋乎大觀也。欲研究泰西之道德及古今之風俗者。不可不讀此書。而學西文者。又可以此爲自修參攷之資。　每部五角

改良風俗教科書

編者欲改革舊社會之種種腐敗。欲造成新社會之良善習慣。故編此書。凡飲食、言語、吐痰、便溺等。薄物細故。以及地方自治公德私德諸大端。皆言之綦詳。欲養成學生之新道德者。不可不以此書爲圭臬。　每部二角

高等修身教科書

修身書最難編輯。非庸卽陋。是書採周季秦漢之粹言。不雜漢後一語。杜撰語錄之譏。庶幾免矣。至於文詞之短峭雄傑。雖懸諸國門。信不能損其一字。充作文料之致資。諒亦無愧　每部一角

收買舊書

敝局擬收買經史子集各種舊書。閱報諸君。如願將此項書籍出售者。請將書名刻版人名印刷年月價目紙質册數詳細示知。或將第一册從郵局掛號寄下亦可。回件寄上海靜安寺路三十九號醫學書局

調換舊書

閱報諸君。如有經史子集等各種舊書。欲調換左列各種書籍者。請將各書寄下。敝局無不照辦。

●尺牘類

- 國朝人書札 一元五角
- 張嘯山先生尺牘 二角
- 顧亭林先生尺牘 二角
- 朱鼎甫先生尺牘 二角
- 吳穀人先生尺牘 三角
- 陳其年尤西堂先生尺牘 二角
- 惲子居張廉卿先生尺牘 二角
- 洪稚存梅伯言先生尺牘 二角
- 管異之館師友尺牘 二角
- 芙蓉山李申耆先生尺牘 二角
- 劉芙初尺牘 二角
- 近世名人尺牘教本 一元四角
- 初等女子尺牘教本 一角
- 中等女子尺牘教本 一角
- 高等女子尺牘教本 二角
- 初等商業尺牘教本 二角

●進德叢書

- 偉人修養錄 三角
- 西洋古格言 五角
- 高等小學修身教科書 一角
- 改良風俗教科書 二角

●圖畫類

- 幼稚園家庭用教育圖畫 二角
- 圖畫大參考書：二編三編四編五編 一元二角

●教科書類

- 初等小學國文讀本 七角五分
- 初等小學本國地理教本 二角五分
- 最新蒙學理科讀本（續） 二角
- 蒙學博物教科書 二角
- 蒙學化學教科書 二角
- 蒙學物理教科書 二角
- 初等小學體操教科書 三角
- 普通體操教科書 三角
- 簡明中國地理教科書 二角五分
- 簡明歷代國文讀本 一角五分
- 簡明十三經讀本 三角
- 簡明商業教科書 一角五分
- 簡明中學國文讀本 六角五分
- 高等女學課本 四角
- 高等小學體操教科書 三角
- 最新世界商業地理教科書 四角
- 最新植物學教科書 九角
- 最新物理學教科書（精） 一元
- 最新物理學教科書（並） 八角
- 最新地文學教科書 八角
- 最新理科補習教本 三角五分
- 中等西洋史教科書 五角
- 中等西洋史地圖 六角
- 新出國文典 六角

●東文書

- 東文典問答 五角五分
- 中等日本文典 一元
- 初等東文字法 三角五分
- 漢文和解小辭典（精） 一元
- 漢文和解小辭典（並） 八角

●雜書類

- 漢魏六朝名家集 十元
- 普通學速成法普通學綱要 二角
- 普通學速成法家政學 二角
- 普通學速成法生理衛生學 二角
- 普通學速成法化學 二角
- 普通學速成法輿地學 二角
- 普通學速成法史學 二角

- 普通學速成法代數學 二角
- 普通學速成法算術 二角
- 普通學速成法動物學、普通學速成法植物學、普通學速成法礦物學、普通學速成法天文學、普通學速成法地文學 二角
- 普通學速成法憲法、普通學速成法警察學 二角
- 普通學速成法教授法、普通學速成法教育學 二角
- 普通學速成法學校管理法 二角
- 生理學問答 五角
- 傳種改良問答 三角
- 新譯肺病問答 五角
- 簡明醫學教科書 六角
- 普通警察法 九角
- 各種警察章程 一元

●算學書

- 平面三角法講義 四角
- 初等平三角法 四角
- 初等平三角法詳草 五角
- 最新平三角法教科書 七角
- 最新平三角法教科書詳草 六角
- 算術補修書 四角
- 初等算術講義 七角
- 初等算術講義詳草 一角
- 初等代數學講義 六角
- 初等代數學講義續編 四角
- 初等代數學獨修書 八角五分
- 初等代數學教科書 一元
- 代數學問答 五角
- 數學問答詳解 五角
- 突氏代數學詳解 六角
- 代數學問題詳解 六角
- 代數解法之極意 一角五分
- 代數解法之極意解式 一角五分
- 二十世紀新代數學 六角
- 二十世紀新代數學詳草 五角
- 普通新數學教科書 一元
- 普通新代數學教科書 九角
- 高等代數學教科書 六角
- 高等代數學教科書詳草 八角
- 丁氏代數學初步詳草 二角
- 代數因子分解教科書全草 四角
- 大代數學詳草 五角
- 棣氏代數學十三卷 一元
- 代數備旨詳草 六角
- 新撰筆算數學詳草 四角
- 筆算數學全草 一元
- 形學備旨習題詳草 四角
- 形學備旨全草 一元
- 代微積拾級詳草 五角
- 新撰代數學講義 六角
- 中等代數學講義 二元
- 代數學講義 一元五角
- 大代數學講義 九角
- 譯學館代數學講義 一元
- 物理學算法八卷 一元
- 幾何學初步（洋裝） 二角
- 簡明幾何學教科書 一角
- 簡明幾何畫法教科書 二角
- 無比例線新解、方圓闡函拾遺 三角

醫學書局謹啟

改良藥業意見書

陳邦賢也愚

今日藥業之不振在吾國已達於極點矣自仁丹靈寶丹及其他之藥品輸入而粤燕之著名丸散今則寂寂無聞矣自魚肝油散拿吐瑾楷野苦司等補品輸入而吾國之參茸耆朮等素爲國人所酷嗜者今則銷路頓滯矣此何故耶此爲國人所亟宜注意者也就藥業而論關係於吾國之實業上最大泡製藥品此隸於工業者也藥品銷售此隸於商業者也藥品原料採收種植此隸於農業礦業者也藥業生活之不振即工業商業農業礦業生活之不振也揆厥不振之原因則由於吾國藥業株守舊規不圖改革是故東西各國之藥業日趨發達而吾國之藥業則日漸衰微也嘗聞吾國藥肆有用硫黃以薰荊防柴葛而使之黃者有用石灰以染半夏貝母而使之白者有用牛溲馬勃或人屎泡製藥品者要知藥宜本色與類染之則反應而變質藥宜原料汚物泡之則菌入而害人且吾國之煎劑始於伊尹迄今已數千年煎煮需時藥品糅雜功效不及東西各國藥粉藥水藥酒藥丸價値則有過之無不及致令東西各國藥粉藥水藥酒藥丸等暢銷於吾國是乃國人所共見共聞共信者也由是言之吾國藥業亟宜採吾國藥品仿造藥粉藥水藥酒藥丸改良泡製以謀抵制按吾國藥品可以仿造

改良藥業意見書

西藥者甚夥如熟地內含鐵質可以製補血藥萊菔內含奇阿斯泰材可以製健胃藥麻黃內含基類鹽可提其精製利尿藥柳枝功能沈降體溫可合酸類製解熱藥扁桃杏仁內含有青酸可以製祛痰鎭咳藥百部內含鹽基可以製解呼吸困難咳嗽藥纈草內含揮發油及纈草酸可以製鎭痙藥五倍子內含單甯酸及架沕酸可以製收斂藥及防腐藥蘆薈內含阿過茵巴豆內含巴豆油及利琴檬之醱酵素此類可以製下藥瓜蒂內含亞爾加爲乙度可以製吐藥茵陳蒿內含有苦味素可以製療黃疸水腫藥昆布海藻海帶內含沃度可以製海碘爲變質藥鹿茸內含有安母尼亞阿膠可代蛋白質之半人參內含有糖質龍膽黃連功能健胃此類可以製補藥以上所述僅約舉二十餘種以言之耳然造新藥非化學分析不能辨某藥含某質某質與某質相合則成某藥果吾國藥業留心於此公設造藥廠聘化學專師採吾國二十二行省所產之藥材造成新藥或浸水或研粉或榨油或泡酒或爲丸藥或爲軟膏專銷吾國其挽回利權擴張生計豈有涯量耶不然吾國藥業之利日趨於消極外人購吾原料製成藥品轉售與吾漏卮盈溢藥業淪亡斯亦可悲也夫

病理學問答序

人體健康之變態。與正規生活之異常者。謂之疾病。研究此健康生活之果因。何故而化爲疾病之原理者。則謂之病理學問。嘗披覽吾國舊有之醫籍。如內經難經傷寒金匱以及後世之各種醫籍。雖其中亦間有論病理者。至欲求其專論病理之醫籍。則無之。而其論病理也。有疾病分外邪與內生之說。有五運六氣之說。更有以五臟配五行之說。後世之論病理者。頗不乏其人。而其最著名者。如劉守眞則專主瀉火。張子和則專主攻尅。李東垣則專主滋補脾胃。朱丹溪則專主補陰。是卽所謂金元四大家也。而痛詆劉守眞之瀉火與朱丹溪之補陰者。則有張景岳。黜張景岳之偏於溫補者。其說尤不一而足。而最著者爲陳修園徐靈胎之論病理。其詆訶歷代名醫也。以劉守眞爲專重內經。而實則不能得其精義。以朱丹溪爲平易淺近。而實則未能睹其本原。以李東垣爲專執理脾胃之說。純用升提香燥。意見偏而方法亂。而實則不免貽誤後人。徐靈胎之外。復有黃元御其人者。以錢仲陽爲悖謬。以李東垣爲昏蒙。以劉守眞朱丹溪爲罪孽深重。擢髮難數。詆訶歷代名醫。亦無所不至。歷觀吾國之病理學說。其繁而寡要。有如此者。茲試更以中風一症言之。中風爲腦出血。係腦內血管開裂。則血壓腦髓

病理學問答序

而病亦有輕重之不同其病之重者必其血停腦內與血停腦底者也其病之輕者必其血停腦外與血停腦上者也此實爲中風之原而吾國古來對於中風一症之論病理者如素問靈樞金匱之書則皆主於風劉守眞則主於火李東垣則主於氣虛外受風邪朱丹溪則主於痰溼主於風主於火者固不得以其說爲是主於氣虛外受風邪主於痰溼者要亦不得以其說爲是也何也則以其說實皆未得其所以致病之原也至於其他之論病理類乎此者甚多不堪殫述由此觀之蓋以吾國自古迄今之醫學家多不先首明全體學如於臟腑等以剖割而實驗之次復不注意考察其所以致病之理由及其所以遞變之情形故其立說大都言人人殊各是其所是各非其所非所謂非而無一定不易之公論得於論病理上有重要之價値且吾國舊有之醫籍其論病理類皆不出於五運六氣陰陽五行生尅等說之範圍致令後之讀其書者迷離恍惚如墜五里霧中加以前此之著書者各存門戶之見不悟立說之非簧鼓紛騰莫衷一是卒使汗牛充棟之醫籍等於一種神話史不失之模糊影響即失之穿鑿附會遂致愈演愈訛而其離眞理亦愈遠然在一般崇拜舊有之醫籍者則曰吾國舊有之醫籍其立言皆注重理想不知僅注重理想以立言則鮮有不至於謬誤著書者既不覺其

說之非讀其書者亦不覺其說之非於是吾國業醫者之對於病理遂以五運六氣陰陽五行生尅等說爲論病理惟一之標準而其他則曰非我所知也迺者自海禁大開以來凡百科學之進步駸駸乎有一日千里之勢而東西各國之新醫學時隨大西洋之潮流而灌輸於東亞至於病理學一科亦隨哲學及萬有學之進化其學說覺日新月異而歲不同然讀者非苦其學理奥深卽苦其全書浩瀚淵博一時不易卒讀陳君也愚有鑒於此爰將丁仲祜先生所譯之臨牀病理學等書選擇書中之切要語而有裨於實用者編纂成書顏曰病理學問答陳君之志在改良醫學蓋可知也初編十章第一章曰開端第二章曰消化器病第三章曰呼吸器病第四章曰血行器病第五章曰泌尿器病第六章曰神經系病第七章曰全身病及皮膚病第八章曰傳染病第九章曰婦科及產科第十章曰附錄綜觀以上各章其筆雅而能達如讀香山之詩老嫗都解其語擇焉而精如以一鏡相對眉目咸陳吾知是書一出其有益於吾國醫界前途者良非淺鮮雖然吾不禁因之而有所感焉攷西洋之病理學說在往古時亦不免有穿鑿附會之失迺彼國則於此百年內醫學之進步甚速日本在明治以前病理學說亦宗漢醫洎西洋病理學說輸入漢醫之病理學說遂廢而吾國之醫學實權與於

四千年前降至今日而仍不克頡頏於歐瀛者此其故何哉質言之以吾國之醫學家大率自封故步不知注重於新學說而惟墨守五運六氣陰陽五行生尅等說以致醫學之無進步而有退化也不特此也吾國之業醫者類多讀書不就學業無成略購讀湯頭歌訣等書即自以爲知醫貿然出而問世設有以一二尋常之病理相質問者彼亦必瞠目撟舌而不能答而於新學說上之所謂病理則更無論已丁此醫學革新之時代得陳君之病理學問答以爲學醫者之導師針其膏肓開其腦竅以確實新穎之學說應當今時世之所需以視吾國舊有醫籍之所論病理其間相去之遠洵不可以道里計也然則陳君之編纂此病理學問答其殆有以植醫學革新之基礎而樹有志學醫々階級者歟欲知病理學之詳盡則有臨牀病理學新撰病理學講義諸書在學者循序而讀之可也

中華民國三年六月無錫萬鈞叔豪謹序

病理學問答例言

病理學問答。共分四編。初編述各器官病理及傳染病理、婦科及產科病理等。猶病理的生理學也。續編述各器官發炎、浸潤、滲出、沈着、變性、軟化、萎縮、代償障礙等病理。猶病理的解剖學也。三編述中醫與西醫所論病理之異同得失。俾中西病理互補其缺也。四編補遺。益以前三編之所未備也。先出初編。其續編三編四編。俟諸異日。

本書初編。計分十章。第一章曰開端。第二章曰消化器病。第三章曰呼吸器病。第四章曰血行器病。第五章曰泌尿器病。第六章曰神經系病。第七章曰全身病及皮膚病。第八章曰傳染病。第九章曰婦科及產科。第十章曰附錄。其普通症候的病理。以及病理學源流與研究病理之法。已備見於是書矣。

本書先述消化器病、呼吸器病等。繼述傳染病者。因該病理頭緒紛繁。不易卒讀。必先涉及他器官病理。然後研究傳染病理。方無睽隔之虞。

病理學書。每以循環器病理分爲循環病理、血液病理。今本書合爲一章。歸入血行器病。

本書於生殖器病。不列專章。其間有症狀。均併入第五章泌尿器病。更增婦科及產科。

以輔生殖器病之不逮。

本書第一章開端與第十章附錄。詳述病理學源流、中醫病理大意、西醫病理綱領及研究病理學之法。讀者宜先閱此兩章。然後繼閱其他諸章。庶無扞格不入之弊。

病理學博大浩瀚。駮涉藩籬。茫無涯涘。本書編爲問答。意義詳明。詞句淺顯。業醫者便於適用。初習者易得端倪。即病家、衛生家閱之亦不無稍有裨助。至研究精深病理。希閱病理學講義、臨牀病理學諸書可也。

客夏邦賢僑居滬上。研究病理學。蒙丁先生仲祜勉邦賢纂輯病理學問答。以應研究病理學者之需。邦賢閱一寒暑。編輯始成多賴丁先生訓導之力。並蒙萬偉卿先生爲之正誤。爰書數語。以誌弗諼。

邦賢前任鎭江衛生醫院診務及自新醫學校教務時。即倡病理純用新說。以舊說輔其不逮之議。是書多本斯旨。倘蒙閱是書者。贊成斯說。時惠敎言。無任榮幸。

中華民國三年六月丹徒陳邦賢也愚識

近世長壽法

無錫丁福保譯述

生死乃自然之理。凡宇宙間之生物。均難免於一死。人類雖爲萬物之靈。其生命亦甚短。豈非大憾事乎。古有求長壽者矣。祖龍入海求不死之藥。漢武信方士以求長生。卒之祈年觀中。丹經不轉。望仙宮內。神鼎無靈。此昔人所以有華屋山邱之感也。夫臯鶴千年。靈蔡萬歲。亦古人之寓言。鳥類或爬蟲類中。達百歲以上者。所在多有。飛禽中如鸚鵡。亦能生活至百歲以上。惟體格非常進化之哺乳動物。生命反短。如牛、馬、羊等。其年齡不踰二三十歲。至犬貓等之家畜。其壽命之最高者。僅二十年而已。雖人類與動物相較。其壽命固已稍長。然較諸鳥類爬蟲等。則壽命非常短促也。由是觀之。動物之壽命。隨種類而有長短之別。不特生物學上爲一有興味之現象。且爲吾等醫學者所當研究之問題。又自增進人生幸福之點觀之。則壽命問題實爲。一。般。世。人。所。當。注。意。者。聚。散。無。常。有。會。必。離。乃。人。生。之。常。則。然。希。望。壽。命。之。長。尤。爲。普。通。人。之。心。理。今。先。自。科。學。上。解。釋。壽。命。之。原。理。研。究。其。長。短。之。原。因。然。後。長。生。之。秘。訣。亦。可。因。此。而。闡。明。矣。

第一節

各種之動物。均有一定之壽命。然此壽命之長短。隨動物之種族而有莫大之差異。例。如。輪。蟲。之。雄。蟲。自。卵。孵。化。以。迄。死。亡。其。間。僅。五。六。十。時。間。而。已。反。是。而。爬。蟲。類。之。中。有。生。長。至。百。歲。者。有。生。長。至。二。三。百。歲。者。然。則。動。物。之。壽。命。隨。種。類。而。各。不。相。同。果。基。於。何。種。之。理。由。乎。

據表面之觀察。小動物與大動物相較。小動物之壽命稍短。不觀夫家畜乎。天竺鼠、家兎、鼠等。較諸巨大之貓、犬羊等。壽命稍短。又貓、犬羊與牛、馬、駱駝相比較。則貓、犬羊之壽命頗短。又接近於人之哺乳動物中。以象爲最大。而壽命亦以象爲最長。然精。密。推。考。之。則。動。物。之。壽。命。與。身。體。之。大。小。無。直。接。之。關。係。鳥。鵝。鳥。鸚。鵡。等。之。小。動。

物。較諸非常巨大之哺乳動物。其壽命反長。由此觀之。壽命之長短與身體之大小無涉。不待智者而知之矣。

大動物之發育成長。較諸小動物。須費數多之時日。據此考之。動物之壽命。一若關於姙孕及發育所需時日之長短者。法國之學者琶傳氏立一學說。謂動物之壽命。可由其身體成長之時日而推測之。動物之壽命。爲該動物身體完全發育之時日之六倍或七倍。例如人類至十四歲而身體完成。故其壽命大抵爲九十歲或百歲。馬四歲而成長。故其壽命大抵爲二十五歲或三十歲。鹿五歲或六歲而完成。故其壽命大抵爲三十五歲或四十歲。

富爾耶及琶傳二氏。亦謂生物年齡與身體發育時期之長短。有密切之關係。身體發育之完成。可由管狀骨與骨突起相結合而徵知之。彼動物之壽命。適爲某時日（卽管狀骨與骨突起相結合所須之時日）之五倍。人體管狀骨之發育完成。須二十年。故其年齡爲百歲。駱駝須八年完成。故其年齡爲四十歲。馬五年完成。故其年齡為二十五歲然較上述之學說亦出自表面之觀察決非一般之通則何則蓋與此相反之事實非常繁多惠氏遂駁斥上說之非是若果如富爾耶氏之所說則四歲而身體完成之馬其生命必為四之五倍然考實際上馬之生命為四之十倍或十二倍者有之又如南京鼠之動物其生長甚速四月後便能生殖今假定南京鼠身體發育之極點為六月若如富爾耶氏之說其壽命僅有三十月而已迺實際上之生命竟歷五年之久較諸富爾耶氏規定之年齡增加一倍家畜動物之中羊之發育成長之時期較長齒牙全生須歷五年之久身體之發育至是始克完成然其齒牙自八年至十年即全行脫落至十四年而衰老其命數不達身體完成時日之三倍也

今試就脊椎動物而觀察之其成長之時日與壽命之關係頗有不同亦非一定不變者也例如鳥類中之鸚鵡非以長壽而著名者乎然其身體之發育成長非常迅速自卵孵化之後經二年之久即能營生殖作用又如飼養於家之鵝鳥其壽命之

長達八十歲或百歲者有之然其孵卵期僅三十日其成長期尤爲短促

生理學者朋𤟹氏就身體之成長與壽命間之關係而研究之遂立一種新式之法則謂初生兒之體重適爲分娩當時之體重之二倍其間經過之時日可爲測定發育遲速之標準就人類而論小兒之體重適爲分娩時體重之二倍其間經過之時日爲一百八十日馬六十日牛四十七日羊十五日豚十四日貓九日牛犬九日據此時日之長短以決定動物之壽命然此說亦不得謂爲一般之通則例如羊其時期較犬爲長其壽命則反較犬爲短又如南京鼠分娩後之二十四時間其體重便爲分娩時之四倍平均計之南京鼠達體重二倍時所須之日數較諸犬貓約短三十六倍然犬貓之命數較諸南京鼠僅加五倍又馬之初生之體重增加至二倍其間所須之時日較之於犬約長七倍然此兩種動物之壽命其相差僅不過三倍而已

由是而論朋𤟹氏所創之學說據體重而推動物壽命之短長實非一般之通則余

之所以記述者。不過資將來之研究而已。朋猞氏對富爾郎氏之說。全表反對之意。富爾郎氏之學說。適用於人類。決不適用於馬。何則。蓋馬之完全生成。僅四歲而已。然其壽命則有四十歲之久。與該氏之定則。適相背謬也。

有名之生物學者惠氏。就新理而說明動物壽命長短之原因。謂動物之生命。自根本上論之。基於細胞（此細胞所以構成吾人之身體者）之生理性質。能調節生活上之要領。凡爲生活所必要之性質。選擇而支配之。夫動物之生存。欲維持其種屬。以繁殖子孫爲最要。然動物界之姙孕性。有一定之制限。可以數多之實例證之。例如鳥類。彼飛翔於空中者。倘身體過重。便失其飛翔之能力。故自然之調節上。生卵較少。肉食鳥中之鷲或鷹等。其通例也。此等之鳥類。每年僅有一回之孵卵。不過生一二頭之小鳥。但此微少之卵子。往往爲他物之食餌。即其已孵化之小鳥。易爲寒氣所逼而夭死。若此種鳥類之生命。非常短促。其種屬必因之而絕滅。然產卵較少及小鳥不易生成之鳥類。在自然之調節上。壽命不得不長。反是而產子甚多之動物。其壽命較短。彼南京鼠、家鼠、家兎及數多咬嚙動物之壽命。不出五年至十年以上者。實因其子孫之繁殖故也。

右之所述。乃惠氏就種族維持上說明壽命之長短。今更就他方面而觀測之。壽命之長短。與妊孕之多寡間。有一種之生理的關係。蓋妊娠與分娩。能消費母體之成分。故生數多子女之婦人。衰老甚速。克享長壽者寥寥。據此事實而推論之。則妊孕較易之動物。其生命必短。其理由可由是而說明之。然此種之思考。不甚正當。不觀夫哺乳動物乎。雌雄兩性。大抵有同一之壽命。決無過大之差異。彼雌者之身體成分。因分娩妊娠而消失。較諸雄者爲多。固無論矣。不特此也。雌者壽命。反較雄者爲長。哺乳動物中之人類尤然。女子之壽命。大抵較男子爲長。且享百歲之高年者。亦以女子爲多也。

徵諸上述之事實。妊孕性之徵少。不能爲長壽之原因。而妊孕性強大之動物。享高齡者亦多。例如鷄鴒每年生卵三四次。每次所生之卵。自六枚至九枚。其壽命甚長。

享八九十歲之高齡。其他如生卵最多之鷄。亦能享二三十歲之長壽。又如鴨與鵝。生卵甚多。其壽命頗長。世間有生長至二十九歲之鴨。讀媚氏之書方知斯言之不謬也。

某種之學者。謂鳥類之長命。係於雛育時代易爲鳶、鷹、狐等所捕食之結果。此則自種族維持上說明鳥類之克享長壽也。惠氏即根據此種學說。解釋水禽類及其他動物克享長壽之理由。然媚氏竭力反對。謂鳥類之長命。決非有此危險之結果。果爾則鳥類之幼小時代。易爲外敵所捕食。縱使長壽難保。其種類之不絕滅。乎由是而論。姙孕力甚大之鳥類。其所以克享長壽者。當歸諸身體之生理的性質。彼身體發育成長之時日或身體之大小。均無涉也。

瓦斯氏就脊椎動物之壽命之長短。爲極有興味之研究。謂動物之壽命。隨食物之種類而有長短之差。詳言之。草食動物之壽命較諸肉食動物。享高齡者頗多。何則。草食動物。規則嚴正。易得自身所須之食物。肉食動物則反是。一時食過多之物者有之。瀕於飢餓而不食物者有之。長此以往。遂爲短命之原因。例如草食動物中之象或鸚鵡均屬長命。然自他之一方面觀之。肉食動物中能達高齡者。亦非無之。例如食屍肉之鴉或鰐魚。均克享長壽者也。由是論之。瓦斯氏之說。亦不得謂爲完全之學說。

第二節

動物界壽命長短之原因。如欲確實研究。必須先記述各種動物之壽命。

下等動物。固無論矣。先就魚類之生命而說明之。夫吾人關於魚類生命之智識。尚極幼稚。據歐州數多學者之說。魚類中克享長命者頗多。例如鮭能保百歲之齡。鯪魚之壽命。較此尤長。觀媚氏之記載。鯪魚之中。享二百六十七歲之長壽者有之。鯉之壽命亦長。據琶傳氏之說。得生活至百五十年。

水陸兩棲動物之生命。學者之報告尚少。然生長至十二年或十六年之蛙及三十六年之蝦蟆。已得確實之證明。又如爬蟲類之壽命。研究者頗多。就鰐魚而論。身體發育之時日甚長。其壽命亦永。據媢氏之記述。自然史博物館中。四十年以來。收取亞美利加產之鱷魚甚多。雖閱時甚久。仍無衰老之象也。又龜亦爲長命之動物。古來之人。深信龜能享萬年之高齡。然最長者亦不過二百年而已。媢氏之著書中有生長百七十五歲、百五十歲及二百歲之龜之實例。

蛇、蜥蜴之壽命。雖無確定之報告。其享年悠久無疑也。

如上所述。下等脊椎動物之生命。大抵久長。果基於何種之理由乎。約言之。此等之動物。悉係冷血。其生理的機能。非常緩慢。就龜而論。心臟之運動。一分時間。不過二十至二十五回而已。故惠氏謂生活現象及新陳代謝作用之遲速。關係於生命之長短。然此說不甚可信。何則。蓋鳥類爲溫血動物。其運動及生理機能。非常迅速。仍克享長命也。

岡氏就數多之鳥類而調查其壽命。觀其調查之統計表。鳥類之壽命頗長。平均計算。自十五歲至五十歲以上。例如坎拿大之小鳥。往往生活十七年至二十年之久。

雲雀享年二十四歲。鷗享年三十一歲至四十四歲。鸚鵡之克享長壽。亦爲一確定之事實。檢閱岡氏表。其平均壽命。係四十三歲。最短者十五歲。最長者八十一歲。其他之記載。如烏六十九歲。兀鷹五十二歲。鵜鳥八十歲。鵠七十歲。又瓦斯氏之記載。鷹之享年。一百十八歲。鶉之享年。一百零四歲。又覩派依庫氏之記述。鷹之享年。最高者爲一百六十二歲。

哺乳動物。其身體雖較鳥類爲大。其生命則短於鳥類。哺乳動物之中。惟象在例外。昔人謂象之享年達三四百歲者有之。然據調查（就餵養之象而調查之）之報告年踰百歲者甚少。惟媚氏之書中記載。象之享年有一百四十歲者。據遏朋氏之所見。象至五六十歲。已呈衰老之象。要之。象之壽命。據吾人今日之研究。大抵有百歲者。與人類同。然象以外之哺乳動物。能享百歲之壽命者無之。與象相類似之一角獸。享高齡者。亦少。覩瓦斯氏之記載。印度產之一角獸。至二十五歲以上。已呈衰老之徵。

牛馬。之身體雖大而壽命較短馬之平均壽命自十五歲至三十歲至十歲之時已呈衰老之徵然生活至四十歲或四十歲以上者亦有之牛之壽命較馬爲短至五歲已呈衰象至十六歲或十八歲齒牙脫落牝牛則乳之分泌已絕止平均壽命僅二十五歲最長者約三十歲羊之壽命較牛尤短據哥林童氏之說其壽命僅十二歲達十四歲者已爲最高之年齡羊出生之後自八歲至十歲齒牙脫落駱駝及鹿之反芻動物其壽命較牛爲長

除上述之草食獸外肉食獸之生命亦短犬之平均壽命自十六歲至十八歲十歲與十二歲之間便呈衰老之徵局那氏之報告犬之年齡有達二十二歲者又雷朗開氏之報告犬之年齡達三十四歲者有之但此爲罕見之事媚氏之調査犬二十二歲而死者實爲最高之壽命也

世人大抵謂貓之壽命較犬爲短其平均數自十至十二歲然據媚氏之說謂曾有一貓達上述之年齡時並無老態至二十三歲時尙非常強壯卒以患肝臟癌而死

夫咬嚙動物中之易於姙孕者生命較短例如家兎生活至十歲者甚少天竺鼠之生命僅七歲而已白鼠之生活達五六歲以上者亦甚少

據上述之事實考之哺乳動物不論身體之大小其生命與鳥類相比較大抵短促此實爲顯著之事項由是而論彼哺乳動物之身體內部必有一種特殊之事項潛伏其間以短縮其生命故某學者遂謂鳥類係於卵生哺乳動物（除少數之例外者）係於胎生故哺乳動物姙孕之時爲飼養體內之胎兒計身體之成分自易消耗較諸鳥類爲尤多此卽哺乳動物短命之原因也但按諸事實往往背謬何則蓋哺乳動物之生命雌雄均屬同一雌者營生殖作用以致身體之消耗非常繁多然其生命仍與雄者相等有時雌者之生命反較雄者爲長就人類而論徵諸統計上之事實女子之壽命大抵較男子爲長又就下等動物之昆蟲類觀之雌蟲之生命較雄蟲爲長由是而論欲以身體成分（就哺乳動物而言）消耗量之多寡說明生命之長短爲可得耶

動物之生產數。決不與妊孕力一致。高等之動物。其產卵或生子之數。雖屬稀少。然其遺下之子孫。非常繁多。例如魚類或蛙。其每次所產之卵。不下數千萬。惟其卵之大部分。非自行死滅。卽爲他動物所捕食。實際上遺下之子孫。較諸所產之卵。非常微少。雀則反是。一年之中。謹產卵十五枚。又如家兎一年中所產之小兎。自二十五至五十六頭。然其卵及小兎。死亡者絕少。故實際上之生產力。大於魚及蛙。今將動物實際上之生產力。用百分比例表之。水陸並行動物。爲百分之十八。爬蟲類爲百分之五十。哺乳動物爲百分之七十四。鳥類爲百分之八十二。此乃動物學者來嘉氏之調查。由是論之。哺乳動物之生命。其所以短促者。與其歸之於妊孕力。不若歸諸生產力之較爲適當也。然據來嘉氏之調查。鳥類之生產力。雖較哺乳動物爲大。而鳥類之生命。反較哺乳動物爲長。職此之故。動物生命之長短。與生產上。絕無關係。吾人欲研究哺乳動物短命之理由。當自他方面而討論之。

第三節

哺乳動物之壽命較諸鳥類及冷血動物爲短論其理由與其求之於循環呼吸泌尿神經生殖之各機官不若求諸消化器之方面據媚氏之精細研究生命與消化器之間確有一定之關係也

就脊椎動物之消化器系統行解剖的研究始知大腸之發育者惟哺乳動物其他如魚類等之大腸不過爲單一之短管與小腸相異之點惟畧形擴張而已兩棲動物之大腸大抵呈囊狀至於爬蟲類則益形擴大倣若盲腸之一側變其全體之發育頗不完全若夫鳥類之大腸絕不發育短而呈鋭直狀惟哺乳動物大腸始完全發育且極長大有直腸結腸之區別下等之脊椎動物其大腸酷似哺乳動物之直腸決無結腸從可知形成大腸之結腸至哺乳動物始行發生也

觀前之所述哺乳動物之大腸較他種脊椎動物爲發育而哺乳動物之壽命較鳥類及其他之下等動物爲短由是而論此大腸之發育與生命之短促間諒有一定之關係決非偶然之事然欲研究此問題非先研究大腸（脊椎動物）之生理的意

義不可

魚類爬蟲水陸並生動物及鳥類等之動物其大腸不過爲貯食物殘渣之一器關絕無關於消化作用惟盲腸至一定之度有消化食物之作用夫爬蟲類之盲腸雖不能與固有之大腸相區別至於鳥類便能與他之消化管相區別故食物之一部分輸入其內受消化作用據買鳥謨氏之研究鳥類之盲腸能泄出一種之分泌液有消化蛋白質及澱粉之功用此種之消化作用非常薄弱縱使除去鳥類之盲腸而鳥類之全身不起障礙且數多之鳥類不特盲腸之發育不成完全幷有缺盲腸者故盲腸之對於此種鳥類決非必要之機關且屬退化之物然自他之一方面而觀盲腸極發育之鳥類亦都有之例如疾驅於陸地之駝鳥便以盲腸爲必要之機關至於消化機能之如何則未得其詳

就哺乳動物而論大腸之構造變化較鳥類爲著然哺乳動物之中往往有大腸爲小腸之延長物有同一之構造與直徑且能營消化作用歐美氏證明蝙蝠（食昆

蟲者）之大腸所營之消化作用與小腸同但此爲破格之例一般之哺乳動物其大腸均自鮑氏瓣與小腸相區別且與盲腸結合馬之大腸呈圓柱狀之囊形其兩側壁極膨隆他之草食動物例如家兎天竺鼠牛羊及象大腸均極發育由是而論此等之草食動物食物停滯於大腸之內而受消化作用無疑也惟肉食動物其盲腸大抵缺如犬貓等雖有盲腸而盲腸之發育極微弱故此等之肉食獸盲腸爲一無用之機關與消化作用絕無關係蓋亦明甚

哺乳動物之大腸不營消化作用其事頗爲確實（例外者亦有之如蝙蝠等是）歐美氏證明家鼠及白鼠之大腸絕無消化力人類亦然據師托氏之實驗哺乳動物之消化食物乃小腸之作用大腸之消化食物甚微惟腸內有疾患之際例如小腸之蠕動運動非常亢盛則食物與消化液輸入大腸甚速食物遂於此處消化由是觀之哺乳動物之大腸決不能目爲固有之消化機關也惟大腸能吸收食物殘渣之水分形成濃厚固形之糞塊除水分外大腸粘膜吸收他種之液體頗覺困難

吾人之大腸果有吸收營養成分之作用曷不於吾人患病之際試驗之蓋病人不能自口腔攝取食物勢不得不由他道送入營養成分若自肛門注入大腸內之營養成分吸收於吾人身體之中豈非至妙之事哉但據研究者之試驗成績大腸之吸收作用極爲薄弱屹爾尼及老篤希二氏證明人類之大腸二十四時間內僅能吸收六瓦之蛋白質而已然自他方面考之在小腸內受消化作用而變爲百布頓之蛋白易於吸收亦未可知也又觀威爾獨氏之試驗成績大腸之吸收作用確未完全又涪潞氏就人類與犬而試驗之其試驗之結果大腸無吸收卵白之性吸收水分糖等其力極微惟糞便中之亞爾加里性液易於吸收要之大腸非消化機能且不能吸收數多之營養分惟大腸之粘膜有數多之腺分泌一種之粘液溼潤糞塊使其易於排出是乃理之易明者也

由是論之大腸不過爲排泄糞便（來自小腸之食物殘渣爲硬固之糞塊大腸之粘膜分泌粘液使之溼潤易排出於體外）之器關而已然此種單純作用之大腸

果因何故而非常發育（指哺乳動物而言）乎是爲吾人所不可不研究之問題也解釋右之問題媚氏謂哺乳動物之大腸其所以十分發育者爲步行地上易於疾驅計也蓋動物之步行疾驅往往爲排泄糞便而中止於彼等之生存競爭上洵爲不利之點故大腸十分發育以便貯藏糞塊不至時時排泄約言之大腸之任務在糞便之貯留也媚氏下此種之結論前就數多之動物調查其生活狀態決非紙上空談者所可比故將媚氏所觀察者述之於此

綜觀水陸兩棲動物或爬蟲類之生活狀態彼等爲抵抗外敵保護自體計身體之一部分具有毒物（例如蝦蟆及蛇類）或被硬固之楯甲（例如龜）或有莫大之强力（例如鰐魚）故其生活非常遲鈍身體之動作非常緩慢惟四足獸之哺乳動物一則欲走捕他動物供自己之食料一則欲逢外敵而易於遁逃故步行必須迅速由是論之此等之動物爲易於運動計則四肢非常發育爲貯藏糞便而不時時排泄計則大腸非常發育若動物爲排泄糞便而中止其運動或須取特別之位置則

於生存競爭上頗形不利且極危險例如肉食獸當發見佳良之食物而追尋其跡之時屢屢爲排泄糞便而中止則生存上之不利孰有過於此乎又如逢强敵而急欲藏身之時爲排泄糞便而中止運動其危險當何如乎然則欲防此種生存競爭上之危險非疾速行走且同時減少糞便排泄之度數不可彼哺乳動物之大腸其所以十分發育而容積甚大者要不外此種之目的也積億兆年載潛移默化之功能其大腸發育之結果有如此者

據上述之理由考之大腸實爲哺乳動物之最要機官然一利一害物所不免彼哺乳動物之大腸一方面爲其生存競爭上之必要機官他一方面實能短縮動物之生命就此點而論關於動物生命長短之解釋上頗爲緊要故當詳述其理由於次

滯留於大腸內之糞塊實爲種種腐敗菌醱酵菌之巢窟由此等細菌之分解作用而成之化學的物質對於吾人之身體具有害性作用若糞塊久滯積於腸內而不排泄則有害之種種化學的物質吸收於體內喚起自家中毒起顯著之全身症派

司庫氏謂便秘小兒之全身症狀其顏面呈鉛色眼球突出瞳孔擴張鼻翼陷沒體溫昇騰達三十九度至四十度脈搏迅速且短而不正起不眠痙攣項部強迫終陷於虛脫狀態又舌乾燥而有白苔起惡臭性下痢皮膚發疹因是而死亡者往往有之然使糞便能十分排泄治愈者亦多又姙婦或分娩後而未經時日之產婦屢屢起便秘症其結果亦起全身症狀發劇烈之頭痛舌被白苔呼氣放惡臭體溫昇騰自三十八度至三十九度腹部腫脹口渴而食慾缺乏投以下劑則停滯之糞塊悉行排出其症狀卽日消散又枯古氏就動物行人工的大腸閉塞果起嘔吐痙攣頸部背部之強迫等症狀與人類因便秘而起之症狀相類似

大腸內因細菌作用而發生之毒性物質其類不一如石炭酸苦列曹兒安母尼亞牛酪酸硫化水素等皆是此等之腐敗性產物糞便之停滯大腸內愈久發生愈多對於全身起顯著之障礙幷侵入血液中起全身症此等事實皆由數多之實驗證明之徵諸犬貓馬等之結果細菌通過腸壁而入淋巴管又由血管侵入肺臟脾臟

及肝臟等之緊要臟器洵爲確定之事實惟一部分之學者反對是說謂健全無疵之腸壁細菌決不能侵入故如腸管內之細菌通過腸壁而蔓延全身之學說事理上實不能成立然此種反對之說絕無價值蓋消化管之管壁易爲輕微之器械的作用所傷害例如柔軟之消息子押入胃中往往傷胃粘膜況腸管常與糞塊相接觸受器械的作用其粘膜因之而傷細菌易於侵入實理之易明者也

要之棲息於腸管內之腐敗菌及其產生之化學的物質吸收於血液中後蔓延全身障害健康此說已成鐵案故腸管內之細菌數愈多其動物之生命愈短其理可推測而知矣由是而論大腸內既富有細菌則大腸極發育之哺乳動物勢不得不受其有毒作用則哺乳動物之生命其所以短於他動物者實慢性中毒（因大腸內之細菌作用而起）之結果也

第四節

以上之解釋尚屬一種之假定說無確定之證明然實際上與此相當之事實亦屬

冷水摩擦法

無錫丁福保仲祜譯述

余實行之衛生法約分四種一曰鐵啞鈴體操一曰深呼吸法一曰冷水摩擦法一曰灌腸法皆以每日早起行之有年矣雖嚴冬盛暑未嘗一日輟也鐵啞鈴體操名曰實驗却病法深呼吸法名曰強肺術皆已刊行矣茲以冷水摩擦法公之同志乃爲之敍述其優點有七端焉冷水摩擦法能使皮膚清潔而又堅固增加其抵抗風寒之力以絕易罹感冒之患此有益於皮膚者一也實行摩擦法之後能使心臟之跳動力增强血液之運行亦加速血液多吸收養氣故血液中之鐵性及赤血球亦增多體內之酸化作用日益旺盛此有益於新陳代謝者二也肺臟受冷水之刺激起反射作用能多吸空氣以活潑其呼吸肺中之血液循環亦漸佳良以免結核菌之侵襲此有益於肺臟者三也又能使神經之感覺敏活增忍耐力起奮發心振精神而蘇困憊此有益於神經系者四也又能促胃腸之蠕動機能增多胃力則消化力日强大便流通則腸內無秘結之病此有益於胃腸者五也又能增多膽汁以免肝病又能使皮膚之排泄健全以分任腎臟之勞此有益於肝腎者六也體溫過低時用冷水摩擦則皮膚來紅色之反應能使體溫增高以達於常度體溫過高時用

冷水則能放散其體溫而歸於常度此有益於體溫之調節機者七也有此七益則冷水摩擦法人人皆宜實行之又當持之有恆堅忍勇毅於千辛萬阻之中不許有半個難字出諸口堅冰逾寸嚴寒裂膚之候懦夫望而戰慄者吾儕正宜猛往直前以鍛鍊其體魄爲疾風之勁草爲歲寒之松柏深以中途而廢爲可恥也雖然運用冷水亦不可貿然爲之運用不得其當往往有冒寒之虞此摩擦法之所以不可不講求也其法亦由淺及深由易而難其次第共分七法詳述於後以備衛生家之採擇焉灌腸法者每日以溫開水灌入腸內將腸中之宿糞及普通大腸菌冲出之論衡曰欲得長生腸中常清欲得不死腸中無滓與近世之新學說亦相符合茲已編輯成書尚未付印余因敘述冷水摩擦法而略述之如此

冷水浴之佳話

歐洲之希臘在太古時代以尚武盛稱於世有驍將亞喜列 Achillis 氏者幼時其母苦心孤詣期其爲勇猛善戰之大將立震今爍古之奇勳每日浴之於神池無間風雨意謂神池者神所憑依其子日浴於此神必鑒其誠而償其願也積日既久亞喜列氏岐嶷無恙及長容貌魁梧體態奇偉大顯勇士之骨相入伍後果敢無敵名動一時其

母喜甚。以爲神果護之矣。而孰知某役一戰。流矢中亞喜列氏踵上之一筋。亞喜列氏仆於沙場。不能起立。雖得其部下扶回。然卒以傷劇而死。其母哀慟之餘。大惑不解。謂曩日與吾子同浴於神池者。屢經鏖戰。身觸劍戟矢石。未嘗負纖芥之傷。吾子英俊壯碩。乃殪於一矢。神心未格耶。人事未盡耶。既而若有所悟曰。吾過矣。當吾浸是子於池水時。一手托其脊。一手托其兩足。恰是捧之而浮於水中。其踵不入於水。故踵上之大筋。因而薄弱。不能勝一矢之痛。而殞命耳。嗚呼。吾殺吾子矣。此悔恨欲絕之語。流傳至今。今之醫生。乃名此踵上之大筋曰亞喜列氏腱 Tendo Calcaneus

細玩此事。其浴於神池也。與今日之冷水浴相同。其每日行冷水浴之部分。堅强如鐵。不浴於冷水之部分。薄弱不堪。彼此亦均同也。

冷水摩擦與習慣法

冷水浴。能强壯身體。人或不知其益。或知之而逡巡卻顧。未敢實行。此大惑也。文明國民。每朝離榻。未有不先盥漱者。誠以盥漱一事。已成國民之習慣。故朝朝行之。而不覺其繁瑣也。若夫冷水摩擦及冷水浴。亦可如盥漱成爲國民習慣。是不過擴其洗面之範圍於全體耳。初行雖覺煩苦。日久自不憚勞。且不肯間斷矣。

雖然。行冷水浴。或冷水摩擦法。而不知其方法及順序。率意妄行。則常感冒風邪。或反增苦痛。半途而廢。故無論如何。必須知其實行之心得。知其心得。則雖嚴寒徹骨之朝。亦可立志實行。卽以老人行之。亦非難事矣。

此種方法。種類甚多。名稱雖異。然所謂冷水摩擦者。老嫗都解之語。余故總括一切之方法。而謂之冷水摩擦法。

冷水摩擦之七大法

冷水摩擦法之方法順序。第一爲乾布摩擦。第二爲溫溼布摩擦。第三爲冷溼布摩擦。第四爲冷溼布摩擦與冷水塗布之結合法。第五爲冷水塗布。第六爲冷水灌漑。第七爲冷水浴。

第一法　乾布摩擦

當實行之前。先備乾燥手巾。Towel 手巾用之過久。則乾而硬。有觸痛肌膚之虞。務宜用新而柔軟者。

手巾既備。則脫衣而露其體。用適宜之力。摩擦之。自頸之周圍。及於上肢。次及於胸。於腹。於脊。摩擦既畢。着衣。乃強擦其左右兩肢。而第一法以竣。

第二法　溫溼布摩擦

此乃較第一法略進之摩擦法第一法唯以柔軟之手巾摩擦之至於此法則用不覺其冷之微溫湯盛於桶內或盥器內以手巾浸而力絞之乃如第一法脫露其上體取手巾先擦頸圍繼及上肢終及胸腹與脊既畢以乾手巾行乾布摩擦既而着衣更以同法施之下體

此法慣用後可漸以冷水代微溫湯

第三法　冷溼布摩擦

既慣第二法則能漸堪冷水至能全用冷水是卽第三法之始也

先備冷水於桶內或盥器內力絞其所浸之手巾摩擦其上體用力稍强繼如第一法以乾手巾行乾布摩擦上體既畢乃推及於下體焉凡行冷水摩擦後必用乾布摩擦不可忘也

在初用冷水之數日內其手巾宜絞之極乾迨習之既久則宜漸漸緩絞最後則以水不滴落爲度乃用含水之手巾摩擦焉

第四法　冷溼布摩擦與冷水塗布之結合法

行此法則先露半身不論左右均可既露半身後乃如洗濯然塗布冷水於頸圍上肢及下肢次露他半身仍依頸圍上肢下肢之順序塗布冷水此即以冷水塗布全身之義也既畢乃力絞浸於冷水之手巾如第三法然施冷溼布摩擦於塗布冷水之頸圍上肢及下肢次復施之於胸腹及脊終乃如第一法行周身乾布摩擦法

第五法　冷水塗布

全身裸露後以豫浸於冷水內之溼巾迅速塗布冷水於全身繼絞其溼巾如第三法行全身冷溼布摩擦冷溼布摩擦既畢乃如第一法以乾手巾行全身之乾布摩擦

第六法　冷水灌漑

冷水摩擦法進至第六法則幾如以冷水浴身矣

於大桶內或水桶中滿盛冷水而豫置小桶或汲筒於其內於是裸其全體以冷水灌注周身焉若家備自來水管者則開水管之塞灌水於全身亦可

灌水既終絞溼手巾行冷溼布摩擦後復行乾布摩擦與前無異

第七法　冷水浴

凡實行冷水浴應先備浴桶若無浴桶則備大似浴桶能容全體之桶

盛水於桶。裸體躍入而浸其全身於水。繼以溼手巾行冷溼布摩擦。終以乾手巾行乾布摩擦。

至第七法而冷水摩擦法畢矣。學者可自第一法乾布摩擦爲始至第七法冷水浴爲止而實行之。

實行之順序

當實行冷水摩擦。尙未習慣之際。大都自第三法冷溼布摩擦始。如在盛夏時。則行之甚便。若在氣候寒冷時。而欲如夏時實行之。是實變亂無理。其何能永續耶。故欲實行冷水摩擦。宜先自第一法乾布摩擦。始迨行之數日漸成習慣乃改行第二法溫溼布摩擦。復經數日更爲第三法冷溼布摩擦進至第四法冷溼布摩擦與冷水塗布結合法。或第五法冷水塗布則可以永續矣。

依斯順序着着進行。苟非志行之極弱者則無論何人皆能躬行實踐而不以爲難。卽在冰雪凝寒之際開始行之亦無苦痛不妨繼續進行故欲實行冷水摩擦者不可不從此方法履此順序也。

若始自夏季者不妨省去第一法乾布摩擦與第二法溫溼布摩擦直自第三法冷溼

布摩擦始論其繼續則止於第三法冷溼布摩擦可止於第四法冷溼布摩擦與冷水塗布結合法或第五法冷水塗布亦可宜各隨其體力之如何而選行適當之方法且溫暖時行至第四法冷溼布摩擦與冷水塗布結合法或第五法冷水塗布至寒冷時則退行至第三法冷溼布摩擦因其人而用之亦於效力無減也

然第一法乾布摩擦及第二法溫溼布摩擦雖係實行冷水摩擦者之豫備鍛鍊法而未及十齡之幼兒或高年之老人祇行此第一法或第二法卽不甚深入亦必有得寸進寸之效力若夫少壯之人則非進至第三法冷溼布摩擦不可

既一旦决意試行則必每朝勉力無或怠荒患病之際。其冷水摩擦。當一時間斷。述於後文若於夜間就寢前更行一次則較每朝一行者其效更著焉

世有患不眠症夜間常醒而不眠者又有雖非不眠症而就榻不能卽眠者若於就寢前行冷水摩擦則能安眠如常矣

第六法冷水灌漑與第七法冷水浴二法欲通年實行之大都非體力充實血氣壯盛者不能自生理上言之此二法亦非可勸人盡行之者故不多贅

實行前之注意

冷水摩擦之方法順序。既能領悟。玆試述實行前之注意。

每晨初醒。即於寢衣上更着一與此相同之寢衣。坐於褥上。例如。着法蘭絨之寢衣者。更加一法蘭絨之寢衣。着夾綿之寢衣者。更加一夾綿之寢衣。此第一宜注意者也。

無論何法。務宜於每朝清醒後體溫未冷之際行之。人有不問清醒與否直須赴厠之習慣者。宜於寢衣之上厚着他衣。使其溫度不冷。一返室內。立即實行。若赴厠之時已久。或當嚴寒之朝。體溫已降。則宜更就臥榻。俟身體大暖後。離去原處。於寢衣之上更着相同之寢衣而着手實行。若已有冷水摩擦之習慣。慣用冷水。則赴厠後身體雖稍冷。可不必再就臥榻使之溫暖也。

至於需用之水。溫湯可。每朝使人取之冷水。則於隔夜置之可也。

實行中之注意

實行。不問何法。皆須閉戶。以避外風。自第一法乾布摩擦。至第三法冷溼布摩擦。宜在室內施行。第四法冷溼布摩擦與冷水塗布結合法以下則必在浴室內行之。何則。此法塗布冷水於身體。不無殘水滴落。在室內覺有未便也。若氣候溫暖。在浴室內行第三法冷溼布摩擦。亦不妨任意爲之。

以上之方法順序。不過言其大概耳。苟依各人之境遇時地體質年齡氣候等而爲隨機應變之處置則絕無不合也

無論何法。除第一法乾布摩擦外。最後必行乾布摩擦不可忽忘乾布摩擦宜用力施於周身不令溼氣稍留於皮膚如是則身體忽溫皮膚變赤無論其時若何必覺神氣快爽焉

實行後之注意

冷水摩擦後既行乾布摩擦換着衣服則更於其上加着溫袍而後出外因冷水摩擦後不宜直冷其體也若無溫袍則較平日着衣稍厚亦可如斯而默然靜坐則全體之溫勃然生矣此所謂反應也既覺此反應始可僅着平時之衣服而從事盥漱至若體質虛弱或疾病將愈者則實行後宜一入臥榻使體溫暖要以不冷爲宜

實行冷水摩擦後試行適宜之運動於身體之健康上頗有裨益然無論若何之運動冷水摩擦甫畢或未畢時徑自出外而冷其身體却非所宜

冷水摩擦之明效

行冷水摩擦兩三月則覺心神爽快自必勇氣勃發悒鬱頓消行至一年則自成習慣

恰如吾人之盥漱。不能中途而廢。既成習慣。則着衣不須過厚。卽少着衣服亦可。無偶犯感冒之虞。有謂因冷水摩擦而陷於感冒者。實謬說也。

一年不已。而續行至於累年。則皮膚益能鞏固。元氣旺盛。無鬱悶沮喪之事。抵抗寒氣之力亦益强。且無感冒之恐。能防因感冒而發之諸種疾病。

冷水摩擦之實驗談

余友某君。身體異常虛弱。動輒誘致風邪。顏色常蒼白。似爲肺癆之初期。元氣萎縮盡矣。一日造余舍。叩余以旺盛體力之良法。余細察其人非病。係體質薄弱。卽舉冷水摩擦法告之。並示其方法順序及注意。且謂之曰。以君之體弱。非耐久不厭。力行三年不可。余友從余言。勉行冷水摩擦。絕無豫料之苦痛。甚喜施行之容易。今日元氣增進。體力强壯。對於寒氣之抵抗力亦强。無復苦於感冒之事矣。卓哉冷水摩擦之效力也。

冷水摩擦之合宜與禁忌

冷水摩擦之效力。如前所述。其效驗之最大者。在於坐業之人。讀書之人。胃腸之慢性病者。病後恢復期中衰弱者。神經衰弱症。易受感冒者。發盜汗者。慢性肺肋膜病之無熱者等。至於摩擦法之禁忌者。爲發熱之人。出血之人。有焮衝性病氣之人。行冷水摩擦。時。而有。是。等。症。狀。則不。可。不。中。止。而。保。安。靜。若有、他種。疾。病。則宜。就。醫。師。而。問。其。適。否。偶患。鼻。加。答。兒。若不。發。熱。不必。中。止。仍可努力。行。之。

小兒之乾燥摩擦

四五。歲。之。小。兒。行。冷。水。摩、擦、反有。不。利。故小。兒。與。其。行。冷、水。摩。擦。不如。行。乾。燥。摩。擦。乾燥。摩。擦。者。卽第。一。法。乾。布。摩。擦。之。法。也。由其。親。或。保。護。者。代。行。之。凡行。乾。燥。摩。擦、常。用。柔。軟。之。手。巾。小兒。朝。起。臥。榻。卽脫。其。寢。衣。使。立。於。褥。上。速。自。頸。之。周。圍。依次。及。於。上。肢。胸。腹。脊。等。而。摩。擦。之。由此。及。於。兩。足。若。摩。擦。時。用。力。過。强。損。及。皮膚。小。兒。經。一。次。受。創。則。次。日。必。以。哭。泣。相。拒。故。實。行。之。始。其。親。或。保。護。者。最。宜。注。意。小兒。裸。體。而。立。亦。不。覺。寒。誠。足。謂。勇。然。室。外。之。風。不可。不。避。宜。密。閉。其。室。焉。乾。燥。摩。擦。旣。慣。則。皮。膚。强。壯。抵抗。力。亦。富。自。是。不。易。感。冒。其。當。禁。忌。乾。燥。摩。擦。者。則如。發。熱、出。血。或。有。焮。衝。性。病。氣。時。宜。暫。時。中。止。此。其。親。或。保。護。者。深。宜。致。意。也。若有。他。種。疾。病。則。宜。訪。之。醫。師。問。其。適。合。與。否。焉。

要。之。冷。水。摩。擦。自。小。兒。之。乾。燥。摩。擦。始。至。冷。水。浴。止。其。間。之。方。法。順。序。並。實。行。上。之。注。意。禁。忌。等。各。人。於。實。行。中。當。能。一。一。領。悟。者。也。

（完）

病理學問答

丹徒陳邦賢也愚編纂

第六章　神經系病

問何謂運動麻痺。

答不能隨意營其運動者曰運動麻痺

問何故不能隨意營其運動。

答運動神經之徑路中有損傷或罹疾病則腦之命令無由傳達而其所支配之筋肉遂無以隨意營其運動

問何謂運動神經之徑路。

答自大腦運動中樞出發先與髓橋延髓等腦神經核相連次與脊髓前角相連最後向末梢分佈於筋肉是爲運動神經之徑路

問何謂癱瘓。

答麻痺之全然不能運動者曰癱瘓

問何謂痿弱。

答其不營完全之運動而猶得勉強行之者曰痿弱。

問何謂偏癱。

答半身運動麻痺者曰偏癱。

問何故起半身運動麻痺。

答一側之運動中樞或其交叉部上方之行路生有障礙則其反對側之半身必罹運動麻痺。

問何謂交叉部。

答神經纖維互相交叉者曰交叉部。

問神經纖維交叉在腦之何部。

答由內囊後腳中央三分之一處入於大腦腳底髓橋以至延髓其中神經纖維之大部分皆互相交叉。

問何謂神經交叉。

答神經交叉者即在左腦出者入於右在右腦出者入於左是也。

問偏癱何故有左右之區別。

答右腦之運動中樞司左半身運動左腦之運動中樞司右半身運動左腦或右腦其運動中樞出發所經之路若有障礙則其反對側必偏癱

問何謂截癱

答兩側之四肢軀幹俱痲痺者曰截癱

問何故兩側之四肢軀幹俱痲痺

答若脊髓之錐體道兩側共被障礙則兩側之四肢軀幹俱呈痲痺

問何謂錐體道

答從大腦運動中樞直至脊髓前角間之隨意神經徑路曰錐體道

問何故反對側半身患痲痺

答運動中樞全部悉罹病變則反對側中樞患痲痺

問何謂孤發痲痺

答反對側一部分成痲痺者曰孤發痲痺

問何故反對側一部分成痲痺

答僅運動中樞之一部分罹病變者則反對側之一部分成痲痺

問隨意運動中樞究在何處。

答隨意運動中樞各在左右大腦皮質之正中回轉中。即左右大腦皮質之正中葉是也。

問隨意運動神經。在左右大腦之正中葉。約分幾部。

答約分三部。下肢運動神經。在其上部。上肢運動神經。在其中部。顏面與舌之運動中樞在其下部。

問何謂中樞性麻痺。

答中樞性麻痺從其病竈之所在地約分三種。曰腦性麻痺。曰脊髓性麻痺。曰末梢性麻痺。

問何謂腦性麻痺。

答病變在腦者曰腦性麻痺。

問何謂脊髓性麻痺。

答病變在脊髓者曰脊髓性麻痺。

問何謂末梢性麻痺。

答病變在末梢神經及終器者。曰末梢性痲痺。
問何謂外傷痲痺。
答因腦脊髓及末梢神經之創傷或壓迫而成者。曰外傷痲痺。
問何謂貧血性痲痺。
答因神經中樞或末梢神經之貧血而成者。曰貧血性痲痺。
問何謂中毒性痲痺。
答因諸種化學的物質中毒而成者。曰中毒性痲痺。
問何謂傳染性痲痺。
答因急性傳染病之細菌毒素作用而成者。曰傳染性痲痺。
問何謂反射痲痺。
答此種痲痺由知覺神經刺戟反射的抑止運動中樞之機能而成者也。
問何故精神感動而成痲痺。
答此因驚愕悲哀之精神感動神經受震盪或衰弱所致。
問何謂痙攣性痲痺。

答錐體道被障礙其痲痺之筋肉非常緊縮人力不能運動之者曰痙攣性痲痺

問何謂弛緩性痲痺。

答反射中樞或末梢神經被障礙不能起反射運動則筋肉弛緩他人可隨意移動之者曰弛緩性痲痺

問脊髓病之種類有幾。

答脊髓病大別有二種曰系統性脊髓病曰非系統性脊髓病

問何謂系統性脊髓病。

答凡脊髓中之傳導行路發限局性病竈其時所起之症狀有一定範圍者曰系統性脊髓病

問何謂脊髓傳導行路。

答脊髓上連腦髓下連脊髓神經兼爲種種反射中樞其經過之部位曰傳導行路

問脊髓病傳導行路障礙約分幾種。

答約分三種曰脊髓性運動障礙曰脊髓性知覺障礙曰脊髓性共整運動障礙

問脊髓性運動障礙約分幾種。

答約分二種。曰脊髓性痙攣。曰脊髓性痲痺。

問何謂脊髓性痙攣。

答脊髓性痙攣者。卽脊髓病者屢呈運動刺戟症狀。筋肉痙攣。强直也。

問何者爲脊髓性痙攣之原因。

答其原因有二。甲爲前根前角或錐體道被刺戟而成。乙爲反射中樞興奮性亢進。

問脊髓性知覺障礙。約分幾種。

答約分二種。甲爲脊髓性知覺過敏。乙爲脊髓性知覺脫失。

問何故脊髓性知覺過敏。

答此爲脊髓膜椎骨等炎性滲出物或腫瘍等直接壓迫後根後索所生之徵候也。

問何故脊髓性知覺脫失。

答脊髓性知覺脫失者。發於後根後索脊髓灰白質被疾患時也。

問何故觸覺筋覺消失。

答病在後索者。則觸覺筋覺消失。

問何故痛覺消失。

答病在脊髓灰白質者則痛覺消失。

問何故全知覺消失。

答後根後索脊髓灰白質俱病者則全知覺消失。

問何故脊髓性共整運動障礙。

答此由於知覺神經行路之障礙或共整運動中樞所分出之神經至於脊髓者已斷絕故也。

問脊髓性共整運動障礙現何症狀。

答此障礙多起於下肢患者步履蹣跚恰如鷄行狀閉目而使之直立則竟不能步行。

問何謂痙攣。

答運動中樞或運動神經纖維之行路中受異常刺戟則其支配下之筋肉發爲無意識的收縮運動此狀態名曰痙攣。

問痙攣性質可別爲幾類。

答從其性質可別爲二類一長久持續的收縮曰强直痙攣一收縮弛緩爲交換發生者曰間代性痙攣。

說蠅

顧任伊

適從何來遽集於此。人之深惡夫蠅也久矣。時屆夏令。營營者繁殖至盛。卽其傳播病毒加害人類。奪吾人之幸福與生命者。亦於此時最烈。正不第不招自來。揮之不去。嗡嗡然擾人淸興也。茲特揭示圖形。述其形態。與夫病菌之狀態。爲研究夏期衞生者。供參攷之資料。並爲一般之齷齪社會作大聲之疾呼。亦有趣味有補助之問題也。

第一章　蠅之種類

蠅之種類甚多。有棲息於室中者。有寄生於蠶體者。有害及菜蔬者。有刺人者。有生息於糞中者。皆直接間接有害於吾人者也。又有寄生於害蟲者。有捕食蚜蟲者。有蠶食蝗蟲之卵子者。斯則有益於吾人者也。茲舉其普通者於下。

蒼蠅　夏日產卵於肉上而生蛆。爲普通種。體色灰黑。腹部藍色。但又因光線之方向。時於南側現灰色之斑紋。又前胸之側片有一赤褐色之條紋。雄蠅之體長僅四分。雌者四·五分。

青蠅　屬雙翅類。爲夏日之普通種。全體作金綠色。複眼藍赤褐色。胸部之背上。被有黑毛。腹部略成球狀。雄之體長·二五分。雌者三分許。世界各國多產之。其幼蟲在糞便中。卽成長後。依然營此齷齪之生活。時集於食物及人類排泄之糞汁上。實至可厭惡之昆蟲也。

長足金蠅　體色如前種之金綠色。腹部爲橢圓形而長。漸至末端則漸細。脚黃色而細長。夏日多棲於水邊。捕食小蟲。體長二分許。

刺蠅　夏日生息於山中。伺人至。則刺取血液食之。令人奇痛。往往有飛入人羣中者。其狀態類於家蠅。故人多目爲家蠅之凶惡者。但其體爲藍灰色。胸部之背上有黑條。腹部有黑紋。並能刺家畜而與以大害。甚與刺蠅相似。北美洲之家畜。常受其劇害。

馬蠅　蠅之卵常產於馬之胸部。懷孕之蠅。亦常集於馬之唇角及胸部。馬於食物時及舐胸時。卽食於腹中。溶其卵殼。而幼蟲出焉。故幼蟲常寄生於馬胃。更隨馬糞排出而爲成蟲。

采采蠅　南非洲著名之蠅也。近似於刺蠅之種類。善刺傷人體及家畜。發可怕之疾病。惟此蠅必先刺動物。乃能致病。且感染此病氣者。祇限於動物之一小部。人類亦不與焉。故尙與吾人無直接之危害耳。斑馬亦不受此蠅之害。故南非土人。恒馴養斑馬。爲騎乘之用。

又此蠅之繁殖。殆全成幼蟲而後胎生者。

哈利蠅　幼蟲寄生於他種昆蟲。成蟲則有寄生於犬身者。爲其普通之種類。

家蠅　爲夏日生息於屋內之最普通者。尤以廚房中爲最多。好集於食品上。爲種種傳染病之媒介。故甚有害。

第二章　家蠅之形態及生態等

形態　家蠅與他種昆蟲同。全體自頭胸腹三部而成。雄者長二分至二・五分。雌者長三分許。頭部爲球形。頸甚細。故其首能自由運動於各方。尖端有觸角二。第三觸角節。有一扁平之羽狀刺。兩側有半球狀之複眼一對。光澤甚强。殆占頭之全部。上面則有單眼三枚。列如鼎足形。兩複眼之間。在雄蠅僅有極狹之隔道。藍黑褐色。自兩側交以黑毛。雌蠅則隔道較廣。藍褐色。此藉以鑒別雌雄者也。口吻爲管狀。尖端擴散爲扇形。分布細管無數。而集中於中央之大管。艮適於舐取食物。如以滿清時代皮製禮服之馬蹄袖較之。頗能酷肖。製袖原料之獺毛。無異於蠅吻之細管。則爲其中央之口膛。每當跪拜時。灑落袖口。蒙茸着地。揣其狀態。實類似夫蠅之伸吻舐物。侈口如箕時也。胸部之各環節。癒着而不動。有膜質之前翅一對。又有退化之後翅一對。如鼓槌形。隱於翅間。藉以調節運動時全體之重心。故謂之平均棍。腹面有脚三對。各脚自五關節而成。被以細毛。尖端有小爪二與蒲團狀之瓣膜二。其瓣膜爲肉質。用以吸着外物。腹部自多環節而成。各環節之兩側。俱有氣門一對。爲呼吸之用。雌蠅之腹部。恒較雄蠅爲肥大。又胸腹兩部。皆有黑色。

繁殖　蠅之生活。期間甚短。一生間不過產卵二回。一年間子孫更代。多至十餘番。每蠅產卵之數。自一百至一百五十之多。母蠅於交尾後。卽產卵於糞便或他種軟物之上。當夏期中。祇經十二小時。卽孵化而爲幼蟲。形如圓筒長五分許。色白。頭部銳尖。而尾部則膨大。俗謂之蛆。別無運動機關。僅於腹面生粗毛數列。以遂其作用。因幼蟲所產之場所。母蠅實早爲之備有豐富之食物。故幼蟲不必向遠處搜求食物。但稍稍蠢動。已足於附近之處。要其貪食之慾望。且蛆又並眼而無之。終幼蟲之一生。永處於黑闇世界。但利用其銳利之齒牙。（在頭部色黑而左右各一）盲攻其齷齪之食物。以生以長。所謂寢於斯、食於斯也。尾部有黑色之橢圓盤二枚。成呼吸器官。此其體制。實又大奇。夫竅與尻齊。除孑孑外。生物界例不多見。而不謂無獨有偶也。幼蟲經五六日。卽變而爲蛹。幼蟲於此。並不蛻皮。惟稍稍皺縮其上皮。變爲固形。以成保護的被覆物而已。蛹之形狀。亦如普通者。體息而不復運動。自此更經四五日。卽爲成蟲。總計十餘日間。已成一生代交番。其繁殖之速可以概見。幸有蜻蛉、螳螂、蛙及燕子等。時時捕食之。乃不至充塞宇宙間耳。

生態　家蠅恒居屋內。除極寒期外。常與人類爲伴侶。又好集於人之面部。眼梢脣角。尤其所嗜。往往黐之不休。揮之不去。所以取憎於人者。亦云至矣。蠅之飛翔甚健。速度亦高。且有隨汽車、汽船及動物等。而飛行於遠方者。曾有新入港之船舶中本無一蠅。然未與陸地交通。時忽有數蠅來集。亦有遠行之牛馬。始終有數蠅逐伴飛行。不離左右者。察蠅之飛翔力所以如此强健。全恃膜質之前翅成其作用。如以蠅翅之面積。與其體重爲比例。更用與鳥類比較。亦且過之。此家蠅之活潑而冒險。所以能永飛於空中。而不易使之疲倦也。但蠅之飛翔。必藉平均棍之作用。掌運動時體重之權衡。倘去其平均棍而放之。卽立見動作之失其機敏。左偏右折。必屢屢衝突於外物。終至傾跌於地下而後已。家蠅飛行時。嗡嗡然恒有一種可憎之聲音。是乃由翅之振動於空氣而起者。其眞正之聲音。當由腹部環節上氣門中呼氣之作用而生。倘折其翅。不使少動。即可得而聞之也。蠅之足細長而善於運動。馳行尤速。且能靜止或疾行於玻璃板上。雖垂直之玻璃窗或平覆之天花板。亦能行止自由。實蠅類奇異之技能也。細察蠅脚之構造。知脚端之跗環節。如有二爪。爲鉤着粗糙物之用。爪間亦有蒲團形之二圓盤。生帶黏液之纖毛數千根。爲黏着平滑表面之用。此構造上便利之點。於倒懸全體及棲息平滑表面時。固甚艮適。然黏液過多。亦有不便利處。欲除去之。不得不時時舐取。故蠅於靜止時。往往舐其足底甚忙。且家蠅常飛行於塵埃中。全體容易汚穢。尤於複眼上爲非常之障害。故蠅又利用其自由運動之足。時時洗刷其全體。既俯仰傾側其頭部。以刷清複眼。次乃及於胸部與腹部。終則互交其足拭淨之。蓋其體部與脚。皆有細毛。全體之各部。雖因此而易染塵埃。而脚部之細毛。却兼以刷清體部者也。被刷於脚部之黏性物。則又舐而食之。更隨排洩物而去。凡此作用。亦傳播病毒之一原因也。

蠅之感覺力。異常銳敏。雖極微細之食物。彼亦能發見甚速。一轉瞬而羣蠅叢集矣。揣其作用。或由於銳利之複眼與單眼。或由於纖細之觸角。尚難決定。及其既集於食物。則侈口如箕。狂飲如牛。蠅不見其徘徊。更不有所顧恤。覩其決心之堅。取食之敏。天生尤物。實不多見。且也。芳椒糞壤糖酒鹽梅。槪無別擇。一例適口。甚或有毒藥或痲醉物。

亦復不少瞻顧。務裹其皤皤之腹。至死而猶未已。考其原因。蓋饕餮既出於天性。胃囊亦能隨時膨大。故能利用其管狀之口吻。篩形之吸器。（蠅之吻端。展大如扇形者。中列細管無數。一一與中央之口膣交通。就其吻端之平面觀之。管孔密集。殆如篩形。所以防固形物之攙入口中。而用以濾去者也。且不用時。猶能收藏於頷下。不虞損傷。）招展如巨靈之掌。奮起攫食。而充彼慾壑也。但蠅之口器。不第適於液狀食物之舐取。即固形物之有可溶性如砂糖等者。亦能變其方術。膏彼饞吻。因彼能自口腔吐出唾液溶解之。而適於吸收故也。且蠅之食量亦大矣。食物既登其口。不盡則決不輕棄。苟食盡而又未足。則又顧而復之他。觀其飲量之宏。恐人之善飲者亦難與抗。此有人曾驗得蠅類一回之食量。能超過其體重之半。一日間之食量。直超過其體重之數倍。誠可謂貪食無厭之尤者矣。

夏日飛翔之家蠅。未屆冬期。即已死亡。惟秋末羽化之蠅之若干。猶能度此嚴冬。即入於冬期。彼即隱居暗處。如屋角壁縫間。爲安穩之冬眠。迨春回氣暖。則再入人世。以生以殖。蠅種永無滅絕之時。惟伊脫氏曾解剖冬眠前之蠅體。見其腹部有脂肪細胞存在。脂肪體乃頗肥大。惟消化器萎縮而甚小。不謂區區之蠅。乃亦完全適應夫冬眠動物之通例也。(如熊蛇龜蛙等皆然)冬眠之蠅。有自然界之勁敵在焉。謂之亞來伯襄厤斯卡。爲一種細菌。能殺夥多數之冬眠蠅。不令其再行發育。吾人恒見壁上冢蠅之死體。多有白色之圈輪者。卽此種細菌之胞子也。海淮伊脫氏曾培養此細菌。應用於蠅害之驅除焉。

蠅之取物旣勤。排洩亦至速。約五分間。卽排洩一回。(特別飼養者不在此例見下文)脫糞與食事並作。殊不足奇。故多蠅羣集之所。糞斑爲之充滿者。直到處皆是。但其糞斑。通常惟較大者。乃有黑色之斑點。入於吾人之眼簾。其小者與透明無色者。吾人却不甚見之。且小形者無色透明者。存在尤多。如細檢之。則玻璃窗上。每平方呎中。留有一千至一萬點者。尚屬普通。卽拂拭掃除甚清潔者。亦必有十點至五十點之多。全無蠅糞者。殆絕無僅有。如牆壁天花板及廊柱等。尤多至不可勝算。此糞斑之多少。固比例於該地飛蠅之數。然亦足以推測發生傳染病者之數。蓋蠅體之細毛。黏性之蒲團。與其舐食之貪狠。善挾取病菌或腐敗物或不潔物。無不歸納於糞斑而散播者也。時當夏季。苟鄰近人家。有患傳染病者。吾人宜注意於蠅之驅除。不可忽也。例如窒扶斯患者(卽傷寒病)排洩之糞。爲蠅所啖食。蠅卽挾窒扶斯病菌數百萬個。而飛翔集於辨知。

與肋骨及椎骨結核性腹膿瘍之鑑別　由呼吸而不移動與肋骨及椎骨有病竈存在等。而可以判別。

肝臟硬化

肝臟硬化	澱粉肝
(1)原因由於酒精之亂用。	結核、梅毒、經久之化膿。
(2)肝臟初膨大。次縮小。凹凸爲顆粒狀。	肝面平滑。彈力性漸漸增大。
(3)腹水著明。然顏面四肢不浮腫。	四肢有顯著之浮腫。顏面亦然。
(4)有發黃疸者。	黃疸症缺如。

肝臟硬化	肝臟癌
(1)肝臟初肥大。次縮小。	肝臟連綿腫大。
(2)腹水著明。	稀有。
(3)惡液質少。	屢次增進。

與肝梅毒之鑑別　肝梅毒者。肝臟增大。有特異之分葉狀。其他有三期梅毒之症候

與驅梅法之奏效。而可以辨別。

肝臟硬化	門靜脈血塞
(1)發病以漸次發起。	以突然而發起。
(2)肝臟初期增大。次縮小。	不易變化。
(3)腹水漸次而發。蛋白少或竟無之。	俄然而起。蛋白較多。
(4)屢屢有發黃疸者。	稀有。

肝臟癌腫

肝臟癌腫	胃癌
(1)由呼吸而移動。	不由呼吸而移動。
(2)疼痛放散於右季肋上下。	放散於左季肋上下。
(3)觸診上於肝部觸腫瘍。	於胃部觸腫瘍。

與結腸癌之鑑別　由呼吸而不移動與腸狹窄症狀之有無。而可以判別。

與肝膿瘍之鑑別　膿瘍以化膿之症狀。惡寒、消耗熱、盜汗及波動等。而可以識別。

肝胞蟲囊腫

與肝癌之鑑別　肝癌之腫瘍。爲磊塊硬固而波動。且發者多係高齡。故不難辨知。

與肝梅毒之鑑別　身體諸部。有梅毒症狀。且肝臟不呈波動。可以判別。

腹膜炎

與急性腸炎之鑑別　由鼓腸與腹壁擴張及腹疼痛之散蔓等。可以判別。

腹膜炎	膀胱炎
(1)熱度甚高。	稍高。
(2)腹壁知覺過敏。爲散蔓性。	限局在膀胱部位。
(3)尿道不發疼痛。	發疼痛。
(4)尿中無粘液、膿血液、燐酸鹽結晶。	有存在者。

與腹筋僂麻質斯之鑑別　以疼痛淺表。且時時遊走。故判別甚易。

腹水

腹水	卵巢囊腫
(1)濁音界爲波狀。	爲直線。
(2)顏面。無固有之顏。	呈卵巢顏。

(3)於仰臥位。則腹部中央呈鼓音。側緣呈濁音。	前腹部常呈濁音。雖由於體位之變換。而濁音界不變。
(4)子宮下垂。	子宮上擧。
(5)滲出物比重一、〇一四。	比重一、〇八乃至二四。

第六類　泌尿器病

急性腎臟炎

與栓塞性腎出血之鑑別　稍類似。然以有心臟瓣膜缺損。故不難判別之。

急性腎臟炎	慢性腺肉腎炎
(1)血尿著明。	不著明。
(2)發病急劇。	發病徐緩。
(3)浮腫甚微。	有顯著之浮腫。

慢性腺肉腎炎

慢性腺肉腎炎	腎間質炎
(1)浮腫顯著。	僅微或缺如。

(2)尿量及比重增加。其色則變爲混濁褐色。	尿量增加。爲鮮黃色。比重較低。
(3)尿中有蛋白及沈渣。	較少。
(4)左心室不腫大擴張。	爲必發症。
慢性間質腎炎(萎縮腎)	
萎縮腎	澱粉質變性
(1)尿量增加二〇〇〇、〇乃至三〇〇〇、〇。爲鮮黃色。比重低一、〇〇二。	尿量減少爲水樣透明。比重一、〇一〇乃至一、〇一五。
(2)尿中蛋白量甚少。惟一日一、〇乃至五、〇。	多量二〇、〇以上。
(3)不發浮腫。	爲必發症。
(4)心臟肥大。	缺如。
(5)肝脾肥大缺如。	大概存在。
腎臟癌腫	

腎臟癌腫	肝腫瘍
(1)不由呼吸而移動。	移動。
(2)不發黃疸。	屢發黃疸。
(3)仰臥位於季肋下得以插入手指。	與此相反。

腎臟癌腫	卵巢腫瘍
(1)從上方侵入於下方。	與此相反。
(2)結腸前橫。不接於腹壁。	密接於腹壁。

腎結石

與胃痛之鑑別　以尿無變化。而可以辨別。

膀胱加答兒

與急性腎臟炎之鑑別　以膀胱炎疼痛之劇甚與其部位低及排尿之困難。而可以辨別。

與膀胱痙攣之鑑別　以痙攣之疼痛發作性與無熱候及間歇時排尿困難。而可以識別。

第七類　神經系病

顏面神經麻痺

中樞顏面神經麻痺	末梢顏面神經麻痺
(1)主侵頰枝與下顎枝。不侵前額枝。	三枝皆侵。
(2)有共同運動、反對運動。	絕無。
(3)無電氣興奮性變化。	消失。
(4)大抵四肢均麻痺。	不然。
(5)筋不削瘦。	起削瘦。

三叉神經麻痺

與齒痛之鑑別　以有齒牙之變化。而可以辨知。

與哈衣莫兒氏竇炎之鑑別　以有鼻腔之炎症及發熱。而可以辨知。

肋間神經痛

與胸筋僂麻質斯之鑑別　由深吸息及壓迫增加疼痛。患部廣大。得以判別。

與脊髓病之鑑別　以疼痛多在兩側。如絞窄之感及棘狀突起痛與麻痺等。得以識別。

坐骨神經痛

與股關節炎之鑑別　以保固有之位置。由脚之旋轉及髀臼之壓抵而增加疼痛。可以判別。

與筋僂痳質斯之鑑別　以疼痛之部位不一定。其疼痛由壓迫而增加與疼痛點之缺如等。得以識別。

急性脊髓炎

急性脊髓炎	急性脊髓膜炎
(1)脊髓、軀幹、四肢之疼痛甚劇。	疼痛由運動時顯著。
(2)知覺及運動之痳痺。於早期已著明。	至晚期始現。比較甚微。
(3)筋痙攣、强直微弱。	著明。
(4)熱一時不甚顯著。	顯著。
(5)反射機亢進。	減却或消失。

急性脊髓炎	脊髓膜出血

楊簡紀先訓曰以實待人非惟益人益己尤大○實心無所往而不可蓋實心一也可以應天下之萬端○學者涵養有道則氣味和雅言語閒靜臨事而如無事

王道焜書屏語曰人於一日閒或聞一善言見一善行行一善事此日方不虛過○人一日不知非則一日安於自是日日知非日日改過則此身爲義理再造之身可以立命○氣象要高曠不可疎狂心思要縝密不可瑣屑趣味要沖澹不可枯寂操守要嚴明不可激烈○讀書不獨能變化氣質且能養人精神蓋義理收攝故也○收拾人心漸令向裏處世酬物自然安穩

以愛妻子之心事親則孝以保富貴之心事君則忠以責人之心責己則寡過以恕己之心恕人則全交

敬軒先生曰第一要有渾厚包涵從容廣大之氣象道止在動止語默之閒身外求道遠矣

湯文正公曰滿天地是生物之心滿腔子是生物之心又曰仁道至大卽天地生物之心也又曰活潑潑地仁之發也又曰余思仁數日未得其說忽於惻然隱恤慈良之端似可卽用以窺體有一毫忮害之心卽非仁矣又曰人惻然慈良之心卽天地藹然生

物之心

勉強倖成之事斷難持久

朱子曰天地別無勾當只以生物爲心可見人必有好生之心方與天地合德若無此心則與天地相違矣

吉人安詳即夢寐神魂無非和氣凶人很戾即聲音笑貌渾是殺機

強梁是陽惡陽惡自有顯報慘毒是陰惡陰惡必受冥誅

有機心者必有陰禍有隱德者必有顯報

人欺未必是辱人怕未必是福

好勝者必敗恃壯者易疾漁利者害多務名者毀至

眼要亮亮不喫虧口要謹謹不惹禍膽要小小不橫行氣要平平不執拗

存心一字曰敬行已一字曰恕接人一字曰謙居家一字曰忍養神一字曰靜

屈已者能處衆好勝者必遇敵

不自重者取辱不自畏者招禍不自是者多聞不自滿者受益

不可乘喜而輕諾不可因醉而生瞋不可乘快而多事不可因倦而鮮終

厄米汀菲

與阿米巴痢

Emetine in Amœbic Dysentery

此藥之正確服量有良好之純粹與効力

TRADE MARK 'TABLOID' 商標

大寶來 商標

厄米汀菲氯鹽

EMETINE HYDROCHLORIDE

Gr. ½ (0.03 Gm.)

半釐 (〇.〇三瓦)

內服之扁丸也

裹以膠衣使其作用專施
於腸內

每瓶貯二十五扁丸

TRADE MARK 'VAPOROLE' 商標

發帕兒 商標

厄米汀菲氯鹽

EMETINE HYDROCHLORIDE

0.02 Gm. (Gr. ⅓)
0.03 Gm. (Gr. ½) } in 1 c.c.

每一西西 { 〇.〇二瓦
〇.〇三瓦

此渾合玻葫盧內之無
稀藥消水作空針注射皮
腐之用

每盒裝十玻葫盧

TRADE MARK 'TABLOID' BRAND

HYPODERMIC EMETINE HYDROCHLORIDE

大寶來商標厄米汀菲氯鹽空針藥輪

釐三分之一 (Gr. ⅓) 與半釐 (Gr. ½)

凡有妨礙或擾亂此藥作用之堅存實質盡行解除

溶化迅速既化藥水亦可煮沸以滅稀

每支貯十二藥輪

以上數品乃治阿米巴痢用之最廣者

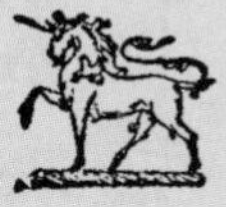

寶威大藥行

倫敦

紐約　蒙特利爾　悉尼　開普敦　米蘭　上海　阿根廷京城　孟買

中華民國三年七月出版

中西醫學報

第四年第十二期

本期之目錄

本報全年十二冊本埠八角四分外埠九角六分上海
英大馬路泥城橋西首龍飛馬車行西間壁三十九號
丁福保醫寓發行

請看代乳粉哺養小孩之幸福

得賞洋壹萬圓

愛蘭漢百利公司所製代乳粉久爲歐美各國所寶貴因其研究精細配製合宜確能替代人乳嬰兒食之易於長成西曆一千九百十二年十一月份在英國開考驗孩童體質會集嬰孩有十六萬四千八百人之多經國家醫生逐一考驗而獨以此孩爲第

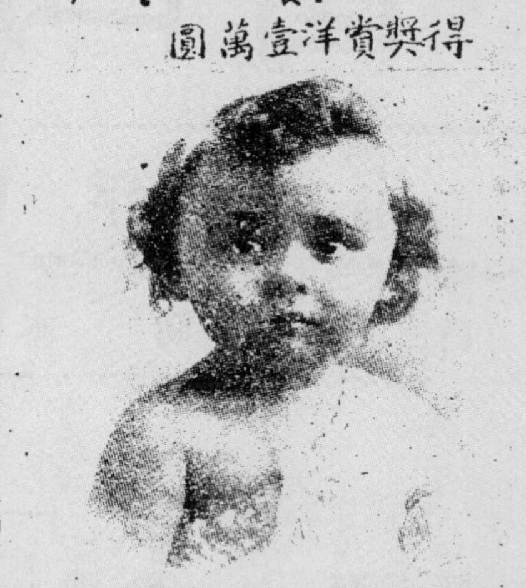

一蓋此孩自初生以至到會僅二十二個月歷用本公司之代乳粉養成體魄偉壯血脈清通竟能奪到頭標得賞洋一萬元洵屬難能可貴緣育嬰一道至爲深奥設遇母乳缺乏喂養失宜必致不能養成完全之嬰孩惟本公司之代乳粉悉心研究與人乳最相似按年齡之大小而分重輕苟哺服得法小孩自然强壯自初生至三月服第一號三月至六月服第二號六月以後服第三號本公司鑒於育兒之難特印育兒寶鑑一書以便育兒之家得問津焉如荷函索本埠請寄郵費一分外埠二分半隨卽將書郵奉諸君購用

愛蘭漢百利西藥公司謹啓

各埠大藥房均有分售本總公司開設在英京倫敦林拔街今設分公司在上海北京路八號卽郵政總局對門並售牛乳高咕粉各種魚肝油牛肉汁以及各種佳藥價目另有價表

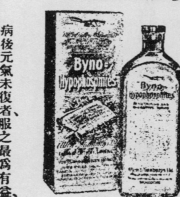

上海咪吔洋行經售各種良藥

謹啓者本行經理德國柏林哥努爾立德大藥廠各種原質以及藥丸藥片藥水等均備如蒙惠顧請移玉本行或通函接洽均可

〇哥那生白濁丸〇專治男女五淋白濁此藥屢經萬國醫士深加研究服之不但立能止濁且可益精健體

〇信石化路多時〇信石一物華人未敢用者因其含有毒質在西醫精於化學而有實行之研究不獨無害於人藉能治人身血氣受虧皮膚不潔筋絡不活等症

〇固本壯陽片〇此藥片乃德國名醫發明專治陽事不舉精神困倦服之立見奇效亦可開胃潤脾

〇檀香白濁丸〇此藥丸專治五淋白濁並能開胃益神固精健體屢經考驗其效如神本行實爲欲除此惡症起見非敢云牟利也

〇金鷄納霜藥片〇本行向在德國柏林製造正牌金鷄納霜藥片已有百餘年精益求精各國諸醫士均共認爲第一之上品其品質之佳妙功效之神速除瘧之靈驗誠衞生之要藥也

上海南四川路咪吔洋行謹識

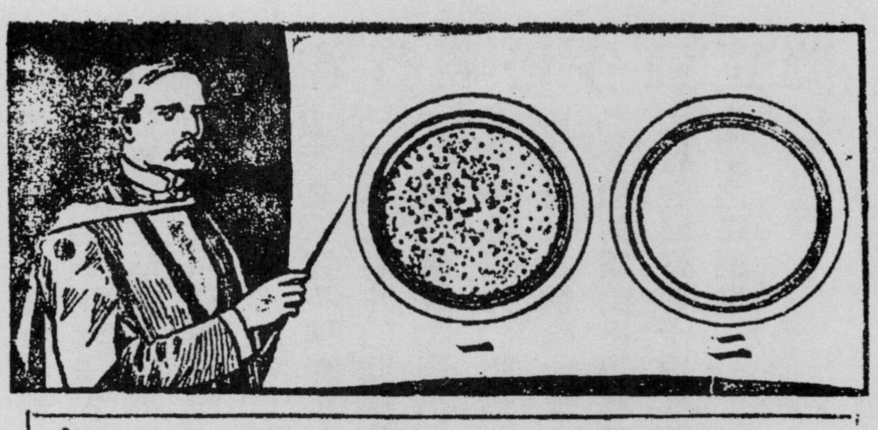

福美明達如何醫治喉痛

喉痛一症、諸醫皆知為微生蟲之故也、此種微生蟲浮沉於空氣中、最易吸入喉際、故欲療治或欲脫免此症之法、莫要於先殺滅此種微生蟲也、福美明達 Formamint 所有殺滅微生蟲獨步之功能、已常有人為之作證、即如柏靈最著名之格致家、披阿可司該君、曾思最新奇之證據、用圖說以表明之、其法以玻璃二片、均塗以微生蟲最蕃盛之物質、其中一片、再塗以福美明達所融化之口津、然後將兩片玻璃、露於空氣中、越二日後驗之、見第一片上所有使喉痛及傳染等病之微生蟲、其數倍增、而第二片上之微生蟲、毫無滋生、且所有之微生蟲、盡被福美明達所殺滅、此第二玻片、即表明凡服福美明達者、其口與喉所有之喉痛、及他種傳染症之微生蟲、亦若是之消滅殆盡也、然購者務須購買眞正華發大藥行之福美明達 Formamint 蓋天下惟有此藥、有如是之功效、此藥為倫敦華發大藥行所獨製、每瓶五十片、整瓶出售、並不零賣、

最著之證書

最著之證書

馮雷騰醫學博士、爲栢靈醫學大學堂內第一醫學講習所之掌教也、

馮雷騰醫學博士、於內科用藥一道、研究最爲專精、故其所致與製造散拿吐瑾延年益壽粉主人之保證書、

於閱報諸君覽之、最有裨益焉、其言曰、余在醫院診疾、或出外行醫、常最喜用散拿吐瑾 Sanatogen 延年益壽粉、與身體軟弱之病人服之所奏功效、非常滿意、

馮雷騰頓首

散拿吐瑾 Sanatogen 延年益壽粉各藥房均有出售

散拿吐瑾

散拿吐瑾延年益壽粉

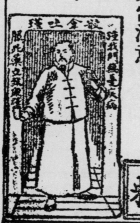

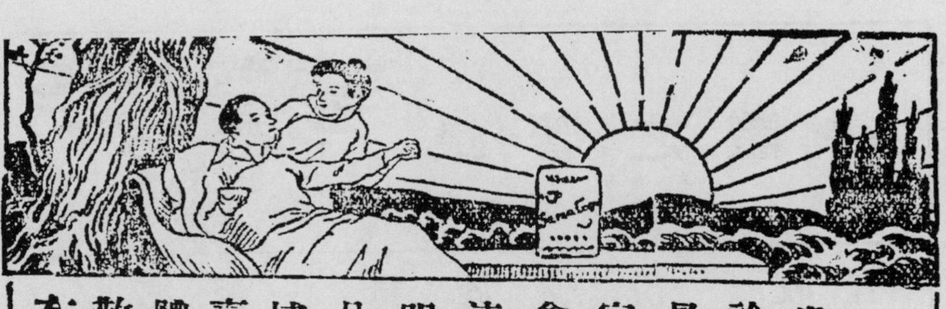

飼養病人

世界名醫皆核定散拿吐瑾Sanatogen延年益壽粉、爲無論病勢輕重、及患病初愈者、無上之食品也、其藥係用最純潔滋補之食物、與最有力滋補之藥料所修合、而實成爲補益腦部、及全體腦筋所必需之質料、所以散拿吐瑾延年益壽粉、有滋補調養之功、而能扶助病人速得復原也、　藍色脫新聞紙云、曾有許多證據、以證明散拿吐瑾延年益壽粉、爲使病人身體復原之食品、凡患諸虛百損等症者、服之更有裨益、　馮雷騰醫學博士云、余在醫院診疾、或出外行醫、常最喜用散拿吐瑾Sanatogen延年益壽粉、與身體軟弱之病人服之、所奏功效、非常滿意、散拿吐瑾Sanatogen延年益壽粉、各藥房均有出售、

散拿吐瑾延年益壽粉

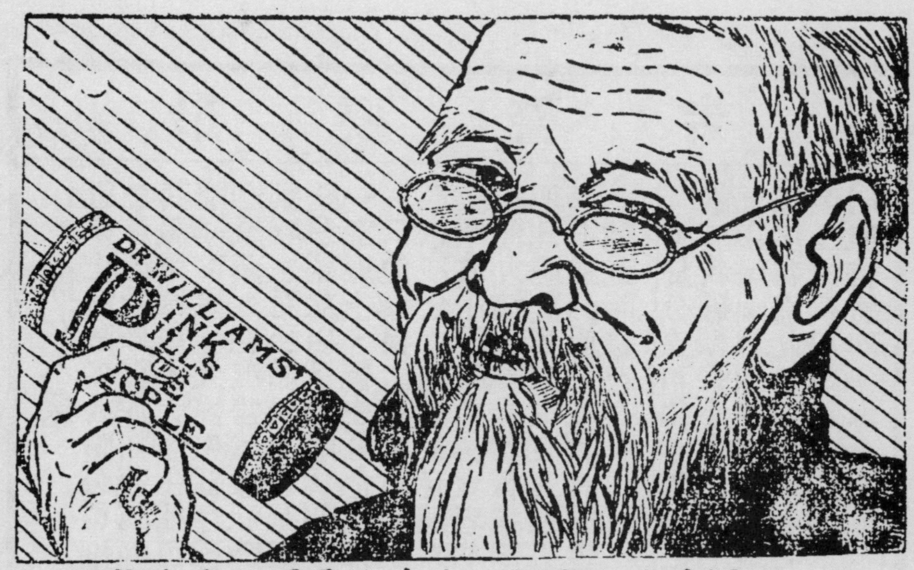

晚年妙訣

大抵晚年之人若得血氣充足常覺年輕廿載欲得身體康壯年老勿衰非有血氣充足不可故韋廉士大醫生紅色補丸往往中年以後服之能得晚年長享康樂也　福建沈立凡君係民國陸軍第十四師司令部秘書官前清孝廉方正曾服紅色補丸不覺年老者之一也其來函云鄙人老矣年事漸增而精力不稍衰肌肉加豐確係常服韋廉士大醫生紅色補丸之功效也夫一家之人常服此丸能使老者勿衰弱者轉強苟一國之人常服此丸可一躍而爲世界強國矣韋廉士大醫生紅色補丸有反弱爲強之功因其能生新血使有力之新血直達於腦補益全體得享康健安樂也已曾治愈諸慮百損　全體乏力　胃不消化　血薄氣衰　房事無能　瘋澤骨痛以及婦科各症請試購一瓶購時留心切勿誤購他藥因欺詐之商店或云此藥與韋廉士紅色補丸相同切勿輕信因無有他藥可能如韋廉士紅色補丸之功力能可返老還童轉弱爲強也　此丸中國各處之經售西藥者均有出售或直向上海四川路八十四號韋廉士醫生藥局函購每一瓶大洋一元五角每六瓶大洋八元無論遠近郵費一律在內

最要警告

保安大衆

近來上海馳名火險公司副經理某君乃商界之偉人也被奸商所欺矇彼曾患瘋濕骨痛重症膝蓋腫痛其痛連足骨繼及脊樑有友人見其如此慘苦勸其服用韋廉士大醫生紅色補丸以冀亦若他友之獲愈也不料遺人向商店購辦韋廉士大醫生紅色補丸該店因祗顧厚利即以紅色補丸名目相同之影戤藥丸相混售迨數瓶誤購之藥丸服完之後非但無濟於事而病反加劇細察之而已貽誤矣於是亟購眞正韋廉士大醫生紅色補丸服之始得十分全愈請記以下數端爲要

一　韋廉士大醫生紅色補丸係韋廉士大醫生藥局獨得之秘方故凡商店如云他藥與之相同實相欺也因彼等何由而知敝局之秘方耶

二　韋廉士大醫生紅色補丸通行歐洲美洲非洲澳洲已歷二十餘年且已曾治愈中華各處男女老幼數萬人矣

三　此丸適合華人體質並無嗎啡鵶片等類各種上癮之雜質以害身體也

四　凡購藥者宜立定主意必求自己之康健勿聽讒言所惑即如商店云此與彼無異或曰此實相同也等語請勿聽必要購用眞正韋廉士大醫生紅色補丸而後已

不費分文可得小書閱之大有趣味

敝局新編精美小書一卷名曰遊歷溯源五彩畫圖封面內有天下最緊要名勝圖甚多特備此券請塡寫姓名住址剪下寄至上海四川路八十四號韋廉士醫生藥局原班寄奉不取分文

住址……

姓名……

此券從何報剪下……

請將此券貼於明信片上寄來可也

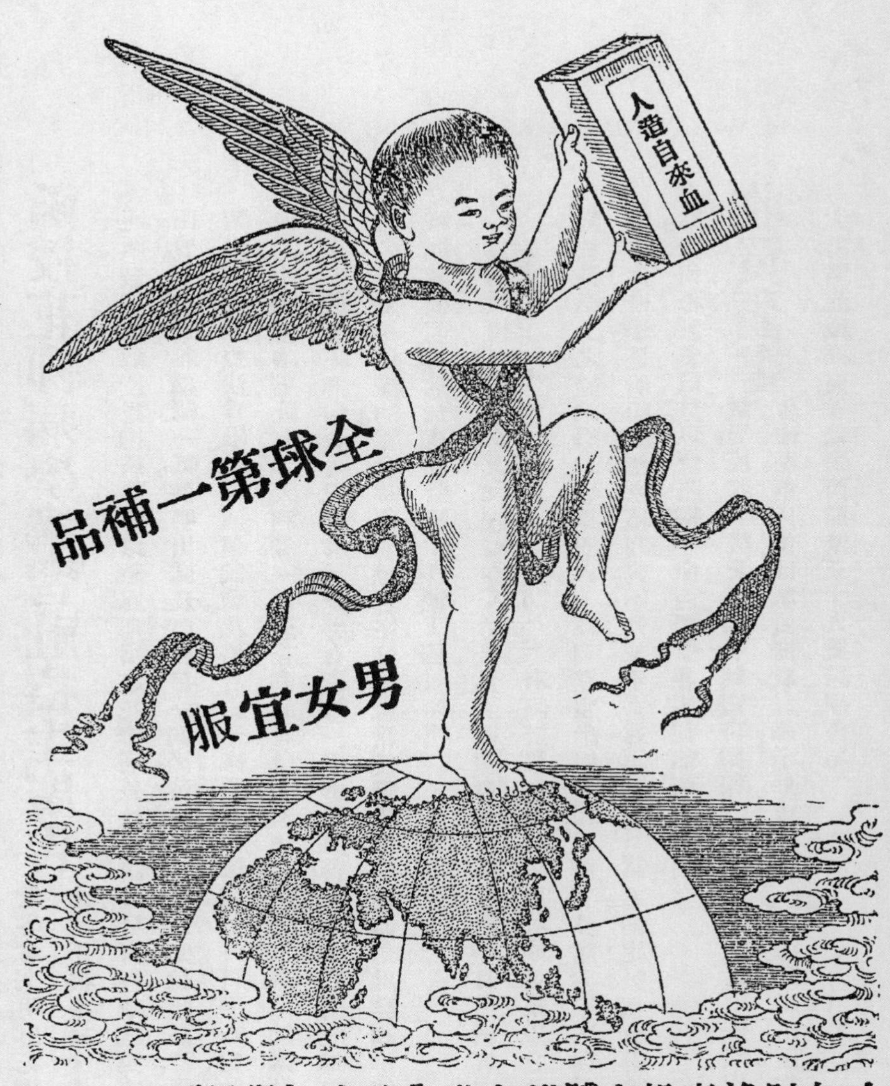
人造自來血
全球第一補品
男女宜服

函授花柳病學講習社招生廣告

世界愈文明。患花柳病者亦愈多。一患此病。求治正復不易。今仿實業函授學校之例。用通函教授法教授花柳病學。即以敝處所出之花柳病療法爲講義。另有極效之處方。倘講義中有疑義。可通函質問。將疑義摘錄一紙。註明出處及頁數。每一問後留空紙一行。以便就此註釋後。即以原紙寄還。期限以讀畢花柳病療法爲限。舉行通信試驗。及格者給予修業證書。但須行外科手術療法者。則不在函授範圍之內。入此函授講習社有二大利益。一凡患花柳病者。自能依法治療。無須求治於醫師。其藥物可向敝處函購。一凡對於患花柳病者。可以代爲治療。必有奇效。一舉兩得。莫善於此。學費三元。講義費五角。學費講義費。於報名時須一律繳清。報名時須將姓名字號年歲籍貫職業及現在通信處。詳細示知。報名處在上海英大馬路泥城橋西首龍飛西間壁三十九號丁福保醫寓　丁福保謹啟

中西醫學報緊要啟事

啟者。敝報自刊行以來。銷數日增。內容力求完美。第一人之心思有限。擬設徵文一項。以收廣益集思之效。如蒙海內　諸名士以關於醫學上之論說學說等見貺者。一經刊登。當酌贈書報以酬　高誼。望不吝珠玉。時錫瑤章。以交換智識而改良醫學。是所盼禱。惟原稿刊與不刊。恕不寄還。再閱報　諸君。前定敝報至第四年第十二期者。刻已屆期。後倘希惠資續訂。以便照寄。　中西醫學報編輯部謹啟

收買舊書

敝局擬收買經史子集各種舊書。閱報　諸君。如願將此項書籍出售者。請將書名刻版人名印刷年月價目紙質冊數。詳細示知。或將第一冊從郵局掛號寄下亦可。回件寄上海英大馬路泥城橋西首龍飛西間壁三十九號醫學書局

偉人修養錄

人當少年時代。心志未定。知識未充。雖有長者之訓誨。若無良書之誘導。以養成其高尚偉大之志。往往蕩檢踰閑。漸入於小人之域。江陰徐君。慨焉惜之。乃迻譯日本萱綠蔭氏所編之偉人修養錄。以餉吾青年。書凡三編。曰立志編。詳述吾人立志之必要。曰處世編。詳述處世之要訣。曰健康編。詳述健康之要道。各編語語切要。足爲成大事立大業者之模範。而學生又當奉爲圭臬也。　每部三角

西洋古格言

吾國先哲之格言夥矣。而泰西之格言無聞焉。江陰徐君。譯西洋古格言。共分三十五章。漢文列於上。西文列於下。薈萃各國之精理名言於一編。誠洋洋乎大觀也。欲研究泰西之道德及古今之風俗者。不可不讀此書。而學西文者。又可以此爲自修參攷之資。　每部五角

改良風俗教科書

編者欲改革舊社會之種種腐敗。欲造成新社會之良善習慣。故編此書。凡飲食、言語、吐痰、便溺等薄物細故。以及地方自治公德私德諸大端。皆言之綦詳。欲養成學生之新道德者。不可不以此書爲圭臬。　每部二角

高等修身教科書

修身書最難編輯。非庸即陋。是書採周季秦漢之粹言。不雜漢後一語。杜撰語錄之譏。庶幾免矣。至於文詞之短峭雄傑。雖懸諸國門。信不能損其一字。充作文料之教資。諒亦無愧。　每部一角

病理學問答序

各國醫學設有專科立法凡七而病理實居其一可知病理學者於科學上爲研究疾病之學醫師之於病理學當視爲有緊要之關係而急宜注意研究醫師而無病理學上之智識一旦爲人治病設遇患者以病理相駁詰必茫然窮於應對至踽踽而無地可以自容此無他皆不注意研究病理學而無病理學上之智識有以致此也以是觀之病理學上之智識關係既如是其鉅爲醫師者顧可忽乎哉不第此也即推之如患病家亦不可缺此病理學上之智識蓋有此病理學上之智識方不致爲庸醫所欺誤獨惜病理學艱深淵博研究之恐非易事耳考各國之病理學說隨時代以爲變遷愈古則其說愈虛譌愈近則其說愈確實亦以所謂病理學者常隨各科學之發達進化而來初非可以拘泥前人之舊說而不思變通日本在昔時頗重漢醫所有病理學說亦惟以漢醫之病理學說爲宗後因西洋醫學輸入於是改變方針而崇尚西醫注重於西洋之病理學說近日則習漢醫者漸衰漢醫之病理學說遂居於劣敗之地位而盡歸淘汰陳君也愚研究中西醫學有年於西醫之病理學說致力尤篤每念病理學各書浩繁涉獵非易爰將丁仲祜先生所譯之臨牀病理學等書仿昌黎氏提要鉤元

之法，詳加搜輯，成病理學問答初編，以餉讀者，共十章。首開端，次消化器病，次呼吸器病，次血行器病，次泌尿器病，次神經系病，次全身病及皮膚病，次傳染病，次婦科及產科，次附錄。新穎確實之學說，以淺顯之筆出之，提綱挈領，言簡意賅。如病理之屬於消化器者，可檢消化器病病理；之屬於呼吸器者，可檢呼吸器病病理；之屬於血行器、泌尿器、神經系、全身及皮膚、傳染、婦科及產科者，可檢血行器病、泌尿器病、神經系病、全身病及皮膚病、傳染病、婦科及產科。檢之索之，俯拾卽是。吾以爲此病理學問答出現，凡醫學家所當奉之爲指南針也。嗚呼！吾國醫學家之論病理者，大抵以五運六氣五行生尅等說爲口頭禪，舛訛駁雜，莫可究詰。迺者自各種新學說輸入以來，凡百科學得以有長足之進步。吾國醫界之研究病理學者，宜隨時勢之所趨，廢棄五運六氣五行生尅等之謬說，而從事於新穎確實之病理學說。昔扁鵲過邯鄲，聞貴婦人，即爲帶下醫；過洛陽，聞周人愛老人，卽爲耳目痺醫；入咸陽，聞秦人愛小兒，卽爲小兒醫。隨俗爲變，以適時自售。今陳君本此意以編纂病理學問答，爲醫學改良之一助。有志研究病理學者，熟讀之，其獲益豈淺鮮哉。

中華民國三年七月無錫孫祖烈謹序

上政府擬改組全國醫學教育之條陳（錄中華醫報）　伍連德

按伍連德醫博士。畢業於英德法三國醫科大學。曾爲前清東三省萬國鼠疫研究會會長。文章學術。久爲世界所傾慕。日前友人特以伍君之稿函寄本報。記者拜讀數四。欽佩良深。因亟錄之。諒亦閱者所歡迎也。

伍連德謹將擬改組織全國醫學教育辦法。繕具意見書。呈請鑒核。注重醫學教育問題。以謀進國利民福。誠爲我國急不容緩之要政。連德不敏。竊願提倡此舉。因摭拾聞見。并擬辦法。效芻蕘之獻。幸政府諸公採擇焉。謹縷陳如左。

記去歲爲政府代表赴倫敦與萬國醫學會時。見列國與會內外科醫學博士。有七千四百人。又美國巴沸洛城開衛生研究會時。蒞會醫士。注重研究學校衛生。並學校醫生當如何保衛學童各法。連德幸均參與其盛。兩番觀感。耿不去懷。計兩次大會。列邦名望素著之博學家及醫學家。與會者共三十餘國。皆有表示所見。縷晰衛生新法。以謀進人人自幼迄老均受康健之幸福。近日文明各國。於醫學一道。講求甚切。凡遇會議醫學等事。無不爭先恐後。不辭跋涉之勞。以廣見聞之益。查倫敦開會時。美國男女醫士與會者。不下五百餘人。德醫士到會者。其數亦等。以遠距歐洲之日本。而與會醫士。尚有六十人。乃我國涖會者。僅有連德及北洋醫學堂教習全君兩人而已。當時研究科學。共分二十六種。演説詞約千件。其最新奇繁難之醫術。如解剖頭腦及療治心肺手術。並至細微生物。此種物體之細。能穿過至良之沙漏。爲最精巧之顯微鏡所不及見者。强多有發明。至美國巴沸洛城之會。會容雖小。然亦足證西人爲來者籌健全智育體育之良策。不遺餘力也。其研究問題。計有學校建築配置及管理等法。務期形式與精神。幷臻美善。能予學生以衞生之益。並如何預防傳染諸症。教以簡明衞生生理之書。其學校醫生。由教育部委派。又研究以廢棄戰艦。作爲學校及養病院之用。俾納海上空氣之益。是外人講求衞生。可謂無微不至矣。

當赴會時。與涖會博士往來多所討論。見外人對於振興實業。發明科學。研究醫藥。講求衞生。精益求精。大有昕夕不遑之勢。每一回視我國。少有智識者。莫不竊歎進步之遲滯。彼以醫術日形精密。故舉凡天花鼠疫瘟熱瘧熱痳瘋瘴熱癆傷等症。皆有新法救治而預防之。查其國人近年患此症者。或已杜絕淨盡。或已寥寥無幾。而我國人患此症以至斃命者。仍不知凡幾。考西人富强之果。其原因實由於人人知注重衞生及醫學行政完善之所致。連德自英德法畢業回國後。卽頗具熱誠。提倡醫學。並願竭其綿、薄。以救濟我同胞。促進諸幸福。第舉事欲就奇功。基礎當先固結。故創辦須從醫學教育入手。使學者得善良之教育。始能有益於世。庶與歐西相形不致見絀也。且辦茲事首在得人。非醫學淵博。於西國學校醫院管理富有經驗之人才。未可與言辦理。蓋醫學講義、保衛病人、指示危症等事。甚爲重要。苟任用非人。必無成效。不特一般學生不能與人爭勝。而且日形退步。庸醫害人。恆見我國。殊可畏也。連德計自歸國受事以來。忽忽六稔。閒嘗考查我國醫界。略悉梗概。敢就管見。覼縷陳之。我國醫學。祖於岐黃。以後名醫代有偉人。遺傳醫書方藥。未嘗不精且良。然後之學者。徒守舊法。昧於發明。惰於研究。精粹寖失。窳敗日形。至懸壺業醫者。凡遇病症。多不知其病原。如時症疫症傳染等病。究以由何發生及應如何預防之法。皆愕然無以應。又如瘴熱內瘠綠水灌瞳人(卽瞳症)等症。或藥治或割治。在西醫則視爲易療之病。在中醫則諉爲古無遺方。今無治法。又如瘟熱瘦熱及痲瘋等症。常發見於我國。考其病原。鮮能詳悉者。查以上三症。在歐美絕無發現。其原因皆由地方潔淨、注重衛生、沐浴有時、勤換裹衣。住室通氣之故。卽如楊梅瘡病。亦爲世界各國所常有。其普通療治法。多以水銀。但西人用藥。分兩配合。有一定之法。且按序漸進。得適宜之效。無陵亂之弊。又其研究藥料。日益精微。考求診斷。新法亦日益加密。故治各花柳症者。愈後多無後患。而我國則反是。又常見最要之癆病。距今二十餘年前。泰西與東亞人民患此症者。均爲數不少。且皆信此症有遺傳性。自一千八百八十二年。德醫士發明此症之微生物。知此症之傳染。皆由於不講求衞生所致。並非實有遺傳性。由是預防之法。發明愈多。而西國每年人民得以保存生命者。實非鮮尠。我國至今。於最淺易衞生之法。如戒止隨處吐痰與辦事處及睡室宜通氣。及每日運動一二時、隔離病人等法。不特人民罕有知曉。至有學識之士。亦安於習慣。絕不加意者焉。查肺癆與瘰癧及腐骨症。皆同爲一種微生物之作用。患此項症者。尤以我國爲占多數。不但多未諳診斷之法。卽能診斷。亦無法以防治。往往勤苦修業之士多患此症。僅及壯年。遽遭夭折者。不知凡幾。又天花症。種以人痘漿之法。創自我國。後傳至泰西。西人研此法多有危險。於是考求新法。發明種以牛痘。而所種牛痘。皆安然無危險之患。由是各文明國。皆定有種牛痘之法律。故西人近今於天花一症。已杜絕淨盡。而我國每年患此症者。仍不知其幾千數。雖患者不至人人致死。然因而瞎眼及損傷身體者。所在皆有。如北京婦人。三人中必有一人因天花以致麻面者。卽此可見痘症之多也。欲防此病。亦非難事。我國政府苟嚴定法律。凡未及一歲之嬰孩。皆令種牛痘。并曉以種牛痘之安全及不用疑懼。則將來自可以杜絕天花險症矣。溯我國自歷代相傳衛生淺易之法。如烹飪及飲熟水御服等事。降至今日。我國人民體魄。亦不爲不强健。但可惜未能與西人並駕齊驅。以研求新學。收强種之效耳。即如鼠疫霍亂痢疾瘟熱等症。我國仍生生不已。而防法一守古代陋習。恆爲西人所恥笑。又我國官立學堂之西醫畢業生。皆無充足程度。致西人多不公認。恆有畢業生赴西國醫學堂留學者。西人皆置之初級班。再習過五年。始許與他國初入學堂之畢業生齊等。而從前在我國所修之學業。在西人直視之與未學者等耳。是我國官立學堂之畢業生。比較於外來之西醫。恆瞠乎其後。且不見重於本國。如海關鐵路及驗船各醫士。皆趨重於外來之西醫。而我國派出之畢業生醫士。備員充數而已。欲免以上諸弊。除博採各國善法而行。別無第二良策。方今交通利器。一日千里。如汽船汽車電報。莫不日形迅速。而傳染症亦隨之而迅速。是世界醫術亦應隨之而急進。庶可防患於未然也。我國今日。亦惟有仿行各國經驗新法。急起直追可耳。

觀以上各節。則知保護身體、保全人民、挽回國家利益各法。爲各國人所知曉及各國現行者。我國不可不加意講求。及喚起一般人民與有識者。同知注意。所有醫學堂醫院衛生局等皆應力求改良。仿行新法。以免爲外人所竊笑也。現在我國醫學宜如何習補。我國醫學教育宜如何設法收回利益之處。試詳論如下。

(二)官立醫學堂　一天津北洋醫學堂。　一天津陸軍醫學堂。　一廣東陸軍醫學堂。(現已裁)

北洋醫學堂。距今二十年前。由前直督李鴻章所籌設。初李督因病延中西醫士診治。卒以西醫遠勝中醫。因知西醫學之不可少。故創立此堂。先由英教習辦理。器械多不完備。各科教習復無多。其教授俱用英文。所有學生。多從香港來者。自庚子變後。改由法教習辦理。然仍一用英文教授。計一千九百零三年開辦後。首次畢業生共一百零六人。

天津陸軍醫學堂。距今十年前。爲袁大總統前督直隸時所剏設。時以新編陸軍。故設此爲養成北洋陸軍軍醫人材之用。自一千九百零九年。陸軍部始收回管轄。開始時。係聘日本人爲教習。教授俱用日語。距今兩年前。始改用本堂畢業生爲教習。并改用中文教授。自開辦以來。計數年畢業者約五十人。隨分派各軍營服務。

廣東陸軍醫學堂。剏設時。其教習兼用中西人。初意擬爲養成南洋陸軍軍醫人材之用。嗣以科學器具多未完備。遂於前兩年卽行裁撤。
北京大學堂在前淸宣統二年時。曾擬添設醫學一科。復經派出醫科監督。經理其事。
尋復廢去。蹉跎兩年。無甚起色。

(二)教會之醫學堂　教會之在我國內地。設立醫院及醫學堂。所在皆有。要皆以救濟貧民、廣育人才、推行醫術爲主旨。其學堂多收華人子弟。蓋爲畢業後得爲彼助也。入堂肄業者。約四五年。則給予畢業證書。現在內地多有該會醫學堂畢業生充當西醫者。然該堂教授。多用中文。近年該教會中人有擬擇通商大埠八處。分立醫院及學堂八大所。添聘教員及加增器具。爲推廣辦法。一千九百十三年正月。爲教會三年開醫學常會之期。時在北京舉行開會。當在會場議决增設醫學堂地點。以奉天、北京、濟南、成都、漢口、南京、杭州、(兩處未定)福州、廣東。共八處。并有三大主義如下。(一)唯一主義。設立各處醫學堂。係爲謀進中國人民幸福。使一般青年男女。得實地練習西醫及外科。學成後得爲國家之助。(二)設立各醫學堂。并不爲外人永遠管業。俟中國能收回自辦時。則撥歸中國管理。(三)依據中國教育部定章辦理。俾與中國各醫學堂一致進行。

(三)其他之醫學堂　除以上所列外。另有醫學堂五處。有外國政府籌辦者。有爲外國慈善會籌辦者。(一)上海德國醫學堂。開辦在一千九百零八年。(二)靑島德國醫學堂。開辦在一千九百十一年。(三)上海美國哈佛醫學堂。開辦在一千九百十二年。(四)奉天日本南滿鐵道會社醫學堂。開辦在一千九百十二年。(五)香港大學堂。開辦在一千九百十一年。

以上所言五處。一二爲德國政府供給經費。三爲美國哈佛大學之支部。四乃日本滿鐵會社供給經費及管理。五係公立大學堂。其經費半由英政府供給。而堂內醫科成立最早。故視之亦最重。綜論其大旨。無非使中國靑年人。咸受醫術之益。至於敎授所用文字。上海靑島德國醫學堂。則用德文。奉天日本醫學堂。則用日文。哈佛及香港大學。則俱用英文。此數堂皆係獨立之建設。原非我等權力所可干預。自與敎會所立者不同。第敎會所立各堂。其事事求迎合於我國政府定章者。以鄙意觀之。誠不可不預爲留意也。

第思籌設醫學堂。配置種種新式器具。聘請多數敎員。所需經費。勢必甚巨。參之我國今日財政情形。實出夫行政問題之外。然因財政困難之故。一守放棄主義。又非善計。

蓋醫學爲一國急不容緩之要政。斷無放棄之理。爲今之計。惟有求以最節省而能獲利益之法。以力促進行可耳。

據一千九百十三年正月。醫學會所議情形。大都爲我國人民謀進幸福起見。實爲促進我國醫學發達之良好機會。北京爲我國中央行政之區。又爲教會辦醫學最適宜之地。故於協和醫學堂之建設。吾願我執政者三思之。是否可乘此時機。以謀雙方之利益。查該堂開辦以來。成績頗著。在前清政府曾撥助該堂經費頗巨。該堂畢業生。學部亦有給予憑照者。似不妨仍商准該堂。會同辦理。試辦一二年。以觀成效。爲將來推行各處醫學堂之張本。

醫學教育標準宜早規定　今日文明各國。皆視醫士爲最有智識及上級重要之人物。故醫士所言。凡於人民康健之事。無不爲衆歡迎。蓋醫士肄業時。已受良好教育。於學術經驗。確有見地。而又皆以增進人民幸福爲唯一之目的也。今欲立醫學教育標準。自應注意以上所陳各節。以收集思廣益之效。東西文明各國所定醫學課程。其學生畢業年限。日本四年。英美五年。惟德國六年。世界文明發明日廣。藥料亦日見增加。學者非有數年之光陰。一一研究。不足以資其深造。職是之故。近年來英美兩國。亦擬

上政府擬改組全國醫學教育之條陳

改至六年爲至速之年限。不甯惟是且於學堂未學醫之前。須考試其一切高等普通科學智識。視其成績高者。方許就學。又足見外人辦理之精細。

中國醫學教育。現無標準。雖有一二處醫學堂設立。其學生畢業之年期及教授之方法。全歸學堂任意限定。無醫學統轄處以考覈之。其原因由於辦學者。其醫學智識。尙欠講求。故於己於人兩無裨益也。欲救此弊。宜首設中央醫學統轄處。所有全國醫學事務。全歸該處管核。由敎育部許以特權。如是庶能收劃一之效。在中央帮同辦理者。敎育部特派員一員。各處醫學堂代表一員。均由敎育部驗明合格。方許就職。凡在本國曾提倡醫學及有實在醫學智識者。中央醫學統轄處。得有任用帮同辦理之權。所有帮同辦事各員。俱盡義務。擬由敎育部每年酌撥銀兩。爲該處辦事之經費。

中央醫學統轄處之權限　（一）定全國醫學堂。其課程應用何國文字敎授。（二）定普通醫學年期。（卒業普通醫學方准入醫學專科）（三）定學生由開始至畢業各科課程。（四）各醫院學堂考試畢業生時。中央醫學統轄處得監察之。（五）前呈由敎育部准予立案之醫學堂。概歸該處管核。嗣後再有擬籌設醫學堂者。須得該處認可後開辦。（六）中央醫學統轄處認可之醫院。各處醫學士。皆得隨時入院受課及臨視重症。(七)全國一切醫學法律及章程。由該處規定。并執行之。(八)全國醫士。有合格者。須由該處將姓名註册。(九)編定一切醫學彙書。以上所陳簡明各節。在鄙見頗爲適合我國今日創立醫學敎育之辦法。

考試普通科學　學生願就醫學之前。須經考試普通學識。其成績及格者。方准就學。考試科目如下。(一)中國文學(種數容後酌量分配)(二)外國文學英文德文或法文。口誦、作文、解釋、背點、文法、修詞、普通西史、世界地理、而中國地理尤注重之。(三)算學。(筆算代數考至二次方程式)

以上考試各法。係仿照先進國辦理。以期中外一致之意。考我國數千年來。惡習相沿。業醫與學醫者。多未具普通學識。便謬謬然從事於此道。以人命爲兒戲。究彼輩素於病理。毫無研究。其診斷療治各法。適足爲貽害世人之具。爲一己之私利計。遂使國人永永隱蒙其害。亦可恨矣。

至考試外國文學。以英德法爲本位者。蓋此三種爲世界上最有用之文學。人能於三種中得其一種。卽在社會上必多獲利益。未來學者。最宜注意。至此等投考者。在我國現有高等學堂及敎會學堂肄業生。儘有此項人才。第宜與各學堂籌一協力進行之

上政府擬改組全國醫學教育之條陳　十二

法。對於學生須示及以醫業利益。并極力鼓勵其向學之心。以收廣育人才之效。擇其天資聰慧者。厚給獎賞及免其學費。以資激勸。

醫學課程　第一學年上學期（夏季三個月）植物學（講義）植物學（實驗）動物學（講義）動物學（實驗）總考動植物學下學期（冬季六個月）化學（講義）化學（實驗化驗）物理學初等體學總考理化

第二學年上學期（夏季三個月）體學實驗（解剖）說明解剖體學胭學初等體功（卽生理學）下學期（冬季六個月）體學實驗（解剖）說明解剖體學體功（卽生理學）體功學（實驗）體功化學（實驗）總考體學體功學（學生非解剖全體一次者不許考試體學）

第三學年上學期（夏季三個月）體變胭學解剖學稚學藥料學（實驗）敷藥（院外病人）下學期（冬季六個月）病理學解剖學藥料學療學外科臨症總考病理學稚學藥料學

第四學年上學期（夏季三個月）外科臨症內科臨症（住院病人）法醫學產科學婦科學暑假時總考產科學法醫學下學期（冬季六個月）衞生學（初三個月）熱道症

（末三個月）婦科臨症總考產科婦科衛生學
第五學年上學期（夏季三個月）傳染症（每星期一堂）眼科皮膚科耳喉鼻科習練
診治下學期（冬季六個月）內科學外科學內科臨症外科臨症種痘（每星期一次）
習練診治總考內外科畢業大考內外科
以上課程。宜先妥訂表明之。俾學生皆知學醫以臨症為要點。預備至第二學年時。用
全力學習解剖生理等學。蓋此兩學實為醫學臨症之基礎。應請政府准予各醫學堂
解剖實驗。以促進步。查歷年來我國官立醫學堂及教會學堂。對於最要解剖之一事。
皆持消極主義。故多無完備效果。詎知非有解剖實驗。不足以知人身之構造及機能。
雖教授有紙與蠟造模型。然實不能為充足之表示。而我國每以迷信之故。又恆多反
對此舉。如創辦鐵路時。人民以有礙風水。堅不肯遷移墳墓而就軌道之類是也。近則
風氣日開。交通多求利便。此等無意識之反對。已鮮有所聞。在從前日本人迷信甚於
我國。第自維新以來。事事取法歐西。其體變胴學解剖及全體解剖。皆通行無礙。故其
醫術之進步。不亞歐西。前數月間。聞我政府有准予各醫學堂得解剖實驗之令。殊為
我國醫界前途喜也。惟學生學習解剖生理等學。非有一年充足之學力。不足以知臨

症之要旨。至病理一科。學生宜早學習。蓋不知病理。則臨症必無辨別病原之識力。至體變胭學解剖。凡醫院應當附設一室。以辦理此事。俾學者又可增進辨認醫學（卽驗屍）之學識。其高等之畢業生。成績確有可觀者。應令其留院一年。帮同辦理。爲多獲實地練習之益。方今醫術日進不已。而學堂教育之法。亦應與時俱進。凡各堂畢業生出堂後。如教習應預備增添新法。爲畢業學生隨時返堂。藉資研求。增進新學智識。使一般已未畢業者雙方皆獲利益也。而尤以選擇天資明敏之畢業生。派赴先進國之醫院及試驗所。習練一切。得以隨時博採新法。輸進本國。藉資考鏡。爲改良教育之助。至本國一切病症。又可得其隨時研察。謀醫術之進步。增醫界之光榮。庶國家與個人。不無兩有裨益。

醫學文字　我國欲規定一種本國醫學文字。對於此數年間。殊爲不易辦到之事。宜俟一般學生有充足程度。得充國內各堂教習。多用留學富有經驗之畢業生。兼聘西人帮同教授。使科學書籍。多有所譯。及醫學彙書編輯完備時。方能解决此問題。第其中有數爲難者。我國於醫學科書多無譯本。雖教會教授。多有用中文。然缺而不全。且中文醫學報章及書籍。多出於西國。審情度勢。似宜仍兼用西文。以爲補助。蓋學生不諸西文。必不能廣覽世界醫報與種種科書及與外人往來。互相討論。其弊必至茫然不知醫學之日進。而學問將日陷於退化之地位也。然兼用西文。究以何種爲合宜。此層又不可不審察。從前以德國醫學堂及實驗所成立最多。其發明醫術亦最盛。世之研究醫學者。一時多取法德國。故當時皆以德文爲重。近則美國醫學。駸駸日盛。其醫學堂實驗者及研究一切之器械。莫不精良美備。而發明醫術。亦日見繁夥。蓋其國家經濟富饒。富人捐輸又甚巨。故辦理諸政。綽有餘裕。一時研究醫術者。又轉而注重於美矣。德醫士亦嘗謂近數年後。醫學一道。必趨重於美國云。英美同文。是知英文實爲現在一種有用文字。且我國習普通西文者。以英文居其多數。鄙意最宜於此數年間。兼習用英文。合同中文。爲我國醫學教育之文字。既規定中英文字爲教授。則上開考試普通學生時。亦宜規定以中英文爲本位爲最適宜之策。西醫士每求見重於世及欲博識世界醫學。除通本國文字外。至少須求熟諳他國一種文字。西人如此。我國亦宜仿照而行也。

醫院與醫學教育之關係　今日世界至精美之醫院。多見諸美國。然需款動逾百萬。非富裕國家不易辦到。我國醫學正在幼稚之時。建設辦理。宜從節儉入手。祇求其適用妥善可耳。蓋醫院之設。不獨爲療治病人而已。實爲醫士習練之地。補助學堂育才一大部分之力也。故學堂之至善者。當有各種病院附設其間。俾學生得以循科習練。至大學校各病院之年長內外科醫士。得充其本部之首領。管理其部內敎授之事。考醫院之始。雖因病人而設。然其與學生學程有莫大之關係。不啻爲學生受課之所。雖然。此不過爲敎育上補助之一法。非學堂課程內規定之事也。若數數而行。必致有礙學生之修業。於服役看護綳帶等課。不能按期畢業者矣。蓋服役看護綳帶及幇助手術等事。實爲醫術中重要科學。亦關於個人分內之利益事也。至醫院內對於此等事。亦應知屬於範圍外之舉。蓋院內有醫官、綳帶士、看護人。人數充足。各有專司。遇事本不待助學之必要。第學生入院學習。應注意研究病人先後病狀及外科潔淨法。小心體察病情。敎品勵行。宅心仁愛。以重人道及守秩序。至院長所擔責任甚重。對學生當隨時指示一切。俾學者遵循有自。尤當循循善誘。使一切學術之要旨。得日漸濡染於學生腦髓中爲切要焉。近來醫術固求日進精微。而醫士以宅心仁愛爲尤重。敎授者宜一本此意。不時提撕警覺。務使學生人人常存濟人利物之善念。至醫生職務之要點。尤在於不辭勞瘁。雖至瑣末務。亦須親自力爲。勤愼將事。蓋醫士之天職既盡。斯醫學之造詣始全也。

綴言　數年來我國亦知銳意維新。力求進步。如興辦鐵路。增設電政。改良教育。擴張海陸軍。親睦友邦。以及其他大政。莫不次第舉行。至醫院也。醫學校也。先後成立者。亦業有數處。其採用新法。養育人才。籌畫未嘗不善。但因循守舊。鍥而不舍如各處已設之醫院。其辦理多仿照西法。乃復診治參用中醫者。比比皆是。又如陸軍之醫。亦分中西兩股。內科歸中醫療治。外科歸西醫療治。中西厖雜。美惡不分。不特耗費巨資。且貽外人笑柄。夫既欲文明。應知取舍。果舊法優於新法。當舍新而取舊。抑西醫勝於中醫。當取西而舍中。不宜雙方並用。以致遇事多生意見。於醫學前途大受障礙也。方今西國醫術。遠勝前人。西醫價值。稱重寰宇。舊國舊法。自應極力淘汰。如日本人民從前習識卑陋戀舊不舍。一如我國。自步武泰西。盡棄舊法。而改用新法。舉國醫學。近已一躍千丈。得與歐美齊驅。我國今日。誠宜設法改良。力除腐舊。俾新法勢力。日見伸張。利國福民。庶有濟耳。查中醫治療方藥。能愈病者亦所時有。然求其確有把握者。十無一二。大都出於理想而無實驗者。若能改用新法化驗藥料。研求病理。配合方劑。化腐爲新。戒浮務實。持之數年。我國醫術。當必有大放光明之一日也。

又我國人恆對於本國西醫士。感情甚薄。對西人醫士。反甚歡迎。如病家延西人治病。必厚其報酬。延本國西醫則反是之類。政府又每視醫學爲不急之政。無奬勵。無激勸。致一般充醫官者。頹然不振。絕不思與優於己者爭勝。惟日與劣於己者相較。得一知半解。便詡詡然大有自足自滿之意。以爲外人學術。不過如是。殊不知各國學術。日新月異。試一比較。直不啻有霄壤之別焉。且其辦事多因循敷衍。於小小割症。庸或有能施治。一遇大割症。如剖腹療治。挽救垂危。則有無從下手者。至剖腦療法。彼輩更未之所聞矣。今欲爲全國人民謀幸福。亦惟有改良醫學教育。興辦醫學校。多附設醫院。妥定辦法。以造就醫學完善人材。使一般畢業學生。得與萬國學生齊等。如日本各醫學校、香港之大學校。其學生均與他國列爲同等是也。異日人才蔚起。醫術必多有發明。濟濟醫士。想不特以療病見長。當必盡人有防病之識力。蓋世界醫士。咸以能防病爲上乘。且各醫士又可隨時以衞生各法。曉諭人民。風氣可由此而日開。文明自隨此而日進矣。以上所陳各節。倘蒙政府採擇。將全國醫學教育。完全改組。力謀進行。則將來我國畢業學士。年盛一年。學術苟日進精良。則萬國自然公認。政府復能量材任用。委以要差。如海關鐵路驗船各醫士之職。俾得收回國家權利。一面將全國醫學逐漸革故鼎新。使全國醫院及醫學堂。日臻發達。新法醫士。遍佈國內。俾醫士得本愛國之誠。以啟發人民。人民喜新法之良而信仰醫士。庶將來推行地方衛生。自無難收全國普及之效。強國強種及洗外人恥笑我國毫無醫術與衛生之辱。胥在乎是。倘能見諸實行。則全國幸甚。

撮要　甲、中醫學術。多有精良。不無可採。但對於現世所有病症。多昧於病原而缺於治法。欲設法改良。非盡去陳腐思想。仿照新法研究。斷難收國利民福之效。　乙、如按照以上所陳各法。實行舉辦。則將來醫院與醫學校之醫士。皆可得各國承認。且一切醫術。皆他人發明於先。我輩步塵於後。擇精取長。不特事半功倍。又可節省經費。　丙、醫學校須用良好教育。為醫生立最高之程度。使他日畢業。得與文明各國並駕齊驅。丁、學生重要科學。在研究體學與病理。凡由政府認可之醫院及醫學校。應請准其解剖及實驗體變胴學。為習練之助。　戊、北京宜設立一中央醫學統轄處。管理全國醫學事務。在該處辦事人員。擬教育部特派員一員。經政府認可之醫院醫學校。各派代表一員。在我國有醫學經驗及曾辦理醫學校及醫院之醫士。得派為助理員。該處得規定醫學課程。編輯科書。及取締醫士監察全國醫學校考試。　己、籌設完全醫學校。我政府若力有未逮時。可於此數年間。先擇國內一二民立或教會之大醫學校。設法收回自辦，或酌量合辦。以先立基礎而促進文明。庚、一國之文明。恆視一國之衛生普及與辦理合法爲準。我國今日要政在普及教育與改良醫學。使兩者不落他國之後。實爲當務之急。

不少前不云乎哺乳動物之中如牛羊等之反芻動物生命較短衰老亦易此等動物之腸內含數多之細菌已爲一定之學說誠以反芻動物之胃腑非常複雜因之食物滯留之時間亦長其殘渣亦滯留於大腸內據司託孟及會斯開氏之研究羊自食物之後至排泄其殘渣之糞便須經一週間之久羊之糞便在普通之狀態下爲硬固之塊不放腐敗之臭氣若切開其腹部而檢查之則腸之內容物放腐敗之惡臭含無數之細菌也

他之草食動物例如馬亦爲短命動物之一其胃腑單一絕不反芻食物惟食物之消化時間特長其多量之殘渣久停滯於大腸內據會爾倫氏及霍夫氏之研究成績自攝取食物以迄排泄須歷四日之久在胃及小腸內之時間亦甚長云

鳥類必須飛翔於空中故其身體不可不輕骨骼之大部分與體腔相類似以氣囊充實無貯留糞尿之大腸及膀胱故鳥類所食之食物其殘渣不問其形成糞便與否卽行排泄於體外鳥類爲時時排泄其糞便計故當飛翔空中之際後肢張開雖

時時脫糞亦屬無妨不若哺乳動物之脫糞須一時中止其運動也職是之故鳥類之消化管內無糞便之滯積因之發育之細菌爲數亦少例如鸚鵡其腸管內之細菌非常稀少小腸內幾絕無細菌直腸內畧有細菌糞便由粘液食物殘渣及少數之細菌而成是乃百思氏之研究至於迷海爾哭恩奇氏之研究則謂鸚鵡之消化管內尙有五種之細菌云

食腐敗肉之鳥類棲息於腸管內之細菌非常稀少據媚氏之報告含無數細菌之腐敗肉鳥食之之後檢查其排出之糞便細菌甚少且不放惡臭前不云乎鸚鵡及鳥均爲長命之鳥蓋腸管內腐敗機轉之缺乏非即長命之原因乎

贊成上說者有之反對上說者亦有之即謂鳥類之長命悉基於體格之特別彼腸內細菌數之多寡絕無關係今欲駁斥此種之反對說非觀察疾驅於陸上之鳥類不可

各種之鳥非盡飛翔於空中者其中有羽毛不甚發育而兩脚非常發育疾驅於地

上者屬於是類者如駝鳥其生活狀態與哺乳動物相類似遇强敵之時則以莫大之速力而遁走其速力幾與馬相等惟排泄糞便之際非一時中止運動取特別之位置不可試觀駝鳥脫糞之情狀先將尾毛倒立體之前部突出後部用力壓開糞門內之閉鎖筋然後有糞塊泄出由是而論走鳥之大腸必須十分發育於一定時間內能貯藏糞便方無害於地上之疾馳蓋此等鳥類之盲腸雖能分任消化（植物性物質尤易消化） 機能然其實際上之性質決非爲消化機關而形成夫飛翔於空中之鳥類攝取之食物（草、穀粒、昆蟲）雖與走鳥相同然其盲腸則不若走鳥之發育且爲不完全之機關鳥類中之鳩亦其例也

以上所述鳥類中之駝鳥經營陸上生活爲貯藏糞便計大腸非常發育於一定之時日間能貯藏糞塊故大腸內之細菌數頗多其種類亦不一迷海爾哭恩奇氏證明走鳥之腸內其細菌數之多不亞於哺乳動物走鳥之生命較飛鳥爲短者大抵基於此種之關係也

今日生活於地上之鳥類以駝鳥爲最大若大動物之壽命較小動物爲大則動物如駝鳥必爲長命然據里皮氏之觀察駝鳥之壽命最長者不過三十五歲其他之走鳥壽命亦短十四五歲爲最高之壽命惟如身體細小之鸚、鵡等有生活至八十年及百年者時或有百年以上之壽命者據此推測動物身體之大小與生命之長短絕無關係惟腸內細菌之多寡實足左右動物之生命也

哺乳動物之中例如蝙蝠爲飛行於空中之動物與鳥類相同若貯藏糞塊身體之重量因之增加故大腸之作用倫與一般之哺乳動物相同反足障礙其生活職是之故蝙蝠無大腸其腸之構造官能均等於小腸有消化食物之機能故蝙蝠之身體中無糞塊之貯留亦如鳥類之時時排泄據媚氏之研究每一時間脫糞一次其糞便中所有之細菌非常稀少消化管內幾絕無細菌媚氏將同一之植物令蝙蝠家兎天竺鼠白鼠等食之其中之蝙蝠經片時後卽行消化食後之一時間半便成糞便排泄家兎白鼠等則反是消化須長時間該食物之殘渣滯留於盲腸內雖同

一之食物其排泄糞便中所含之細菌量兩者之間有顯著之懸隔何則蝙蝠之糞便幾絕無細菌而家兎白鼠等之糞便含種種之細菌頗多又蝙蝠之糞便無不快之臭氣且消化管內無腐敗機轉由是以觀蝙蝠之壽命與一般之鳥類相同應享長壽惟其壽命之詳細尚未發明徵諸歐洲之口碑傳說蝙蝠之長命確有定論媚氏於十四年前在法國之某地方購一蝙蝠今日尚無衰老之徵其齒牙克保健全狀態彼蝙蝠之小動物其壽命較家兎天竺鼠犬貓羊等爲長前章已屢言之矣推厥原因得無基於腸管內細菌數之微少乎

以上所述謂動物生命之長短與大腸發育之强弱細菌數之多寡有一定之關係然此亦非一般之通則也蓋腸管內縱有無數之細菌形成有害之種種化學的物質若動物之身體對於此種之毒物具不感受性決不至全身起障礙例如哺乳動物對於某細菌（發腸詰中毒者）之毒素感受力非常鋭敏易致死亡然有一種之鳥類及龜全不感受此等之毒素食之絕無障礙彼人類或高等動物之身體其構

造之系統非常複雜因之有自然之裝置對於腸內細菌所形成之毒素能中和而撲滅之化爲無毒性之物質仍克維持其健康也由是以觀腸內細菌雖多各種之動物未必盡受其有害作用又大腸雖極發育因某種之特別關係絕不影響於生命之長短例如鷲鷹等之鳥類僅有短小之盲腸絕無食物之殘渣滯留其內惟如梟等之鳥類盲腸較爲發育有十仙許之長徑其終端擴大如棍棒狀有少量之食物殘渣停滯其內含有細菌之量亦少然此兩種之鳥類雖盲腸有顯著之差異而所含之細菌均微少且其生命亦屬同一均稱爲長壽之動物也其他如盲腸甚大（大腸亦極發育）之象其享壽至百歲或百歲以上若欲以上述之假說例之烏可得耶又人類及猿之大腸均極發育其生命較他之哺乳動物爲長蓋人類及猿克享五十歲之壽命乃人所素知由是而論人類之壽命乃次於象也

第五節

人類之體格及特性乃得諸祖先其生命雖較爬蟲類爲短較諸數多之鳥類及一

般之哺乳動物為長其大腸非常發育且有無數之細菌棲息其中蓋人類之姙娠及身體發育成長之時期為時甚長若如琶傅富爾郎氏之說年齡之長短與姙娠及身體成長之時期有一定之關係則人類之生命應較吾人所實驗者為長哈爾列魯氏曰人類得享壽二百年琶傅氏曰人類得享壽九十歲或百歲富爾郎氏曰人類身體之成長須二十年故其壽命適為二十年之五倍即一百歲然此等之說決非一定不變之通則何則蓋吾人之生命為種種之要約所左右也

據某學者之調查統計人類之死亡數在小兒時代最多小兒之四分之一於生後之一年間死亡。由是漸次達春情發動期死亡數減少過此時期死亡數有漸次增加之傾向。自七十歲至七十五歲之間。死亡數達於極頂。此後復有減少之傾向意大利之學者濮奇氏謂小兒死亡數之多乃自然之現象所以限制人類之播殖然此說絕無價值何則蓋自衛生法進步以來小兒之死亡數頓減故小兒死亡之原因大抵基於腸之疾病（因不良之營養而起）倘小兒之衛生日益進步則其死亡數自日益減少。此爲理之易明者也。

世間之人。大抵於七十歲至七十五歲之間而死亡。此等年齡。可目爲人類壽命之自然界限。然爲某學者之創論。吾人並不贊成其說。列幾希氏調查歐洲各國之死亡數。謂人類普通之生命。不過七十五歲。愛普氏以此統計的記述爲根據。曰七十五歲爲人類壽命之自然界限。并得結論曰。人類死亡最多之年齡。卽爲生命之限數。若未達此年齡而死亡。是謂之早期死亡。然人類達此自然之年齡限數者甚少。但亦有在例外者。卽世間之人。達七十歲七十五歲之年齡。身心均極矍鑠、亦非無之。故欲以七十五歲爲人類生活之自然限界。不可得也。彼哲學者伯拉圖詩人開、推美術家甫冷資氏等。至七十五歲（卽列幾希及愛普二氏所謂之生命限界）以上。尚有傑作。公諸於世。若更進而研究之。人類之死亡。在七十歲至七十五歲者。與其謂爲衰老之結果。不若謂爲死於疾病（此疾病老人最易罹之）之。較爲適當也。法國之巴黎。千九百零二年中。七十歲至七十五歲之人死亡者之百人中。死於衰。

老之結果者僅八十五名其他悉罹腦出血心臟病及腎臟病而死此等之疾病倘有適當之醫療衛生便克治愈豫防故死於此等疾病之人不得謂爲自然之死亡也。

更進而精密調查之世間之人過生活自然限界之年齡精神非常强健者頗多法國之死亡數有百五十人享百歲或百歲以上之高齡又東歐羅巴享百歲以上之高年者亦多就希臘而論二萬五千六百四十一人中必有一百歲之高年者其比例若此。

徵諸古代之歷史有享數百歲之高齡者。如西施氏享年九百六十九歲由今思之決無此種之高齡想係年代計算之錯誤所致日本之武內宿禰相傳享三百歲之高齡據某歷史家之說武內宿禰本非一人乃數代相續襲同一之名彼三百歲之年齡想係各人年齡合併之總數其眞僞雖無確實之憑證概言之古代之人能享數百歲之高齡者無是理也我國之傳說謂古時之東方朔生活數千年之久是乃荒誕不經之說。誠以古代之記錄。不甚完全。故此等之說。實不足信。又考諸史冊。黃帝少昊俱在位百年。帝嚳年百五歲。堯年百十八歲。舜年百又十歲。文王祖古公壽百二十歲。王季百歲。太公年百三十六歲。召公百八十歲。考諸外國之歷史。亦有百二十歲。百四十歲。百七十五歲之說。惟此等之年齡。其眞僞未可知也。然據近代之報告記錄。亦有一二足信者。今舉其中之二三例以明之。有某田舍翁生於千五百三十九年。至千七百二十四年。始行死亡。(百八十五歲)又有某氏者。亦享年百八十五歲。又有一人。生於千六百二十六年。至千七百七十二年。始死亡。享年百四十六歲。又英國一農夫享年百五十二歲而死亡。哈裴氏解剖之。其內部之器關。絕無何等之病的異常。綜觀此等之事實。人類之壽命。達百五十歲或百五十歲以上者。決非無之。但此爲破格之例。就歐洲而論。最近之二世紀間。從未有享百五十歲以上之高齡者。惟十九世紀之初。有百四十二歲及百五十五歲之二老人。此事之眞實。亦未明確。至於百歲、百五歲、百十歲、百二十歲之老人。往往有之。

列子。楊朱篇。中有百年。大齊之語。莊子。盜跖篇中。有上壽百歲之說。由此觀之。我國古代人壽之最上限爲百歲。抑亦明矣。惟百歲以上之人精神矍鑠者。亦屬不少。既有此等之事實。吾人之壽命。欲斷定爲百歲不可得也。女子與男子相比較。女子享百歲。或百歲以上之高齡尤多。千八百八十五年之時代。希臘之人民大約二百萬中。享九十五歲至百歲之長壽者有二百七十人。其男女之比例。男子百三十三人。女子百四十五人（阿倫司泰應氏之記述）又法國巴黎自千八百三十三年至千八百三十九年之間。享年九十五歲至百歲以上者。約七十五人。其中男子二十六人。女子四十九人。

享壽百歲或百歲以上之長壽者。大抵具健全雄偉之體質。白髮銀髯。有老當益壯之概。然自他之一方面言之。體質異常薄弱之人。往往有享高年者。據媚氏之記述謂有一婦人。生長至百有十歲。其生後之二年。左手彎屈呈鉤狀。脊椎向後方突出身亦甚短。又有一女子。其身尤短。享年百十五歲。

百歲或百歲以上之長壽者。往往出於同一之家庭。此種之事實。在十八世紀。久爲生理學者哈爾列督氏所注意。氏以此事實爲根據。斷定長壽有遺傳之關係。實際上調查長壽者之家庭。其子孫往往享同一之高齡。由是而論長壽與遺傳有關係之學說。不能否定。惟此時有不可不注意者。卽父母與子。必須生活於同一之家庭。受同一之外界影響也。今日之所謂遺傳病。如結核病癩病等自表面觀之。一若父母之遺傳於子孫。究其實則非遺傳。確因生活於同一之家庭。以致感染也。長壽之關係亦然。彼不關血族之夫婦。往往享同一之高齡。非明證乎。媚氏於開興氏之記錄中。見實例二十有二。今舉其中之一二例以明之。有某寡婦。享年百二十三歲。其夫之死。先此女十年。享年百十八歲。又有某男子。享年百有十歲。其妻生活至九十五歲。又有一記載中。謂南美人派利氏。享年百四十三歲。其妻享年百十七歲。徵諸上記之實例。吾人之長壽。非基於遺傳。實與個人生活狀態。周圍之境遇等。有密切之關係也。不觀夫年高者較多之邦國乎。俄國派爾肯半島。文化之程度。雖不甚高較諸西歐享百歲或百歲以上之高齡者頗多。是乃人所素知之事實。據阿倫司泰應氏之報告。希臘土民之享高年者甚多。開興氏於羅馬某地方曾實行調查。(千八百九十六年)享百歲之高齡者。合計有五千人以上。誠以此等地方空氣清新。其住民大抵從事於牧畜耕作。此所以有佳良之結果也。

世間之長壽者。以貧乏人爲多。富豪者甚少。如某某氏等財產家。享年至百零一歲。本屬破格之例。然則貧乏之人。果何故而能享高齡乎。約言之。基於生活之質素。試觀夫享百歲之高齡者。以質素之生活爲多。例如亮那洛氏。近百歲而死亡。未死之前。每日僅食十二盎斯之固形物與十四盎斯之葡萄酒。其身體雖虛弱。克享長壽。又如開興氏之記錄中。有二十六名之長壽者。均係質素之生活。平素絕不飲酒。惟食麵包、牛乳及植物食品而已。徵諸此等之事實。行質素之生活者。其享壽必長。當瞭然矣。但質素生活之本體。決非長壽之唯一原因。何則。蓋享百歲高齡之人中。亦有大酒家。開興氏之記錄中。長壽者飲用葡萄酒或火酒之實例甚多。彼享壽百零七歲之某婦人。飲多量之酒。又享壽百零四歲之外科學者撲林孟氏。自二十五歲以來。每晚必飲酒一次。又法國地方之某村。其住民大抵喜酒精飲料。千八百九十七年中。住民五百二十三人。享八十歲之高齡者。凡二十人以上。此等之長壽者。較普通住民飲酒尤多。

長壽之人。大抵不吸煙。此爲世人所共知。然亦有反對之例。享年百零二歲之洛司氏。最喜吸煙。又享壽百零四歲之某寡婦。在少年時代。亦喜吸煙。

吾人欲享長壽。雖有體質之强壯、生活之質素等種種要件。然除此等之要件外。尙有一要約。生理學者甫利掰氏謂長生之主要原因。當求諸身體內部之事項性質。今日所發明者。雖不能確實證明長生之主要原因。然如前述之方法。（研究動物生命之方法）亦可探究人類長生之原理。夫生活於同一之家庭。棲息於同一之地方。生活之境遇亦同。則是等之人。其腸管內所含之細菌種類與數量。當無過大之差異。故長生之原因。當求諸體內之作用方法。（腸管內之細菌及其化學的物質及於身體之影響、即由此種之作用抵抗之、惟欲得此說之實證。洵非易易。故吾人今日祇可蒐集關於人類及動物生命之數多事實。爲後日研究之基礎也。

第六節

人類能享百歲或百歲以上之壽命。爲一確定之事實。既如前述。然能享此種之長壽者。非常稀少。諺不云乎。人生七十古來稀。其信然乎。徵諸英國千八百九十一年之統計。享百歲之長壽者。每人口百萬。僅有二三人而已。又觀歐洲生命保險會社之死亡統計表。一億人中。享百有十歲以上之高齡者。不過一二人而已。據苦儞揩氏著書之記述。每百人中有六至八人能享七十歲之高齡。一至二人能享八十歲之高齡。每千人中能享九十歲之高齡。僅一二人。觀此種統計上之事實。享百歲之高年者。非常稀少。蓋可知矣。夫人類之平均壽命。隨年代而畧有差異。白愛氏之調査。千七百年之時。以三十一歲零五月爲平均數。福郎度氏之調查。千八百年之時。以三十五歲零六月爲平均數。至十九世紀人類之平均壽命。爲四十歲。由是以觀。

近世長壽法

年代愈增進平均之壽命愈長是皆戰爭惡疫之減少風俗之改良醫學衛生之進步之所賜也蓋三四十歲而死亡者祇可謂爲短命人生世間五十歲爲人類之定命過五十歲者便可列入長壽者之中至六十歲便可稱之壽福者由是而論人類之壽命雖可達百歲以上究其實未滿六七十歲而死亡者非常繁多也

棲息於地球上之人類大約十五億許死亡者之平均數每年約三千萬每日約八萬人日往月來生死代謝此蓋天地之化機也若世間之人不易死亡均享數百歲之天年則世界雖廣未有不爲數多之人所充滿凡維持生命之各種食物悉被食盡勢必至人種之全體悉招滅亡之禍故某英人之言曰死乃自然之好發明有死之後人類方克繼續也

好生惡死乃人情之常故世間之人未有不希望長生者然希望百歲或百歲以上之高齡不過爲一種之空想蓋吾人老耄之後身體及精神之勢力均已衰弱在社會上不克有濟變之勳業直爲無用之廢人耳至於威廉第一世俾士麥威氏等本

在例外達八十歲或八十歲以上之高齡尚有偉大之活動爲歷史上不可忘之功蹟但此等之人爲不世出之英才試問普通之年高者能有如此之精神矍鑠供獻於社會及國家乎不待智者而知之矣由是而論身心既老耄與其爲他人及社會之蠹不若早日速朽之爲愈也諺云命長則恥多旨哉斯言至於歐洲則生存競爭非常劇烈不能於社會上活動之老人而自殺者甚多就亞爾西亞而論千八百七十八年之統計人口十萬人中自殺之老人(自五十歲至八十歲)有二百九十名之多壯年之自殺者僅百五十名兩者互相比較老年適爲幼年之二倍又自千八百八十六年至千八百九十五年某地方之自殺者凡三百九十四名而老人(自五十歲至七十歲)之自殺者則有六百八十八名由是以觀歐洲之老人因生計困難而自殺者甚多自發布養老法案以來貧窮老人之生活始克安全丁麻地方當八千八百九十六年支給老人(共三萬六千二百四十六名年齡均在六十歲以上)之金額總計約達五百五十萬法郎就法國而論三千八百萬許之人口中

達七十歲之老人約二百萬即全人口之百分之五每年支給之年金約一億元由是以觀政府爲保護老人而支出之金額非常巨大若老人之數漸次增加其結果必令國家維持財政上之費用益形竭蹶殊非完全之計也

徵諸上述之理由世間之人愼勿過貪長壽對於他人爲無意味之生活至於中途夭折非特個人之不幸其不幸幷及於國家與社會故必須生至相當之年齡方可死亡前不云乎人類之平均生命約三四十歲然當少壯之年齡即行辭世實非社會之佳運人生之後生活必至七十歲即生活至八九十歲或百歲亦無不可但須視各人之境遇性質意向等之如何此係個人之關係決非一般之通則也自此節以下當畧述長生之方法以供世人之參考焉

據米哈氏之說由健康父母所生之强壯人體能享百歲之壽然現今人類之壽命平均尚未得其半推其原因或係種種之有害性影響作用於身體或係生活法改常以致體質薄弱之結果彼因生存競爭之痛苦酒精飲料之濫用花柳病毒之傳

染等均爲夭死之原因又有罹疾病（此種之疾病本易豫防惟不守養生法遂至發生）而死者故某衞生家曰長生之道無他在努力不短縮其生命而已矣又蠹爾林氏曰人本不死死之之人皆自速其死耳此種之論述均有至理存乎其間由是論之長生之方法第一須防各種有害性感應（作用於吾人之身體者）之侵襲至論其方法不外一種之消極的手段即禁飲酒吸煙避房事之過度衣食住均須適宜改良生活法如衞生學上之所述然使人類之體質本有異常之缺點雖行種種之衞生法決不能達所期之目的據此以觀欲享高齡必須進而研究積極的方法夫今日之衞生法中不能折服吾心之點頗多例如攝取食物必須選易於消化者又衣相當之衣服保護體溫以避感冒由吾人之見解考之此種之衞生法僅可以對病人而言決不可以告諸健康者何則蓋常食易於消化之食物吾人之胃便成一種之習慣而胃之作用漸次減弱一旦逢硬固之食物即起胃病又如防感冒而衣極厚之衣服則皮膚對於寒氣之抵抗力非常減弱一旦氣候之寒暖猝有變

化即羅感冒此種之衛生法適以養成孱弱之體其所得之結果如此正與吾人所期望之目的相反也余意欲胃之健全必須食難消化性之物使胃養成一種習慣欲避感冒必須於嚴寒之候着單薄之衣使皮膚養成耐寒之習慣彼醫學進步衛生法發達之文明國人民較諸未開化之野蠻人其所以體質弱而易罹疾病者均基於此種背理之衛生法也夫吾人之身體有一種自然之妙能曰調節機能對於外界變化之刺戟能以適當之生活作用調節之當氣候寒冷之際皮膚之血管自行收縮以防體溫之放散當炎夏鑠金之際皮膚之血管擴張以促體溫之放散對於外界氣溫之變動用固有之體溫調節之故外界之氣溫雖有升降而吾人之體溫依然無變化又身體勞働之時血液之供給旺盛心臟之運動因之活潑又須飲多量之水使全身血液之水分增多血壓亢進其過剩之水自腎臟排出故吾人之身體對於外界內界之變動由生活機能調節之雖食難消化之食物胃腸對之自能調節在健康生活上決無起障礙之憂使平時專食消化甚易之食物則胃腸成

一種之習慣一旦逢難於消化之食物因一時不能調節而胃腸頓起障礙彼粗食者之少胃病美食者之多胃病職是故耳文明之人較諸野蠻之人其齒牙之力頗弱患齲齒者亦多是乃常食柔軟食物烹調過佳之結果食硬固食物之力於以減退又夏季避暑冬季避寒之規約乃西人所習以爲常者豈知此種事項亦爲反常之生活身體之調節力及抵抗力因之減弱身體漸次薄弱雖逢極微之寒暑亦罹疾病然則今之所謂衛生法者非懦弱身體之衛生法乎口中日言衛生終至頑健如鐵之人非常稀少衰老多病之人非常繁多豈偶然哉

平均之壽命現今之人較古昔之人爲長若就各個人而觀察之古昔之人長命較多是乃隨自然生活之所致也彼統計上之平均壽命古昔之人較今人爲短戰爭之屢行與惡疫之跋扈實爲其唯一之原因也

第七節

伊古以來關於長生之方法其齊册與論文實汗牛充棟其歸結之點不外消極點

近世長壽法

衛生夫欲達健康長壽之目的衣食住固無論矣卽日常之生活法等均須有種種之注意然馳驟於生存競爭之場疲於奔命其一舉一動欲悉合衛生之原理其勢有所不能彼衛生學上之記述非不詳盡如廢止飲酒嚴禁吸煙日常之食物蛋白若干脂肪含水炭素各若干住處務擇空氣清新而乾燥之地家屋之建築如何衣服之選擇如何無不一一論及惟欲施諸實行非常困難

倫敦之醫士威霸氏爲一健康長壽者其平素實行上記之方法卽食物飲料之攝取均極適當室內外之空氣常保清潔每日爲適宜之運動早起早寢六至七時間以上不再睡眠每日沐浴摩擦身體精神常保安靜避酒精飲料及刺戟性之食物此等之規則一一嚴守本爲希望健康長壽者所當實行然言之甚易行之則難非一般世人之所能行也然則簡單之長生法爲吾人最易實行者果安在乎夫歐洲之學者中據生理學及生物學家之研究長生法非無其人其中能聳動一世之觀聽者爲浦陸溫氏氏謂老人身體之衰弱其一部分之原因爲睾丸之精液分泌減

少故自動物摘出之睾丸製爲乳劑注射於皮下便可恢復擴張身體之勢力也自此法發表之後數多之學者互相議論并見諸實行浦陸溫氏實行之後未收効果福魯氏於德國實行此法亦未奏良果故遂廢棄而不用又俄國之倍虜氏由動物之睾丸得一種之化學的物質名之曰司配爾明 Spermin 注射於皮下或內服便克恢復增强身體之勢力此化學的物質之効力據夸里爵氏撲司台氏等之研究對於食慾缺乏睡眠不足之衰弱性老人有輕快之作用又媚氏應用於九十五歲之老婦（此老婦罹强度之動脈硬化症、食慾缺乏、消化障害、便秘、而聽力幾全消失）亦略奏効至於能收確定之効果與否尙屬疑問故司配爾明之注射或內服欲達健康長壽之目的不可得也

除上述之方法外健康長壽之簡易法學理上有信用者爲媚氏之方法其法雖未爲世之學者所公認然在學理上確有實行之價值也

夫媚氏法之原理果何如乎不外抑制大腸內細菌之發育而已前言動物壽命之

長短關係於大腸之發育其原因係大腸內數多之細菌發生種種之化學的要素以致全身起障礙若能設法抑制細菌之發育則生命畧能延長未可知也然則究用何種之方法抑制腸內細菌之發育乎今論述之於次

吾人自母胎內初出之際腸管內尚無細菌惟腸內之胎便由膽汁及腸粘膜剝脫之組織成分而成分娩後之一時間細菌與空氣同時侵入腸內雖未哺乳經過一日之後胎便中已有種種之細菌惟專飲人乳之初生兒細菌之數較少其大部分係一種之特殊細菌即契希氏所發見者專飲牛乳之初生兒便富於細菌其種類亦多推其原因實係牛乳榨出之前後細菌自外界侵入之機會甚多故牛乳中含數多之細菌又就成人而論腸內細菌之數量及種類隨食物之關係而異此乃能氏及禧氏所證明者也

按胎兒之消化器管本屬無菌生後因呼吸哺乳舐餂之關係而外界之細菌漸漸侵入腸管日形增殖乳兒之小腸上部以好氣性乳菌爲最多分解乳糖發生

炭酸及水素。大腸菌則腸管之下部。頗多腸內之細菌。其種類甚夥。凡空氣水及土壤中所有者。腸內均有之。其種類多至不可勝數。所謂大腸菌者。非如病原菌之有特別現象。不過數多細菌之總稱而已。糞便中含本菌最多。爲中等之桿菌。大腸菌對於外襲之抵抗力較窒扶斯菌大。其發育要件頗簡單。故生殖於外界頗廣。人及動物之糞便中均有之。井水及飲料水中之布數多大腸菌存在。實由糞便混入。本菌於水中生存甚久。沾染於絹絲而乾燒後。約生存五月。若受日光之直射。歷一時間至六時間而死滅。

大腸菌對於動物之毒性。隨其種類而異。其作用無特異之點。大抵對於鼠類感受性頗大。行微量之腹腔注射。便死亡。起於腸加答兒。糞便之大腸菌對於鼠類有強大之毒性。（五十分之一或百分之一mg便死）對於天竺鼠之種種毒性。全屬無毒者。亦有之。鼠及天竺鼠。往往發腹膜炎。因體菌毒素之作用。體溫下降。卒以是致死。

腸粘膜健康之時因細胞之防衛作用而大腸菌絕無害毒及於人體荷腸粘膜破損或有炎症等便起種種之病的作用當死後或患者將死之際通過腸壁入於血行中繁殖於內臟各器官往時以大腸菌爲各種疾病之原因職是之故因大腸菌而起之疾病有大腸菌病 Colibacillosen 此病分爲二種一曰 Endogens Coliinfektion 卽因久居大腸內之大腸菌而起者也一曰 Exogene Coliinfektion 卽因新侵入體內之大腸菌而生者也

患者之體力衰弱組織細胞抵抗力減少之時大腸菌往往釀續發的疾病如窒扶斯虎列拉赤痢等大腸菌因腸粘膜之缺損而侵入體內或蒙其菌體毒素之作用則起慢性中毒症狀現全身症狀及不規則之發熱諸現象

大腸膀胱炎 Colicystitis　腸內之大腸菌若達於膀胱或因使用排尿器時自外部侵入或如婦女之尿道過短糞便中之大腸菌自外部侵入起始時雖絕無症狀及至繁殖甚盛則尿意頻數膀胱發疼痛微有熱候該菌由輸尿管而上進

終至惹起化膿性腎臟炎往往有之

大腸菌若侵入於血液中有自腎臟炎下行而發腎盂炎及膀胱炎者或因腸炎而腸及膀胱相癒着其後穿孔或因直腸之外科的手術生直腸膣瘻孔而惹起大腸菌膀胱炎

膽囊炎 Cho'ecystitis　身體健康時膽囊全屬無菌若膽汁停滯則腸內之大腸菌侵入膽囊以惹起炎症膽石及黃疸往往因是發生黃疸患者對於窒扶斯菌呈高度之偉大耳氏反應如上之所述其原因大抵係窒扶斯菌之侵入膽囊或因大腸菌膽囊炎而發黃疸之故

化膿性腹膜炎 Peritonitis Suppurativa　大腸菌之爲腹膜炎原因不必盡在腸穿孔之時例如因腸箝頓等而局部之抵抗力減弱之際大腸菌遂通過腸壁侵入腹腔誘起急性或慢性之腹膜炎

化膿及敗血症 Eiterung ce Septicamie　大腸菌往往於尿道周圍炎或子宮周

圍炎之膿汁中發見之此菌不占居一定之臟器而作病竈每乘人體之抵抗力減衰（糖尿病等）時起敗血症據近年之研究乳兒羅傳染性腸加答兒呈特異症狀（黃疸、青藍色、無熱）而死者大都基於大腸菌敗血症也

除上述外大腸菌能誘起肝臟、皮下、筋肉、關節、耳下腺等之化膿炎症就腸內而論有因菌體毒素之吸收誘起腸加答兒及下痢者

凡生存於腸內之細菌能令腸內之物腐敗醱酵以成種種之化學的物質果能抑制細菌之發育則腐敗醱酵作用因之減少而有害性物質之形成量亦少夫抑制細菌發育之物質雖有種種然實際上所堪應用者爲一定之酸類醋有防腐作用爲一般世人所共知徵諸市間所賣之魚肉或植物性食料浸於醋內者便可貯藏甚久其理可以明矣蓋醋中含有之醋酸有殺菌之性質防止腐敗醱酵除醋酸以外之有機酸無害身體而有防腐作用者頗多例如乳酸是也此酸由糖分之分解而生故含糖分之食物易呈酸性使物體得免腐敗又含有牛乳之乳糖亦能發生

乳酸故酸性牛乳歐洲之人用以保藏肉類夫牛乳中之發生乳酸原於乳糖之分解此分解因乳酸菌(一種之釀酵菌)之作用而起故內服此種之乳酸菌或酸性牛乳之時腸內發育之腐敗菌必爲之減殺豈非至妙之事乎若舉其實驗之成績則黑爾台兒氏將種種之腐敗菌注入於犬之小腸內復與以多量之乳酸菌則大腸內之腐敗作用非常減少尿中之印奇乾硫酸依的兒抱合物之量亦極減少又密海兒克亨奇氏將純粹培養之乳酸菌二百八十瓦至三百五十瓦於七十四日間注入之則腸內之腐敗作用果爲其抑制又薄芝孔氏加入乳酸菌於牛乳內令牛乳起酸性釀酵然後內服則腸內之腐敗性產物如印度兒石炭酸等隨尿汁而排出者甚少又偓綸託芝氏沙賚氏新辯氏等均自服乳酸而實驗之果能抑制腸內之腐敗作用由是而論乳酸對於各種之腸疾患如小兒之下痢腸結核等所以克奏佳良之効果者實不外此防腐作用也哈依曷爾氏之治療疾病賞用乳酸其用量每日十二瓦尚無害於身體易於酸化或移行於尿中

涪洛氏於法國之實驗將混合乳酸菌之食物令白鼠食之其身體之發育非常佳良其糞便中之細菌數非常稀少其中尤以腐敗菌爲最少綜觀上述之試驗乳酸菌或酸性牛乳能抑制腸內之腐敗作用可爲確實之論據氏據此事實而謂世間之人若欲達健康長壽之目的行乳酸牛乳之內服可也據余之鄙見考之不特學理上頗屬適當卽見諸實行亦極易易竊願世間之人姑試行之

案英國醫學博士馬克斐氏曰俄國微生物學家墨次尼科夫至帕斯突爾逝世時(千八百九十五年)以發明有功因亦獲名遂繼帕斯突爾之任在巴黎微生物學院(名帕斯突爾院)考查新理試用新法爲擴充微生物學界地及前歲墨以事至布爾迦利亞邦聞其地人民不及三百萬而其中已逾百歲之人不下三千有餘凡百十歲者固居多數卽百十五歲、百二十歲之人在是邦亦不足爲奇墨氏親赴城鄉各處游歷一周知確有其事而調查其原因則其地人民大抵多貧飲食中恆用牛乳以某法釀成酸汁所致釀酸之汁名曰瑪牙 Maya 墨氏取汁用顯微鏡法細加研究始知汁中多微生物與致病之微生物不同遇乳則因之釀成乳酸 Lactic acid (化學特別之酸質)且此微生物於釀成之乳酸中仍生生不息既飲之後在人胃中亦不消滅輒入人腸爲居留所以攻勝一切致腐爛之微生物墨氏試驗既畢特著爲論說以報告之曰人身之老弱非有天然而致之理實因腸中腐爛質漸入其身組織所致致腐爛之質者非他皆由某等微生物爲之惟致乳酸之微生物能攻勝之而代居腸中案乳酸一物醫家本早知爲藥中妙品而有益於數種之疾今知其中兼有微生物效力甚大能去腸中損身之微生物俾令腸胃健康云云墨氏又以布爾迦利亞人用乳酸法得以無心益壽特由其地搜集乳酸微生物專養之由帕斯突爾院公司出售於歐洲大藥商爲發賣品(法名 Lactobacilline)及千九百九年復製益壽餹食品(一名微生物乳片西名 Sauerin or Fermenlactyl Tab'ets)餹食各切爲片每片中含有是

類微生物至千萬之衆。未幾。以購者過衆。幾有製造不及之慮。則黑氏發明之功。可謂大矣。蓋此種餹食本有益於數種之疾。及防疾之德。惟質係近年新製。凡各邦之購用者。其益壽之實效若何。尚未知之。而布爾迦利亞人之壽。則固有證據。可以無疑。昔中國與歐洲高士。嘗求延壽之丹。與不死之術。今帕斯突爾院出購此品。雖無永壽之藥。但以格致新法。進而求之。亦未始非人類長生之幸福耳。

第八節

人類及哺乳動物之大腸。爲糞便之貯藏機關。若糞塊停滯甚久。則細菌之發育必盛。種種之腐敗醱酵性物質。因之而發生。吸收於吾人之血液中。不特爲全身之障害。而局部之大腸內發氣甚多。腹內之壓力緊張。因之增加。腹部臟器受器械的壓迫。有種種不良之影響。及於全身。故自衛生上論之。糞便宜時時排泄。不可任其停滯於大腸內。德國醫士黎閣氏。曾著一書。曰五十年來之實地經驗與知見。其中詳論。糞便之停滯。爲種種疾患之原因。且能使疾患增進。欲享健康無病之幸福。必須時時排泄糞便以防便秘症之發生也故吾人欲達健康長生之目的第一準媚氏之說用酸性牛乳或乳酸菌抑制腸內之腐敗作用第二須順利便通豫防有害作用之波及全身或局部也

吾人之健康與全身正規之血壓有一定之關係若腹部非常緊張則身體上半部之動脈血壓因之而亢進身體之下半部起靜脈之鬱血以發生種種之障礙然則腹部果何故而影響於血壓乎誠以腹腔之後壁腹部大動脈與下大靜脈沿脊椎骨而通過故腹內之緊張一旦增强則受器械的壓迫大動脈內之血液鬱滯於上方以還於心臟左室又下大靜脈被壓迫之後骨盤靜脈門脈痔靜脈下股之靜脈等均呈鬱血狀態彼痔核或下腱靜脈擴張之發生職是故耳惟腹部病的緊張之原因頗多吾人所屢屢實驗者莫多於便秘今將便秘及於全身之影響略述於左

一　硬固之糞塊貯積於大腸之內其結果起腸壁之逆行性蠕動而大腸內之氣體向小腸及胃部上行胃及小腸遂非常擴張緊縮起胃痛及腸疝痛其他橫隔

膜向上方壓迫有妨肺臟之運動呼吸困難逼壓心臟往往起高度之心悸亢進

二　糞便蓄積於盲腸及蟲樣垂內成硬固之塊有傷粘膜發炎性細菌遂因之而易於侵入故便秘之患者發盲腸炎蟲樣垂炎者頗多

三　硬固糞塊之器械的刺戟爲癌腫發生之誘因彼盲腸直腸S字狀部之易於發生癌腫實由於此等部分之易積糞便也

四　大腸內滯積糞便引起逆行蠕動結腸彎曲部有肋間神經痛或罹肋膜炎時所起之持續性疼痛

五　腸內之氣體因逆行蠕動而入於胃腑內遂起胃擴張夫腹內壓之增進易起胃粘膜之循環障礙以成潰瘍之症

六　胃及腸粘腹之循環障礙若持續甚久終至食物之消化吸收作用亦起障礙全身之營養因之異常

七　便秘過久則因緊張腸管之壓迫大動脈內之血液流通較難而心臟之作用

亦損其結果起心室之代償性肥大有羅此種特發性心肥大與心濁音界增大等之症狀者其後數月間若攝取適當之食餌行相當之醫藥療法往往能恢復腸之機能待至便通整飭腹部之緊張已除則心臟肥大之症狀消散仍復其健全狀態焉

八　前云便秘之結果腹部之內壓亢進并障礙大動脈內之血行故其影響直接及於腦髓腦之血壓亢盛精神機能起障礙發依卜昆垤里神經衰弱狀之症候蓋此種腦官之異常除上述之腦血壓亢進外且有因吸收大腸內所生之腐敗性產物遂起自家中毒者夫腦之血行起變化之後若持續過久倘患者有精神病之遺傳素質未有不惹起精神病者也

九　下大靜脈受壓迫之後其結果令腎靜脈骨盤靜脈子宮卵巢膀胱及直腸等之靜脈起鬱血狀態固無論矣女子至更年期屢屢發生高度之月經性出血子宮之腫瘍（筋腫、癌腫）及卵巢腫瘍等與生殖器關之慢性鬱血（因便秘而起）

有原因的關係、未可知也。

由是而論、大腸內之糞便秘結、不特有種種之有害影響、及於全身或局部、且腸內形成多量之腐敗性毒素、吸收於血液中、起自家中毒、故欲維持增進吾人之健康、必須整飭便通、豫防秘結、欲達此種之目的、必須攝取植物性、物質(果實蔬菜)以促進腸之蠕動、又易於秘結之人、投以緩下劑、增進腸之運動、近世學者所唱導之腹式呼吸、不特能豫防便秘、促進腸之運動、且能使全身之血液循環、因之旺盛、竊願世間之人、試行之。

案余終年爲人治病、每遇病人稱述種種之病狀、幾於無病不備、推其原因、在於大便秘結、甚至有七八日或十餘日始大便一次者、余每用硫苦或人工加爾爾斯泉鹽等通利之、連服數過、諸恙盡霍然而愈、又有羅某者、每日用硼酸水灌腸、已十餘年、年已五十歲、望之如三十許人、終年不患病、皆每日通利大便冲去腸內細菌之效也。

衛生談

前陸軍衛生隊隊長金陵中西衛生醫院院長吳志奇紹堂

國家之強弱與國民之強弱爲正比例而國民之強弱則與衛生學之發達與否爲正比例故吾人而不欲強國則已如欲強國則非先從注重衛生入手不可衛生學者一名延命術吾國四百兆二百六十八萬之同胞其有衛生上之智識者僅居其最少數其無衛生上之智識者實居其最大多數一旦時疫發生死亡枕藉幾不可救藥窮其弊良由衛生學之未能普及而茫然不知衛生爲何物也茲特粗舉衛生學之大概約有八端

（一）空氣　空氣爲人所不可缺者據理學家言謂人在空氣中如魚在水中魚不得水其乾涸而死也可立待人不得空氣則亦必致神昏沈悶而死故空氣爲吾人第二生命務必時於空氣流通地點爲快意之閑遊并行適宜之運動此實衛生絕妙之法也

（二）飲食　植物類之食物以新鮮之野菜爲最佳動物類之食物以牛肉鮮魚爲最佳其次則爲羊肉鷄鴨等肉又其次則爲豬肉及火腿醃魚等飲料水須擇上流清潔之水而汲取之并煮沸而後飲用如不煮沸恐生他患至於各種食物或隔宿或

腐敗均宜注意以不食爲是

(三)居處　居處卑溼之地必生瘡癩等疾或染傳染病等皆由病菌存活其間爲人所觸即感動發生防免之法居處務擇高燥之地并宜多得日光是爲至要至多開窗牖其法亦佳

(四)情慾　無論何種情慾之感動俱爲傷身之媒介首當引爲大戒者莫如色以其最能耗損精神促短壽命故尤宜注意

(五)勞働　勞働爲無形之運動能堅强身體使血液循環較速能免種種之困難獲益良非淺鮮然或勞働過甚則恐傷筋骨非所宜也所以泰東西各國之勞働家動作恆有一定之時間非其時即停止動作

(六)休息　休息於人有緊要之關係每日作事若干時必休息一次立一定之標準睡眠亦休息之一也然久睡則神昏患腦充血

(七)調攝法　人以血肉之軀生活於第三星球中必調攝得宜方能享高年若非調攝得宜則必致夭札其調攝之法如起居飲食休息運動諸要件皆於平時不可不講求者也兹特再分列於左

(甲)居常宜抑制情慾之感動

(乙)臥室之地宜乾燥宜潔淨宜時於臥榻下或室之四隅遍灑殺菌藥水

(丙)每日何時起身何時作事何時休息何時就寢宜有一定之時間

(丁)每日早晚宜於流通空氣地方吸收新鮮之空氣

(戊)每日須運動二次或三次

(己)每日飲茶八盞早起兩盞早餐後兩盞午餐後兩盞晚餐後兩盞惟每餐後須隔三十分鐘方能飲用以期與消化無礙

(庚)每日食事宜有定時食量亦宜有一定

(辛)食品宜選擇易於消化而富於滋養分者爲良如鷄蛋(宜食半熟之鷄蛋)牛乳等最有益於養生

(壬)煙草爲含有毒質之物吸之易生危害調查吸煙之人患肺病者居十之七八此明證也

(癸)痰不可吐於地上與寢室內之地板上須置痰盂吐痰其中

(八)防疫法　人於其病之既來而療治之曷若於其病之未萌而豫防之於是有所

謂。防。疫。法。焉。茲舉其最淺易最普通者列後。

(甲)居。處。地。宜。頻。灑。消。毒。藥。水。

(乙)厠。所。糞。坑。宜。頻。灑。石。灰。水。

(丙)痰。盂。內。宜。置。石。炭。酸。水。以。殺。滅。痰。中。之。菌。

(丁)屋。內。宜。常。打。掃。清。潔。

(戊)飲。料。水。宜。汲。取。上。流。清。潔。之。水。煮。沸。後。而。服。用。之。

(己)食。物。宜。煮。透。而。後。食。幷。宜。熟。而。不。宜。冷。至。已。爛。或。未。熟。之。果。則。不。可。食。

(庚)如。至。病。人。房。中。出。則。宜。換。衣。服。此。衣。服。宜。洗。滌。而。曝。於。日。中。否。則。恐。沾。染。病。菌。而。致。傳。染。

(辛)屋。內。鼠。穴。宜。塡。塞。此。外。當。畜。貓。以。爲。捕。鼠。之。用。緣。百。斯。篤。一。症。悉。由。鼠。傳。染。而。來。故。欲。防。免。百。斯。篤。之。發。生。必。以。撲。滅。鼠。族。爲。第。一。義。

(壬)魚。蝦。之。子。食。之。不。易。消。化。幷。能。生。小。蟲。於。腸。胃。中。以。侵。蝕。人。之。血。素。致。害。身。體。而。無。限。之。病。狀。因。之。以。生。於。小。兒。尤。當。注。意。

(癸)食。物。宜。細。咀。嚼。俾。易。成。乳。糜。庶。免。妨。礙。消。化。之。弊。

以上種種。僅就衛生上之最要者而約略言之。初未能盡衛生二字之範圍也。衛生上之事項甚多。幾於罄竹難書。何則。以上所述之衛生事項。屬於個人衛生。除個人衛生以外。尚有公衆之衛生、學校之衛生、軍旅之衛生、工場之衛生、商場之衛生、市井之衛生、監獄之衛生等。無一不屬於衛生二字之範圍內。吾國土地之廣。今雖居第三。而人口之繁。則爲全球冠。推其所以不能遽成爲強國之理由。其原因甚爲複雜。而其主腦則在於國民之不注重衛生。則甚矣人之不可不講求衛生也。

日射病之症狀及治法

萬鈞叔豪

日射病一名熱射病。即古之所謂中暍也。人若當盛夏之候。其頭部爲炎烈之日光直射。而腦膜及腦之表面被侵害。卒然呈危險之症狀。因是而死亡者。往往有之。其易罹本病者。約言之。如不避炎熱而爲長途之行軍。或於烈日中從事耕耘。與夏日露出頭部而眠於屋外等。其時腦膜及腦。因炎熱而頓呈腦充血狀態。終則至呼吸及血行中樞麻痺。就本病之症候而論。若係輕微之症。其所起之症狀。則先有顏面潮紅、頭痛、眩暈、幻視、幻聽、身神不安、譫語、呼吸短促、脈搏細數等。其次則有瞳孔散大、失神、卒倒、嗜眠、全身痙攣等之種種危險症狀。而其時之體溫。略形昇騰。若係重症。則體溫昇至四十一度或四十四度或四十六度。呼吸及心臟麻痺。不免呈窒息症狀而死亡。但在重症患者。要亦有緩慢之經過。先呈興奮症狀。漸次發躁狂。原於滲出性腦膜炎及急性腦炎之發生。遂嗜眠而陷於昏睡狀態。發嘔吐、筋攣縮（牙關緊急）等。或起弛緩麻痺（局癱、偏癱）終則死亡於呼吸及心臟麻痺之下。由是觀之。本病之重劇者。豫後槪爲不良。輕症則猶得以易於治愈。然往往遺精神障礙於治愈之後。治療本病之法。脫除狹隘之衣服而移於冷處。頭部用冰囊以冷却之。灌注冷水於全身。於顳顬部及項部則貼用水蛭。同時與以下劑及興奮劑。惟在重症之日射病則往往不能救治。本病於豫防上之最關緊要者。爲炎天之長途行軍與烈日中之從事耕耘等。須常備置清冷之飲料。時時冷却其頭部。或休息於樹陰之下。

(1)不俄然發起。	俄然發起。
(2)刺戟症狀不强盛。然痲痺症甚多。	刺戟强盛。痲痺僅微。
慢性脊髓炎	
慢性脊髓炎	脊髓空洞症
(1)總感覺脫失。	觸覺、筋覺比較的良。
(2)營養障害。起大水泡疹、蓐瘡。	障害甚。起皸裂、指疽、手指脫落。
(3)筋萎縮大抵缺如。	初在上肢而至於下肢胸背部。
腦脊髓散在性硬化	
腦脊髓散在性硬化	舞蹈病
(1)爲企動的震顫。	運動不整。無大小不同之不隨意運動。與
(2)有運動障礙、眼球震盪及複視。	心尖大異。無。
(3)不起心臟瓣膜病及僂痲質斯等。	屢屢合併。
脊髓勞	

內科類症鑑別一覽表

脊髓癆	遺傳性運動失調症
(1)有知覺麻痺及電擊樣疼痛。	知覺筋覺無異常。
(2)無眼球震盪症及言語障礙等。	有。
(3)腱反射消失。	消失。

脊髓癆	腦脊髓散在性硬化
(1)運動麻痺。唯共動機障礙而已。	呈不全麻痺。起痙攣性拘攣。
(2)步行之際。舉上前上方。運動爲投擲狀。	步行爲痙攣性。
(3)呈羅麻倍爾克氏症狀特異徵。	眩暈、顛倒甚易。閉目時能運動。
(4)無眩暈、眼球震盪症。	特異徵。
(5)坐骨神經起電擊樣痛。足蹠及下腿起麻痺。	無。
(6)腱反射消失。	亢進。
(7)瞳孔有洛培兒篤生氏之症狀。	瞳孔散大或縮小。

小兒脊髓麻痺

與進行性筋萎縮之鑑別　本症多發於小兒。其發生甚爲緩慢。可以辨別。

與痙攣性脊髓麻痺之鑑別　以患筋之消滅及筋之電氣變性反應缺如、腱反射之亢進、小兒麻痺。得以識別。

脊髓性筋萎縮

脊髓性筋萎縮	假性筋肥大
(1)原因爲筋之過勞、外傷、房事過度。	從遺傳起。
(2)年齡。多於壯年。	多於幼年。
(3)鮮有於上肢筋。多從肩胛筋始。	從下肢筋始。

筋萎縮性側索變硬

筋萎縮性側索變硬	慢性頸部脊髓炎
(1)知覺障害。唯初期而已。	始終障害。
(2)筋萎縮至四五日後。起羣集性萎縮。	爲不整。
(3)無營養障害及括約筋麻痺。	易發。

急性脊髓膜炎

急性脊髓膜炎	破傷風
(1)有知覺膀胱之障害。	無。
(2)痙攣爲廣汎性。	概爲咀嚼筋痙攣强甚。

腦貧血

與腦充血之鑑別　腦貧血之卒倒。呈顏面蒼白、冷汗淋漓。腦充血則反是。得以判別。

腦出血

腦出血	腦動脈栓塞
(1)概發於老人。	發於少壯。
(2)原因爲酒精之過用或梅毒之原因。	有心內膜或瓣膜之缺損。
(3)卒中發作。呈頭痛、眩暈等前驅症。	無。
(4)偏癱多於左側。	多於右側。
(5)麻痺症狀不消散。	消散。

腦動脈栓塞

腦動脈栓塞	腦血塞

(1)發作無前驅症。患者多於少壯。	多發於高齡。大抵有前驅症。
(2)俄然發作。	漸次發作。
(3)起偏癱。麻痺漸次減却。	偏癱輕。麻痺漸漸增進。
(4)呈精神及身體的興奮。	不然。

腦腫瘍

與腦出血之鑑別　腦出血俄然發起。且患者多爲高齡。由此而可以辨別。

與歇斯的里之鑑別。　本症多發於婦人。其他有歇斯的里之症候。可以判別。

腦梅毒

腦脊髓梅毒	麻痺狂
(1)神經起障礙。有半身不隨、神經麻痺。	神經障礙。爲思考力、記憶力、道德、風俗、行爲。
(2)癲癇樣發作之後。起麻痺。數日間不減退。	暫時消失。
(3)腦神經大抵障害。	稀有顏面三叉神經之麻痺。

(4)有劇甚之頭痛、眩暈。	少或竟無。
(5)知覺有半身消失及麻痺。	觸覺存、痛覺失。

癲癇樣腦梅毒	癲癇
(1)後天者少。起於先天梅毒。	癲癇或神經質血簇。
(2)全身有梅毒症狀。	不然。
(3)有頭痛及不眠症。發作時無前驅症。	頭痛及不眠爲固有前驅症。
(4)有發作間歇時腦症。	缺如。
(5)搐搦、痙攣或局部痙攣。不全陷於人事不省。	口角飛泡沫。陷於人事不省。瞳孔不同。且無反應。

結核性腦膜炎

結核性腦膜炎	化膿性腦膜炎
(1)原因屢爲結核性肋膜炎及肺結核續發症。或爲遺傳。	爲頭蓋骨或腦近部之原因。或有膿竈存在。
(2)年齡專侵一歲乃至六歲之小兒。於大	不關於年齡。

人則稀有。	
(3)熱度不高或缺如。	無定型之高熱。
(4)發病緩徐。	以寒戰發熱。

癲癇

與僞癲癇之鑑別　以舌及皮膚外傷之瘢痕。有瞳孔反應與反射之作用。得以判別。

與迦克孫氏癲癇之鑑別　由痙攣發行於一肢。神識保存。得以辨別。

癲癇	歇斯的里
(1)全然人事不省。	反是。
(2)瞳孔光線無反應。	有反應。
(3)發作多在於夜間。且甚短。	於夜間者少。且發作時長。
(4)痙攣爲强直性。	爲間代性。
(5)發作後起睡眠。	直醒覺。
(6)顏面痙攣及體溫亢進。	缺如。

備考

一　本表摘錄內科的諸病中類似症之簡單明瞭者。取其易於記憶。但學者須先就各種內科學之成書注意研究之。然後再以此表誦習。供臨牀及受驗時之參考。則裨益㝵非淺鮮。

一　本表專爲供記憶之用。恐詞句複雜。難於記憶。故文句概爲省略。例如腸窒扶斯與發疹窒扶斯之鑑別。則腸窒扶斯條下詞句稍繁。發疹窒扶斯條下則略之。學者宜彼此參考。自有眉目。

一　表中所載之疾病。分爲全身病、傳染病、循環器病、呼吸器病、消化器病、泌尿器病、神經系病之七類。

聰明誤人勢力移人拂鬱困人聲色迷人

處世不可不斷截存心不可不寬舒持己不可不嚴明與人不可不和厚

勿以小小順逆爲喜怒勿以小小得失爲輕重勿以小小毀譽爲榮辱

富時不儉貧時悔潛時不學用時悔醉後狂言醒時悔安不將息病時悔

力能勝貧謹能勝禍

省費醫貧彈琴醫躁安分醫貪量力醫鬭參禪醫想獨寐醫淫讀書醫俗

萬病之毒多生於濃濃於聲色生虛怯病濃於貨利生貪饕病濃於功業生造作病濃於名譽生矯激病

貪得者身富而心貧知足者身貧而心富居高者形逸而神勞處下者形勞而神逸

心貴慈祥意貴沈細身貴凝重氣貴安舒色貴溫和語貴簡明機貴警敏志貴堅强以誠爲體以愼爲用以淡泊爲磨練以忍耐爲執持

靜坐然後知平日之氣浮守默然後知平日之言躁閉戶然後知平日之交濫寡慾然後知平日之病多近情然後知平日之念刻

罪莫大於淫禍莫大於貪咎莫大於僭

務博之學不精好大之願不副過望之福不享

積宦者危積財者禍積田者累積慾者亡惟積德者無累無禍不危不亡

或問希夷求持身之術希夷曰得便宜事不可再作得便宜處不可再往

俗情濃豔處淡得下俗情苦惱處耐得下俗情勞擾處閒得下俗情牽絆處斬得下斯學問得力處

清修之士與無厭之徒往往好言貧但貧一也守之則高談之則俗胡文定公戒子弟曰對人言貧者其意將何求

讀書不學聖賢爲鉛槧傭居官不愛子民爲衣冠盜講學不尙躬行爲口頭禪富貴不思種德爲眼前花

逆我者只消忍耐片時便到順境少陵詩云忍過事堪喜

忍亦有辨畏勢而忍者不足爲忍無可畏之勢而忍者是眞能忍也

天下可憐之人皆不自憐之人故曰無爲人所憐天下可愛之物皆人所共愛之物故曰不奪人所好

朱叔元曰舉事毋爲親厚者所痛而爲見讐者所快

TRADE MRAK 'VAPOROLE' 商標

發帕兒 商標

蝶鞍棚膏

(蝶骨鞍棚之液)

PITUITARY (INFUNDIBULAR) EXTRACT

發帕兒蝶鞍棚膏之於腦力猝衰或脫失

此蝶鞍棚膏用於外科施手術時。或既施後。及產後等所有腦力猝衰。此膏為最妙反激品。其成效業已久著。能使血壓加增。心擊緩而有勁。其所發生效力。迅速而且堅持。此膏之所以得此美名。實在發帕兒蝶鞍棚膏之有信賴價值。

用法

外科腦力猝衰或腦力脫失。一西西用空針注射肌內。隨後用盃射鹽水術。

心力軟弱。半西西至一西西空針射入肌內。後若需時再射。

痦流血與痦弛。一西西空針射入肌內。後若需時再射。

腸輕癱。一西西射入肌內。後若需時再射。

每支渾合玻葫蘆內有〇·五西西與一西西無穢流質。每盒內裝六支。各著名西藥房。均有出售。

寶威大藥行監製

英京　上海